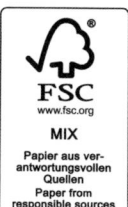

Impressum

© 2010: Bundesarbeitsgemeinschaft Leitender Mitarbeiter/-innen des Pflege- und
Erziehungsdienstes Kinder- und jugendpsychiatrischer Kliniken und Abteilungen e.V.
Herstellung: Books on Demand GmbH, Norderstedt
ISBN: 978-3-8391-5757-2
2. Auflage 11/2012

BundesArbeitsGemeinschaft
leitender Mitarbeiter/-innen
des Pflege- und Erziehungsdienstes
Kinder- und jugendpsychiatrischer Kliniken
und Abteilungen e.V. (Hrsg.)

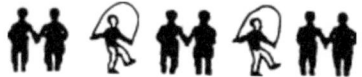

Blickpunkt Eltern

Pädagogisch-pflegerische Beziehungsgestaltung
mit Eltern in der Kinder- und Jugendpsychiatrie
und in der Jugendhilfe

Mit Beiträgen von:

Sylvia Battré, Achim Beutling, Patrick Dellermann,
Andrea Eggemann, Franziska Gschwendtner, Enno Hermans,
Martha Kaeppel, Markus Klinger, Birgit Kramer, Brigitte Kreiner,
Ulrike Leschik, Monika Meyer, Andreas Nickolaus, Moritz Küssner,
Oliver Kucklinski, Karl Pscheidt, Manfred Rose,
Christiane Schellong, Klaus Schlenk, Oliver Schmitz,
Helge Treiber, Tamara Tyblewski, Ute Wagener

Redaktion u. Lektorat: Markus Klinger
Layout, Gestaltung u. Marketing: Manfred Rose
Wissenschaftliche Begleitung: Andreas Kuchenbecker
Fachliche Begleitung: Christine Goligowski, Anne Rabeneck
Gestaltung Einband u. Grafische Beratung: Enrique Gulin-Conde

Inhalt

1. Teil: Theoretische Grundlagen zum Thema Elternarbeit

2. Teil: Praxis der Elternarbeit

Elternarbeit in der Anwendung spezifischer Behandlungsbausteine

Elternarbeit in speziellen Konzepten und Settings

Impulse für den Einstieg in die Elternarbeit

Die BundesArbeitsGemeinschaft (BAG)

M. Rose

Die BundesArbeitsGemeinschaft ist der Verband leitender Mitarbeiter des Pflege- und Erziehungsdienstes in den Kliniken für Kinder- und Jugendpsychiatrie und ist der Herausgeber des vorliegenden Buches.

Die Kinder- und Jugendpsychiatrie ist zwar nur eine kleine medizinische Fachdisziplin, hat jedoch eine sehr einzigartige und unverwechselbare Versorgungsaufgabe: In keiner anderen medizinischen Fachdisziplin stellt sich in gleicher Weise im Behandlungszusammenhang die Aufgabe der Verbindung von Therapie und Erziehung.

Eine tragende Säule des Behandlungsgeschehens bilden dabei die Mitarbeiter des Pflege- und Erziehungsdienstes. Der Pflege- und Erziehungsdienst ist nicht nur der Ort konkreter Interventionen, sondern auch der Bereich, in dem die Kinder und Jugendlichen in direkter Begegnung im Alltag die Beziehungserfahrungen machen, die für den Erfolg der Betreuung oft der entscheidende Faktor sind.

In der Mitgliedschaft unserer BAG repräsentiert sich der Großteil der Einrichtungen und Institutionen der Fachdisziplin. Im Herbst 2012 verzeichnen wir über 270 Mitglieder aus mehr als 100 Kliniken und Abteilungen. Der Pflege- und Erziehungsdienst ist die größte Berufsgruppe innerhalb unserer Fachdisziplin, und in den Aktivitäten unseres Verbandes spiegeln sich Interessenlagen und die Erarbeitung von fachlichen Zielsetzungen dieser Mitarbeiter wider.

Mitglied der BAG können leitende Mitarbeiter des Pflegedienstes, pädagogische Leitungen sowie Stationsleitungen werden. Wir bieten aber auch den Teammitarbeitern der Stationen und Mitarbeitern komplementärer Berufsgruppen an, sich über den Modus der außerordentlichen Mitgliedschaft am verbandsinternen Dialog und der Erarbeitung unserer Zielsetzungen und fachlichen Angebote zu beteiligen.

Wir verstehen uns auch, aber nicht nur, als Interessenverband leitender Mitarbeiter. Bereits vor ihrer Gründung 1995 hat die BAG einen ihrer Schwerpunkte auf die Entwicklung und Implementierung neuer interdisziplinärer Aus-, Fort- und Weiterbildungsangebote für die Mitarbeiter des Pflege- und Erziehungsdienstes gelegt. Dabei konnten in den zurückliegenden Jahren beachtenswerte Fortschritte erzielt werden, so dass flächendeckend in der Bundesrepublik eine berufsbegleitende normierte Fachweiterbildung angeboten wird. Jährlich veranstaltet unser Verband große Fachtagungen sowie inzwischen sechs regionale Fachveranstaltungen. Über Kontakte, Projekte, Veröffentlichungen und anderes mehr konnten vielfältige Impulse für die Entwicklungen und innovativen Veränderungen in unserer Fachdisziplin initiiert werden. Unsere BAG kooperiert mit den drei anderen Fachgesellschaften unserer Fachdisziplin, nämlich der Bundesarbeitsgemeinschaft der leitenden Klinikärzte, der Deutschen Gesellschaft für Kinder- und Jugendpsychiatrie und Psychotherapie und dem Berufsverband der niedergelassenen Fachärzte.

Vielfältige Ausschussarbeit begleitet das fachliche Wirken unseres Berufsverbandes. Neben den Arbeitskreisen Maßregelvollzug, Tageskliniken, Entgeltsystem und Institutsambulanz sei hier der Weiterbildungsausschuss (WBA) besonders erwähnt. Der WBA war auch Initiator und fachlicher Begleiter der Entstehung dieses Fachbuches. Für die Zukunft ist geplant, hier weitere themenkonzentrierte Buchausgaben in Form einer BAG-Schriftenreihe zu entwickeln und herauszugeben.

Seit der Gründungstagung 1995 in Hildesheim ist die Bundesfachtagung für die Bundesarbeitsgemeinschaft ein jährlich wiederkehrender Schwerpunkt ihrer verbandspolitischen Arbeit. Jeweils im Herbst des Jahres wird in einer anderen Stadt der Bundesrepublik die Bundesfachtagung mit der jeweiligen dort ansässigen KJPP-Klinik ausgetragen. Waren es in den ersten Jahren noch weniger als einhundert Teilnehmer sind es mittlerweile dreihundert und mehr Kolleginnen und Kollegen aus den verschiedensten KJPP-Kliniken, die an der beliebten Veranstaltung teilnehmen.

Aus bescheidenen Anfängen ist die BAG-Bundesfachtagung mittlerweile eine feste Größe geworden und eine sehr beliebte Fortbildungsveranstaltung für die Kolleginnen und Kollegen der Profession des Pflege- und Erziehungsdienstes der Kinder- und Jugendpsychiatrie. Die jeweiligen Tagungsbeiträge, gerade auch die fachlichen Inhalte der Workshopangebote, erweisen sich immer wieder als wertvolle Impulse für die zukünftige Arbeit in den KJPP Kliniken und Abteilungen.

Zum Schluss sei hier noch der bundesweite Pflege- und Erziehungspreis erwähnt, welchen die BAG seit 2005 im zweijährigen Turnus vergibt. Mit diesem mit 1000.- Euro dotierten Preis sollen Mitarbeiter oder Teams kinder- und jugendpsychiatrischer Kliniken oder Abteilungen ausgezeichnet werden, die besondere pädagogische/pflegerische Projekte in der Kinder- und Jugendpsychiatrie entwickelt und umgesetzt haben.

Umfassende Informationen auf der BAG-Internetpräsentation:

Internet: www.bag-kjp.de

Manfred Rose
Geschäftsführung BAG

11

Vorwort

H. Treiber

Es war und ist unserem Verband stets ein Anliegen, die Mitarbeiterinnen und Mitarbeiter des PED auf den Bundesfachtagen und anderen geförderten Regionalen Fachtagen, sowie durch etablierte Wieterbildungsangebote in ihrer Arbeit auf den kinder- und jugendpsychiatrischen Stationen zu begleiten und fachlich zu unterstützen.

Dieses soll nun auch mit entsprechender Fachliteratur geschehen. Das 1. Fachbuch „Pädagogisch-psychiatrische Praxis in der Kinder- und Jugendpsychiatrie" (2002) befindet sich in der 2. Auflage. Beim vorliegenden Buch ist die BAG selbst Herausgeber und geplant sind weitere Bücher zu aktuellen Themen, die auf die Arbeit des PED zugeschnitten sind. Dieses geschieht vor dem Hintergrund eines bewährten Prinzips der BAG, bei dem Mitarbeiter-/innen der Basis praxisbezogen für Mitarbeiter/innen der Basis schreiben. Darauf sind wir besonders stolz. In unserer BAG, die mittlerweile über 270 Mitglieder zählt, gibt es große Ressourcen, die auf Austausch warten!

Das Thema „Elternarbeit" macht hier den Anfang – ein Thema, das viele Facetten hat – zum Einen geht es um die Haltung gegenüber den Eltern der Patienten, die sich mit vielen Wünschen und Hoffnungen an das Team wenden und zuweilen auch hohe Erwartungen an die Mitarbeiter/innen stellen. Es kann aber auch schnell zu Loyalitätskonflikten kommen – wer sind die „besseren Eltern" – eine wertschätzende Elternarbeit abzuliefern stellt eine große Herausforderung dar und verlangt nach entsprechenden Rahmenbedingungen, die einen professionellen Umgang mit den Patienteneltern ermöglichen. Dieses Buch stellt unterschiedliche Modelle vor, wie ein solcher Umgang gelingen kann.

Im vorliegenden Band werden nicht nur Autorinnen und Autoren aus kinder- und jugendpsychiatrischen Institutionen zu Wort kommen. Vielmehr sollen auch Einblicke in die Arbeit mit Eltern und Familien in Jugendhilfeeinrichtungen ermöglicht werden. Wir hoffen, damit auch einen Beitrag in Richtung Vernetzung der einzelnen Hilfesysteme zu leisten.

Ich wünsche eine spannende Lektüre und hoffe, dass dieses Buch unsere anspruchsvolle Arbeit, wie beabsichtigt, unterstützt – die BAG als Herausgeber freut sich auf einen Diskurs zu diesem Buch und hofft auf Anregungen zu weiteren Themen für Fach-Publikationen.

Helge Treiber
BAG

Einführung

M. Klinger

Basierend auf den sehr guten Erfahrungen, die mit dem Fachbuch „Pädagogisch-pflegerische Praxis in der Kinder- und Jugendpsychiatrie" (Hrsg.: A. Kuchenbecker) in Fachkreisen des PED gemacht wurden, fiel die Entscheidung nicht schwer, ein weiteres wichtiges Thema – die Elternarbeit – in Form unserer Schriftenreihe vertieft zu behandeln. Diese sollte aus Sicht des Pflege- und Erziehungsdienstes in den KJPs und in der Jugendhilfe beleuchtet werden.

Die 2. Auflage unseres Fachbuches wurde überarbeitet und ist um einen Artikel zum Thema „Kinder psychisch kranker Eltern in der Kinder- und Jugendpsychiatrie" erweitert.

Viele der Autorinnen und Autoren, die am vorliegenden Band beteiligt waren, sind in der „Bundesarbeitsgemeinschaft leitender Mitarbeiter/-innen des Pflege- und Erziehungsdienstes Kinder- und jugendpsychiatrischer Kliniken und Abteilungen e.V." organisiert. Dort wurde das Konzept des Buches diskutiert und im Verlauf des Jahres 2009/2010 mit Leben gefüllt. In jedem Artikel findet sich ein spezifisches Verständnis von Elternarbeit, über das die Autorin oder der Autor aus der jeweiligen eigenen Praxis heraus berichtet. Stationäre, teilstationäre und Ansätze der Jugendhilfe sind bezüglich der Elternarbeit in diesem Buch vertreten. Hierbei entsteht ein sehr heterogenes Bild – es soll bewusst keine umfassende, allgemein gültige Darstellung von Elternarbeit vermittelt werden. Vielmehr sollen Schwerpunkte derselben in den einzelnen Kliniken und Jugendhilfeeinrichtungen in ihrer theoretischen und praktischen Bedeutung aufgezeigt werden.

Dem Leser wird, ähnlich wie im ersten Band der Schriftenreihe, wieder ein „bunter Strauß" grundlegender Ideen und pädagogisch-pfle-

gerischen Rüstzeugs präsentiert. Dabei werden jene Breite und Viel-
fältigkeit, die das Fachgebiet und den Alltag von Pflege und Erziehung auszeichnen, erneut abgebildet. In nahezu jedem Artikel wird
das Beschriebene durch Fallvignetten verdeutlicht.

Das vorliegende Buch ist in zwei Teile untergliedert. Im ersten Teil
werden die Grundlagen primärer, familiärer Sozialisationsprozesse
sowie neurobiologische Erkenntnisse dargelegt. Die wichtigsten theoretischen Sozialisationsansätze und ihr jeweiliger Erklärungsnutzen
sollen erklärt werden. Ferner thematisiert der Autor frühe Bindungsstörungen und ihre Auswirkungen mit Entwicklungs- und Kompensa-
tionsmöglichkeiten u.a. bezogen auf ein Behandlungssetting. Im
zweiten Theorietext wird eine Einführung in die systemische Elternarbeit erfolgen.

Die Beiträge des zweiten Teils handeln von speziellen Konzepten
und Settings, wie z.B. Hilfen für Familien mit psychisch kranken Eltern, Verbindung von tagesklinischer Behandlung und ambulanter
Nachbetreuung oder von systemischer Elternarbeit in der Tagesklinik. Diese Projekte sind Beispiele für innovative Konzepte in der An-
gehörigenarbeit und in der Entwicklung der Berufsrolle psychiatrisch
Pflegender und Erziehender in der KJP im Sinne einer verbesserten
Behandlung unseres Klientels.

Weiterhin werden in der Anwendung verschiedener Behandlungs-
bausteine einzelne Methoden und Wege der Elternarbeit näher vorgestellt. Hierzu gehören das videogestützte Elterncoaching, die Arbeit mit Programmen, die Biografie- oder Genogrammarbeit als Beispiel familienorientierter Arbeit ohne Familienpräsenz.
Ebenso werden dem Leser im zweiten Teil des Buches Standardins-
trumente pädagogischer Elternarbeit wie z.B. Beratungsgespräche,
Hospitationen, Vor- und Nachbereitung von Beurlaubungen, Hausbesuche oder Begegnungsangebote im Detail vor Augen geführt. Nicht
zuletzt sollen Möglichkeiten gezeigt werden, wie es realisierbar ist,

Elternarbeit in stationären Teams zu integrieren. Dabei werden auch Fragen aufgeworfen, wie z.B. Wo liegen die Grenzen pädagogischer Elternarbeit in den einzelnen Institutionen oder Welche Formen der Familienarbeit gilt es zu unterscheiden.

Die KJPs und Jugendhilfeeinrichtungen in der Bundesrepublik sind in Bezug auf Elternarbeit unterschiedlich weit entwickelt und deshalb sollen hier auch Beispiele gezeigt werden, wie ein Anfang derselben aussehen könnte, ohne dass sich die Mitarbeiter des PED überfordern und „das Kind mit dem Bade ausschütten".

Die Kolleginnen und Kollegen sollen durch den vorliegenden Band ermuntert werden, neue Wege zu gehen, mehr zu wagen und zu fordern. Dadurch dass sie sich (noch) stärker engagieren und wissen, was hinsichtlich pädagogischer Eltern- und Familienarbeit zu beachten ist, wird sich eine zunehmende Professionalisierung einstellen.

Markus Klinger
Weiterbildungsausschuss BAG

1. Teil: Theoretische Grundlagen zum Thema Elternarbeit

„Von allen Fehlern, die in der Erziehung gemacht werden, ist der Glaube an ererbte Grenzen der Entwicklung der schlimmste. Er verschafft Lehrern und Eltern die Möglichkeit, ihre Irrtümer wegzuerklären und in ihren Bemühungen nachzulassen" (Alfred Adler)

Kinder brauchen Sicherheit - Psychoanalytische, entwicklungspsychologische und bindungstheoretische Aspekte der familiären Sozialisation

Achim Beutling

„Erziehung ist Vorbild und Liebe".
Mit diesen schlichten Worten bringt der große Schweizer Pädagoge Pestalozzi den komplexen Prozess auf den Begriff, der über konstituierende Generationsbeziehungen die gelingende Entwicklung der Persönlichkeit möglich macht. 200 Jahre sind seit Pestalozzi vergangen, 200 Jahre haben sich Wissenschaftler, Theoretiker und Praktiker unterschiedlichster Disziplinen intensiv damit auseinandergesetzt und auch heftigst darüber gestritten, wie wir werden, was wir sind.

Auch wenn die Spurensuche nach den vielen Faktoren und Komponenten, die einen solchen Weg beeinflussen, zu einem mühseligen Unterfangen gerät, lassen sich auch die jüngsten Erkenntnisse – vor allem die der Bindungsforschung und Neurobiologie – auf die in ihrer Schlichtheit faszinierenden Kerngedanken von Pestalozzi zurückführen. Die Herausbildung der sozialen, kognitiven und emotionalen Fähigkeiten eines Menschen hängt in hohem Maße nicht nur von gewissen angeborenen Voraussetzungen, sondern auch von den während seiner Entwicklung vorgefundenen Bedingungen ab. Ohne Sicherheit bietende Beziehungen entwickeln Kinder keine sicheren Bindungen und ohne sichere Bindungen können sich Kinder nicht zu eigenständigen, sozial kompetenten und verantwortlichen Persönlichkeiten entwickeln. Die Herausbildung dieses Fundamentes, das den Menschen befähigt, die Lasten seines späteren Lebens zu tragen, die Aufgaben zu bewältigen, die gestellt werden, findet in der frühen Kindheit in der Familie, in der Phase der primären Sozialisation statt.

Es ist daher selbsterklärend, warum einem Buch, das sich mit Möglichkeiten und Formen der Zusammenarbeit mit Eltern und Familien in der Kinder- und Jugendpsychiatrie und Jugendhilfe befasst, eine Übersicht und Zusammenschau der wichtigsten theoretischen Grundannahmen der familiären Sozialisation vorangestellt ist.

In unserer Zeit und in unserer Gesellschaft sind soziale Beziehungen brüchig geworden, nur noch wenige Menschen entwickeln sichere emotionale Bindungen. Wichtige soziale Kompetenzen und Eigenschaften wie Achtsamkeit, Einfühlungsvermögen, Verantwortungsbewusstsein und Empfindsamkeit, die nur in einem Klima gegenseitiger Wertschätzung und Akzeptanz gedeihen können, gehen immer mehr verloren.

Der Mangel an emotionaler Zuwendung ist die wichtigste Ursache für die Entstehung früher Bindungsstörungen, die wiederum die häufigste Quelle für die Ausbildung vielfältiger Auffälligkeiten im Kindes und Jugendalter sind und Eltern, Erzieher und Lehrer dazu veranlassen, sich hilfesuchend auf der Suche nach Problemlösungen an uns zu wenden.

Jeder, der in unseren Institutionen professionell tätig ist, benötigt sicheres Grundwissen über die wichtigsten Phasen und Einflussfaktoren der frühen kindlichen Entwicklung. Die uns abgeforderte professionelle Kompetenz der Verbindung von Therapie und Erziehung unterscheidet unser Fachgebiet von allen anderen medizinischen Disziplinen und macht die Tätigkeit in diesem Arbeitsfeld nicht nur reizvoll, sondern mitunter auch sehr spannungsreich durch die schwierig zu lösende Rollenambivalenz in der täglichen Beziehungsarbeit. Die Einbeziehung der Familien in den (teil-) stationären Alltag stellt hohe Anforderungen an den Pflege- und Erziehungsdienst und verlangt die Integration ganz unterschiedlicher Qualitäten, Haltungen und Aufträge mit teilweise gegenläufigen Inhalten.

Die prinzipiell wertschätzende und akzeptierende Grundhaltung gegenüber den Eltern impliziert immer auch das gleichzeitige Wissen, dass elterlicher Erziehungsstil und deren Lebenswelt schädigend für die kindliche Entwicklung sein können. Konkurrenzen und Loyalitätskonflikte sind ebenso permanentes Risikopotential wie die Beeinflussung der Beziehungsgestaltung durch unbewusste Identifikationsund Übertragungsprozesse. Pädagogische Beratungskompetenz ist notwendig und erfordert Fachwissen, eine klare, fördernde Orientierung ohne Anmaßung, bei gleichzeitig ständigem Ausloten und der Beachtung des Abstandes zur Familientherapie.

Diese unterschiedlichen Facetten und die Vielschichtigkeit der Aufgabenstellung im therapeutischen Setting der Kliniken für Kinder- und Jugendpsychiatrie machen nachvollziehbar und deutlich, dass die Akteure dieses Handlungsfeldes, die Bezugspersonen im pflegerisch-pädagogischen Team ihre Tätigkeit auf der Basis des Verständnisses und kompetenten Wissens des zentralen Geschehens im Sozialisations- und Erziehungsprozess gestalten müssen.

„Die mit dem Begriff der Familie bezeichenbaren Lebensformen nehmen für die Sozialisation eine herausragende Stellung ein, weil sie einmal die personale Identität eines Menschen konstituieren und zum anderen zugleich kollektive und soziale Identitäten begründen. In allen Theorien und Forschungen zu Sozialisation ist unstrittig, dass die Familie für den größten Teil der Heranwachsenden der zen-

trale soziale Ort ist für die Herausbildung grundlegender Gefühle und von Wertorientierungen, kognitiven Schemata, Kompetenzen sozialen Handelns, Leistungsmotivation, Sprachstil, Weltdeutungen, Bildung des Gewissens". (Zimmermann 2006, S.84).
Es erscheint daher sinnvoll, die wichtigsten theoretischen Modelle der familiären oder auch primären Sozialisation vorzustellen.

Theoretische Modelle lassen sich dabei mit Sehhilfen vergleichen, mit denen wir die Wirklichkeit betrachten. Wie eine Brille – je nach Form und Stärke des Glases – beeinflusst und bestimmt, was wir sehen, so bestimmen Theorien oder Modelle, wie und unter welchen Aspekten die Wirklichkeit gesehen, d.h. erklärt wird. So wie es keine Brille für alle Augen gibt, so gibt es keine allgemeine und alles umfassende Theorie der Sozialisation. Der Komplex „Sozialisation" wird theoretisch aus so vielen Perspektiven betrachtet, dass es für eine Verständigung darüber, wie und was hierbei erklärt wird, notwendig wie auch sinnvoll erscheint, die Kernthesen der unterschiedlichen Modelle darzustellen.

Es gibt eine Vielzahl unterschiedlicher Erklärungsansätze. Die Entscheidung, hier die Beiträge der psychoanalytischen Theorie, der Entwicklungspsychologie und der Bindungstheorie/Neurobiologie zur Erklärung der familiären Sozialisation zusammenfassend darzustellen, ist nicht als fachliche Abgrenzung gegenüber anderen Konzepten der Sozialisationsforschung (Kommunikations- oder Interaktionstheorien, sozialwissenschaftliche Theorien etc.) zu verstehen, sondern folgt der Intention dieses Buches, praxisnahes Wissen über wichtige Entwicklungsphasen des Kindes für die Tätigkeit im therapeutischen Raum zu vermitteln.

Entscheidend für die Auswahl der Modelle war daher die Erklärbarkeit der emotionalen Entwicklung des Kindes einerseits, die der kindlichen Entwicklungsstufen von Intelligenz, Abstraktionsvermögen und Kognition andererseits. Die Aussagen dieser Modelle werden gegen-

wärtig weiterentwickelt durch die in der experimentellen Entwicklungspsychologie erkannte zentrale Bedeutung der Bindung zwischen Kindern und ihren Bezugspersonen und deren gestaltenden
Einfluss auf der Ebene neuronaler Verschaltungen.

Sozialisation aus der Perspektive der Psychoanalyse

Die psychoanalytische Entwicklungspsychologie hat sich von der
psychosexuellen Entwicklung, also der Entwicklung des Sexualtrie-
bes im erweiterten Sinne Freuds, zur dominierenden Theorie der
emotionalen Entwicklung ausgeweitet, die von triebhaften Grundbe-
dürfnissen, „Triebimpulsen", abgeleitet wird.

Die in diesem Sozialisationsmodell vorausgesetzten Triebimpulse
durchlaufen eine altersabhängige bio-psycho-soziale Reifung, die
maßgeblich zur Herausbildung der Emotionalität führt und deren Störung wiederum für die Entstehung neurotischer Persönlichkeitsmerk-
male verantwortlich ist. Freud beschreibt in diesem Konzept be-
kanntermaßen mehrere Stufen der Bedürfnisentwicklung, die notwendig zur Herausbildung der autonomen kompletten Erwachsenen-
persönlichkeit durchlaufen werden müssen. Das zentrale Erklärungs-
moment der Psychoanalyse für die Persönlichkeitsentwicklung ist die
Annahme der Existenz unbewusster psychischer Prozesse. Der Hintergrund für scheinbar rationale, absichtsvolle Handlungen sind uns
verborgene, unbewusste Zusammenhänge.

Was aber bringt Menschen überhaupt zum Handeln? Nach der klassischen Psychoanalyse sind dies Triebe, zu verstehen als dasjenige
in der menschlichen Psyche, was uns zum Handeln antreibt und unser Verhalten beeinflusst. Triebe sind als solche nicht beobachtbar,
es sind Spannungen oder Erregungen – subjektiv als Bedürfnis empfunden – und veranlassen uns dazu, tätig zu werden, um den Erre-
gungszustand zu beenden oder um ein Bedürfnis zu befriedigen.

Diese triebtheoretische Akzentuierung wird mit der mächtigen psychischen Instanz „Es" beschrieben. Das „Es" produziert fortwährend „Libido" (= Spannung = Lustansprüche = Trieb). Das „Es" ist das Reservoir der sexuellen und aggressiven Triebe, das – regiert von den Lustansprüchen – sofortige und vollständige Befriedigung verlangt. Dieses auch als Lustprinzip bezeichnete Verhalten ist unbewusst, irrational und besitzt keine Moral. Damit ein Zusammenleben mit anderen Menschen möglich wird und nicht jeder nur die eigene Triebbefriedigung sucht, muss eine Beziehung zu anderen Menschen, zur Umwelt organisiert werden.

Diese Funktion übernimmt die psychische Instanz „Ich". Sie ermöglicht uns, Triebansprüche zu verschieben, Abwehrmechanismen zu mobilisieren oder Anpassungen zu regeln. Das „Ich" – auch mit Realitätsprinzip beschrieben – bildet die Vermittlerrolle zwischen Triebansprüchen und den Ansprüchen der Außenwelt.

Die Motive und Wertmaßstäbe dieser Vermittlung erreichen uns über die dritte psychische Instanz, durch das „Über-Ich". Sie hat die Funktion, uns gesellschaftliche Werte und Normen, Gebote und Verbote nahezubringen und bildet sich über eine Abfolge von Identifikations- und Internalisierungsprozessen. Das „Über-Ich" ist so etwas wie die Gewissensinstanz einer Person oder anders ausgedrückt: Das „Über-Ich" umfasst die moralische Funktion der Persönlichkeit, es fungiert als Moralitätsprinzip.

Diese drei psychischen Instanzen beschreibt Freud als psychischen Apparat, eine sehr treffende Bezeichnung. Im Zusammenspiel der drei Instanzen funktionieren wir. Und nur, wenn der Apparat des Einzelnen „richtig arbeitet", funktioniert das Zusammenleben in der Gesellschaft. Dieses Zusammenspiel ist nicht von Anfang an vorhanden, sondern entwickelt sich im Prozess der Sozialisation, der in der Psychoanalyse als psychosexuelle Entwicklung dargelegt wird. Es bedeutet auch, dass die Entwicklung des psychischen Apparates und die Phasen der psychosexuellen Entwicklung eng und gleichzeitig miteinander verknüpft sind (vgl. Beutling 1974, S.15ff).

Freud glaubte, dass die Persönlichkeitsentwicklung dadurch beeinflusst und bewegt wird, dass die Kinder ihre Sexualenergie von einem Lebensabschnitt auf den nächsten ausdehnen. Freud unterscheidet dabei fünf Phasen, wobei hier, beschränkt durch den Fokus auf die familiäre Situation, nur die ersten vier Phasen der Entwicklung dargestellt sind:

1. **Orale Phase** (1. Lebensjahr)

Die kindliche Entwicklung ist hier vorwiegend an die Empfindung oraler Lust gekoppelt, die in enger Bindung an die zentrale Bezugsperson (überwiegend Mutter) gelebt wird. In dieser Phase sind die Nervenenden an Lippen und Mund der Kinder besonders empfindsam und verhelfen dem Neugeborenen zu Lustempfinden. Dies geschieht über Einnehmen, Festhalten, Beißen, Ausspeien und Schließen. Die orale Zone ist wesentlich für die Nahrungs- und Flüssigkeitsaufnahme, aber sie dient auch der Erkundung von Teilen der Welt. Der Ort des Geschehens, der Steuerung von Impulsen und Befriedigung ist nach der Psychoanalyse die psychische Instanz des „Es".

2. **Anale Phase** (2.-3. Lebensjahr)

Das psychosexuelle Bedürfnis erweitert sich auf andere körperliche Bereiche. Die kindliche Aufmerksamkeit verlagert sich auf den Analbereich. In dieser Phase geht es um die Kontrolle der Darmentleerung. Mit dem Akt des Auf-den-Topf-Setzens macht das Kind erste Erfahrungen mit der Wirkung von gesetzten Grenzen, denn diese betonen die Ausscheidung auf Kommando und das auch noch auf besonders reinliche Art. Hier gibt es bereits erste Erfahrungen und Entwicklungserlebnisse des Realitätsprinzips und der beginnenden Ich-Entwicklung, die sich fortsetzt in der nächsten Sequenz, der

3. **Infantil-genitalen Phase** (3.-6. Lebensjahr)
Schlüsselobjekte dieser Entwicklungsphase sind die Geschlechtsorgane. Schlüsselerlebnisse sind die sexuellen Wünsche, den gegengeschlechtlichen Elternteil als Sexualpartner zu gewinnen, was aber von der sozialen Umwelt sanktioniert wird und wodurch sich nun innere Widerstände (Ekel, Scham- und Moralgefühle) herausbilden. Freud hat diese Phase zuerst nur aus der Sicht der Jungen beschrieben, die moderne Psychoanalyse analysiert bei Mädchen aber vergleichbare Prozesse. In dieser und in Fragmenten auch in der vorangegangenen Phase, findet die Herausbildung der psychischen Instanz des Ichs (Realitätsprinzip) statt.

4. **Latenzphase** (5.-13. Lebensjahr)
Dank erfolgreicher Sozialisation ruht in der Latenzzeit (in unserer Gesellschaftsform in erster Linie Schulzeit) die Sexualität. Aufgrund der inneren Widerstände „vergisst", d.h. verdrängt das Kind sexuelle Bedürfnisse und Aktivitäten. Deshalb gilt diese Entwicklungsphase als „Latenz- bzw. Ruhephase". Sexuelle Triebziele werden umgelenkt in Freundschaftsbeziehungen. Die Latenzphase wird oftmals auch „Bandenalter" genannt. In dieser Phase entwickelt sich über die Internalisierung von Wert- und Normorientierung die psychische Instanz des Über-Ichs (Gewissen, moralische Instanz). Als fünfte Sequenz folgt die „Genitale Phase", auf deren Darstellung hier verzichtet wird (vgl. Freud, 1966).

In diesen hier skizzierten Phasen vollzieht sich nach Freud die Subjektentwicklung dadurch, dass die Kinder ganz bestimmte Probleme bewältigen müssen. In dieser Sichtweise liegt auch das Verdienst der Psychoanalyse als Sozialisationstheorie. Die Bedeutung der Psychoanalyse für die Klärung von Sozialisationsvorgängen liegt u. a. auch darin, dass darauf hingewiesen wird, dass die Entwicklung von Identität bzw. einem „Ich" nur mittels Beziehungen von statten geht. Ich-Entwicklung wird hierbei als ein Wechselspiel zwischen Konstitution und Umwelt begriffen.

Dieses auf Freud zurückgehende Entwicklungsmodell ist in entscheidenden Bereichen später von Spitz und Erikson erweitert worden. Sozialisation wird bei Erikson nicht als kontinuierlicher Prozess verstanden, sondern auch als eine Abfolge von Entwicklungskrisen beschrieben, von deren Bewältigung die gelingende Entwicklung zur gesunden, autonomen Persönlichkeit abhängt. Die von Freud erklärte Dynamik der psychosexuellen Entwicklungsphasen ist hier eingebettet in das Wechselwirkungsverhältnis der psychosozialen Dynamik von Familie und Sozialstruktur.

Sozialisation wird als Weg zur Herausbildung von Identität beschrieben, die in der erfolgreichen Bewältigung von acht typischen Entwicklungsaufgaben steht. Diese acht Entwicklungsphasen zum Aufbau einer immer komplexeren Ich-Identität vollziehen sich in der Bewältigung antinomischer alterstypischer Gefühle und Erfahrungen, deren produktive Lösung immer den Übergang in die nächste Sozialisationsstufe möglich macht. Misslingt die Bewältigung der Krise, ist der gesamte weitere Lebensweg beeinträchtigt. Dem Schwerpunkt dieses Kapitels – der primären Sozialisation – folgend, beschränkt sich die Darstellung auf die ersten vier Phasen der Persönlichkeitsentwicklung (vgl. Beutling 1974, S.23ff).

1. Phase: Urvertrauen gegen Urmisstrauen - Säuglingsalter

Das Urvertrauen ist das Gefühl des „Sich-Verlassen-Könnens". Es entsteht aus der Erfahrung, dass zwischen der Welt und den eigenen Bedürfnissen und Vorstellungen eine Übereinstimmung möglich ist. Auch wenn Kinder sich körperlich unwohl fühlen, beispielsweise bei dem Durchbruch der ersten Zähne oder wenn sich die Mutter oder eine andere Bezugsperson zeitweilig entfernt, muss das Kind Vertrauen behalten können. Der Aufbau dieses „Urvertrauens" ist die Hauptaufgabe des ersten Lebensjahres. Kinder müssen lernen, trotz widriger Umstände anderen Menschen vertrauen zu können. Die Überwindung einer solchen Krise bedeutet auch, ein rudimentäres

Gefühl von Ich-Identität aufzubauen. Haben Kinder in dieser Entwicklungsphase eher mit Vernachlässigung und Unzuverlässigkeit zu tun, gewinnt ein Gefühl des Misstrauens die Oberhand und kann zur Entfremdung und Rückzug auf sich selbst führen.

2. Phase: Autonomie gegen Scham und Zweifel - Kleinkindalter

Die Vertrauensbildung leitet über in die neue Krise, die eine Phase der Emanzipation von der Mutter oder einer anderen Bezugsperson einleitet. In dieser Phase experimentieren Kinder mit den sozialen Modalitäten „Festhalten" und „Loslassen". Sie hat Ähnlichkeiten mit den Aktivitäten in der analen Phase nach der Psychoanalyse (Beherrschen der Ausscheidungsfunktionen), aber Erikson geht in seiner Darstellung über die Bedeutung der Sauberkeitserziehung im engeren Sinne hinaus und betont, dass es in dieser Phase vor allem um die Autonomiebestrebungen und deren Tolerierung seitens der Eltern geht. Nur so kann die Entwicklung zu einer gesunden Persönlichkeit voranschreiten. Durchkreuzen die Eltern ständig die eigenen Vorstellungen und Wünsche der Kinder, entsteht ein andauerndes Gefühl von Scham und Zweifeln. Daraus resultieren oftmals Unentschlossenheit, Unsicherheit und Zweifel an sich selbst.

3. Phase: Initiative gegen Schuldgefühl – Spielalter

Die Krise in dieser Entwicklungsphase bildet sich aus dem Wunsch des Kindes herauszufinden, was für eine Art von Person es werden will.
Kinder entwickeln eine unermüdliche Wissbegierde bezüglich ganz allgemeiner Größenunterschiede und der Unterschiede der Geschlechter. Nach der Psychoanalyse ist diese Phase bekanntlich als ödipale Phase gekennzeichnet. Vervollkommnung der sprachlichen Fähigkeiten und die Ausweitung der Aktivitäten begünstigen ein Initiativstreben aber gleichzeitig auch eine Funktionserweiterung des Gewissens. Kinder beginnen, sich für bloße Gedanken schuldig zu

fühlen. Wenn Eltern dieses Gewissen nicht überstrapazieren, kann diese Krise von den Kindern aber gut gemeistert werden.

4. Phase: Werksinn gegen Minderwertigkeitsgefühl – Schulalter

Kinder werden jetzt lernbegierig. Erikson beschreibt diese Entwicklungsstufe mit „ich bin, was ich lerne" (Erikson 1973, S.98). Kinder wollen jetzt das Gefühl haben, nützlich zu sein und etwas gut machen zu können, sie sollen ein Werk vollenden, sie haben Lust zu arbeiten und zusammen mit anderen etwas zu schaffen. Eine Krise bildet sich hierbei durch die Entwicklung eines Gefühls der Unzulänglichkeit und Minderwertigkeit, wenn Sachen einmal misslingen.

Erikson beschreibt den Sozialisationsprozess als lebenslangen Vorgang, der sich dann über vier weitere Stufen bis ins späte Alter des Erwachsenen fortsetzt (diese Sequenzen werden hier nicht betrachtet, da der Fokus auf der primären Sozialisation liegt).

Das hier skizzierte Verständnis von Sozialisation als Abfolge von Entwicklungskrisen, hat innerhalb der Sozialisationstheorie mehr Verbreitung gefunden, als die vorher dargestellte klassische Triebtheorie nach Freud. Im Gegensatz zu dieser Theorie sind die Konflikte der Identitätsfindung nach Erikson nicht nur psychosexueller, sondern auch ganz zentral psychosozialer Natur. Die Persönlichkeitsentwicklung wird wesentlich von soziokulturellen Möglichkeiten und Milieufaktoren beeinflusst. Einen festen Platz haben die Hypothesen Eriksons zur Persönlichkeitsentwicklung vor allem in der Jugendforschung.

Neben einer den einzelnen Entwicklungsphasen gerecht werdenden Beziehung zum Kind, muss das Erziehungsverhalten vor allem auf eine Lösung der jeweiligen Krisen abstellen, die sich nicht deformierend auf die Persönlichkeitsentwicklung auswirken. Nach Erikson muss die orale Phase mit dem beschriebenen Urvertrauen, die anale Phase mit ungebrochener Autonomie, die phallische Phase mit ei-

31

nem Gefühl von Initiative (vgl. Erikson, 1973, S.98ff), die Latenzperiode mit der vollständigen Übernahme der Geschlechterrolle und der Ich-Identität abgeschlossen sein, um aufeinander aufbauendes soziales Lernen zu gewährleisten. Die Ich-Identität der Persönlichkeit als Ergebnis eines erfolgreichen Sozialisationsprozesses hat über das ungebrochene Verhältnis zu sich selbst die Flexibilität der Persönlichkeitsstruktur zum Inhalt; nicht reaktive, sondern reflektierte Beziehungen zur sozialen Umwelt.

Der erkenntnistheoretische Ansatz der Psychoanalyse und ihre Erweiterung in die psychosoziale Dimension, liefert zwar das geeignete Instrumentarium zur Analyse der affektiv-emotionalen Entwicklung des Kindes und der Internalisierung soziokultureller Normen in die psychische Struktur, erklärt jedoch weniger gut die soziale Genese von Sprache und kognitiver Struktur. Diese Dimension der Sozialisation wird besser in der kognitiven Entwicklungspsychologie von Piaget untersucht.

Die Erklärung der kognitiven und moralischen Entwicklung durch die Entwicklungspsychologie

Die Grundidee der Theorie der kognitiven Entwicklung besteht in der Annahme, dass der Mensch durch handelnde Aktivitäten zu einem Verständnis seiner Umwelt gelangt. Nach dieser Auffassung schreitet die Persönlichkeitsentwicklung in Stadien voran.

Die allmähliche Konstitution der logischen Strukturen des Denkens zu immer systematischeren und beweglicheren Systemen ist nach Piaget eine „Abfolge von drei großen Konstruktionen, von denen jede die vorherige verlängert, indem sie sie zunächst auf einer neuen Ebene aufbaut und darauf mehr und mehr über sie hinausgeht" (Piaget, 1991, S.121). Diese als Summe von Lernprozessen verstandene Entwicklung ist invariant, d.h. ihre Stadien sind nicht gegeneinander austauschbar. Jedes resultiert aus dem vorhergehenden, in dem dieses als untergeordnete Struktur integriert wird und bereitet das folgende vor, in dem es sich früher oder später ihm einordnen wird. Die Invarianz der Reihenfolge der Entwicklungssequenzen hat nach Piaget ihre Ursache in den sie antreibenden Faktoren: Reifung, Erfahrung und Übung mit Objekten und Operationen, Kooperation mit Gleichaltrigen, Implikation, d.h. eine spätere Leistung setzt die frühere voraus (vgl. Piaget, S.121).

Die Forschungen Piagets haben zur Unterscheidung von vier Stufen der kognitiven Entwicklung geführt:

1. **Die sensomotorische Stufe im 1. Lebensjahr:**
   Der Ausgangspunkt dieser ersten Entwicklungsstufe sind die Reflexe, die spontanen Betätigungen des Kindes, etwa Strampeln, Saugen usw. Infolge von Übung verfeinern sich diese Reflexe immer stärker. Tätigkeiten gehen nun auch über das Reflexhafte hinaus, beispielsweise wird das Saugen auch auf andere Dinge als die Brustwarze übertragen (Daumen, Tücher, Kuscheltiere etc.). Mehr und mehr setzt das Kind Mittel ein, um ein bestimmtes Ziel zu erreichen. Es zieht z.B. an einem Tuch, um den darauf liegenden Schnuller zu ergreifen.

2. **Die prä-operatorische Stufe vom 2. bis zum 7. Lebensjahr:**
   Beginnt das Kind, Vorstellungen und Symbole zu einer Zielerreichung in seinem Denken zu benutzen, ist die sensomotorische Entwicklung beendet. Allerdings ist es immer noch darauf angewiesen, Handlungsvorstellungen direkt handelnd umzusetzen. Das ändert sich allmählich auf der 2. Stufe. Die Sprache gibt mehr und mehr die Möglichkeit, sich vom konkreten Kontext zu lösen und das Symbolspiel, das Kinder nun in dieser Entwicklungsphase verstärkt aufnehmen, führt zum So-Tun, zum Umgang mit Fiktionen.

3. Die konkret-operatorische Stufe vom 7.-11./12. Lebensjahr:
Kann sich nun ein Kind von der unmittelbaren Anschauung lösen, beginnt die konkret-operatorische Entwicklungsphase und es kann allmählich Merkmale der Reversibilität beherrschen. Das Kind lernt nun, in Gedanken Schritte zurückzuverfolgen, mit Zahlen umzugehen und so etwas wie eine innerliche Diskussion zu führen. Dies geschieht aber immer noch vor dem Hintergrund konkreter Ereignisse und Wahrnehmungen.

4. Formal-operatorische Stufe, ab dem 11./12. Lebensjahr:
Der Begriff „formal" weist darauf hin, dass nun Operationen ohne konkrete Handhabung, d.h. rein gedanklich vollzogen werden können. Das für die formal-operatorische Stufe charakteristische Denken beinhaltet die Kompetenz, hypothetische oder contrafaktische Problemlösungen aufzustellen. Formale Denkoperationen lernt das Kind mit 11-12 Jahren zu beherrschen. Es kann Hypothesen aufstellen und schlussfolgern, ohne die Voraussetzung der anschaulichen Stützen des vorherigen Stadiums. Das Problemlösen vollzieht sich planvoll, unterschiedliche Regeln werden kombiniert, wobei die Einsicht in das Wesen der Zusammenhänge und die Gesamtzahl der möglichen Kombinationen einer Gruppe von Operationselementen zu umfassenderen, logischen Systemen führt, innerhalb derer hypothetisch-deduktive Denkprozesse möglich sind (vgl. Aebli 1970, S.182). Der Kulminationspunkt dieses Stadiums ist die Fähigkeit zur Reflektion über die eigenen Gedanken, d.h. der Möglichkeit nicht nur die Position des Gegenüber, sondern auch die eigenen Gedanken in Frage zu stellen (vgl. Piaget 1991).

Die Erkenntnis Piagets, dass die geistige Entwicklung des Kindes nicht so sehr durch physiologische Reifung als vielmehr durch das Lernen bestimmter logischer Strukturen in aufeinanderfolgenden Stufen erfolgt, hat zu einer wichtigen Schlussfolgerung geführt: Die Lernfähigkeit und –leistung ist nicht so sehr abhängig von präformierten Strukturen im zentralen Nervensystem als vielmehr von den „Programmen", die ihm eingegeben werden. Pädagogische Konsequenz ist nicht, dass in jeder Altersstufe alles gelernt werden kann, aber der gestufte Aufbau des Lernens wird relativiert und erweist sich stärker von der sachstrukturell richtigen Anordnung der Lernprozesse abhängig als von physiologischen Konstanten (vgl. Aebli, S.184). Danach findet Entwicklung überhaupt statt, wenn drei Bedingungen zusammenwirken:

Erste Bedingung sind die organischen, neuronalen und hormonellen Reifungs- und Wachstumsprozesse. Sie sind konstitutionelle Voraussetzung dafür, dass sich die beschriebenen Stufen der geistigen Entwicklung überhaupt herausbilden können.

Die zweite Bedingung sind die sozialen und materiellen Erfahrungen. Der handelnde Umgang mit anderen Menschen kann die Entwicklung des Kindes anregen und unterstützen, aber auch hemmen. Zu den sozialen Erfahrungen gehören zudem Einflüsse, die von der Erziehung ausgehen und der Spracherwerb. „Was man einem Kind beibringt, kann es nicht mehr selber entdecken. Aber nur das, was es selber entdeckt, verbessert seine Fähigkeit, Probleme zu verstehen und zu lösen" (Piaget 1991, S.11).

Die dritte Bedingung sieht Piaget in dem Streben nach Gleichgewicht. Der Mensch versucht, Störungen, die Ungleichgewichte verursachen, grundsätzlich zu kompensieren. Mit dieser Vorstellung eines Gleichgewichtsstrebens lehnt er sich an biologische Vorstellungen an, die besagen, dass Menschen, wie alle anderen lebenden Organismen, sich selbst organisierende Systeme darstellen (vgl. Piaget 1991).

Das an Piaget orientierte entwicklungspsychologische Sozialisationsmodell begreift Entwicklung immer als aktive Aneignung, als eine aktive Auseinandersetzung mit der gesellschaftlich vermittelten Umwelt und verweist so auf die Möglichkeiten und Grenzen der äußeren Einflüsse.

Bindungstheoretische und neurobiologische Erklärungsansätze der frühkindlichen Sozialisation

Die bisher dargestellten sozialisationstheoretischen Entwicklungsmodelle erfahren gegenwärtig entscheidende Wandlungen durch die von der experimentellen Entwicklungspsychologie nachgewiesene zentrale Bedeutung der Bindung zwischen Kindern und ihren Bezugspersonen und die zunehmende Kenntnis des Einflusses kontrollierbarer und unkontrollierbarer Stressreaktionen auf die Hirnentwicklung.

Die Bindungstheorie - zwar durch die Psychoanalyse beeinflusst (John Bowlby, ihr Begründer war Psychoanalytiker) - postuliert, dass das Bindungsverhalten des Säuglings nicht ausschließlich durch die Triebtheorie zu erklären ist.

Anders als bei Primaten und anderen hoch entwickelten Säugetieren, reift das menschliche Neugeborene nach der Geburt noch langsam heran und bildet aus oder erwirbt Fähigkeiten und Eigenschaften, die jene bereits mitbringen (Experiment Harlow, siehe Hopf 2005). Eltern bieten Schutz vor „Feinden" oder Unbekanntem, vor Fremdem, fremden Menschen, vor Gefahren, sogar vor Neuem. Er wird durch die Nähe des schutzbedürftigen Kleinkindes und zum beschützenden Erwachsenen gewährleistet. Im Rahmen dieses Schutzes, der auch psychische Sicherheit beinhaltet, entwickeln sich auch soziale Kompetenzen.

Aus stammesgeschichtlicher Sicht ist das Bindungsbedürfnis eines Menschen genauso grundlegend wie sein Bedürfnis nach Nahrung, Erkundung, Sexualität und Fortpflanzung. Jedem dieser Grundbedürfnisse sind Verhaltenssysteme – Mimik, Laute, Gestik, Bewegungen – zugeordnet, die bei Mangel aktiv sind und bei Sättigung ruhen. Der menschliche Säugling wird mit einem seinen Bedürfnissen entsprechenden Verhaltens- bzw. Signalsystem geboren. Er ist für die Kommunikation mit seiner Umwelt vorbereitet. Er ist abhängig davon, dass die Mutter den Ausdruck von Emotionen erkennt und für seine Bedürfnisse sorgt. Darüber hinaus ist er genetisch vorprogrammiert, im ersten Jahr individuelle, also persönliche Bindung an eine oder wenige Personen zu entwickeln, die stärker und erfahrener sind und ihn schützen und versorgen. Typische Bindungsverhaltensweisen sind Weinen, Rufen, Anklammern, Nachfolgen sowie Protest beim Verlassenwerden. Ihre Entwicklung beginnt gleich nach der Geburt und dient dazu, bei Bedarf die Nähe zur Bindungsperson herzustellen. Die daraus erwachsene Bindung bleibt lange erhalten, manchmal lebenslang.

Bindungsverhalten zeigt sich später allerdings in symbolischer und kulturell akzeptierter Form. Die Anzahl der Bindungspersonen ist begrenzt, vermutlich weil die Anpassung an die individuellen Eigenarten von Bindungspersonen ein Lernprozess ist, der die adaptiven Möglichkeiten des Säuglings intensiv beansprucht. Bowlby sprach deshalb von einer Hierarchie von Bindungspersonen, mit der Mutter in aller Regel an erster Stelle. Anfänglich war sogar von einer ausschließlichen Mutterbindung die Rede. Viele Säuglinge haben aber bereits im ersten Lebensjahr mehrere Bindungspersonen.

Die Bindungsforschung (siehe Bowlby 1972) bestätigt die lebenserhaltende Bedeutung der Schutzfunktion durch die Hauptbezugsperson für das unselbstständige menschliche Neugeborene und Kleinkind. Das Bindungssystem, das sich im ersten Lebensjahr entwickelt, bleibt während des gesamten Lebens – also auch im Erwachsenenalter – aktiv. Ein Säugling, der sich sicher und geborgen fühlt, kann etwa von der Mutter als „sicherem Hafen" aus die Umwelt erforschen und auch neugierig und angstfrei neue Kontakte zu anderen Personen aufnehmen und diese zu einer emotional bedeutungsvollen Beziehung entwickeln (siehe Bowlby 1972). Besonders vorteilhaft für das Bindungsverhalten wirkt sich der feinfühlige Umgang der Mutter/ Hauptbezugsperson mit den Bedürfnissen des Säuglings/Kleinkindes aus (vgl. für diesen Abschnitt Hopf 2005, S.45ff). Geschieht dies, so bindet sich der Säugling an diese Person in Form einer **sicheren emotionalen Bindung**. Bei Bedrohung und Gefahr wird diese Person als „sicherer Hort" und in Erwartung von Schutz und Geborgenheit aufgesucht.

Reagiert die Bezugsperson dann eher mit Zurückweisung auf die Bindungsbedürfnisse, so besteht eine höhere Wahrscheinlichkeit, dass der Säugling sich an diese Bezugsperson mit einer **unsichervermeidenden Bindungshaltung** bindet. Er verinnerlicht auf diese Weise sehr rasch, dass die Äußerung von zu viel Nähewünschen in Bedrohungssituationen von seiner Bindungsperson nicht mit Nähe, Schutz und Geborgenheit beantwortet wird, sondern viel eher zur Zurückweisung und Ablehnung führt. Nur wenn er seine Bedürfnisse und Gefühle unterdrückt, kontrolliert, die Nähe eher vermeidet, gelingt es ihm, mit seiner Bindungsperson in einer Bindungsbeziehung zu bleiben. Diese ist dann allerdings eher vermeidend. Ein unsichervermeidend gebundenes Kind wird in Notsituationen eher die Bindungsperson meiden oder nur wenig von seinen Bindungsbedürfnissen äußern.

Werden die Signale manchmal zuverlässig und feinfühlig, ein anderes Mal aber eher mit Zurückweisung und Ablehnung beantwortet, so entwickelt sich eine **unsicher-ambivalente Bindungsqualität** zur Bezugsperson, z.B. zur Mutter. Säuglinge mit einer unsicheren-ambivalenten Bindung reagieren auf Trennungen von ihrer Hauptbindungsperson mit einer intensiven Aktivierung ihres Bindungssystems: Sie weinen lautstark und klammern sich intensiv an die Bindungsperson. Über lange Zeit sind sie kaum zu beruhigen und können nicht mehr zum Spiel in einer emotional ausgeglichenen Verfassung zurückkehren. Einerseits klammern sie sich an die Mutter, andererseits zeigen sie aber auch aggressives Verhalten. Wenn sie etwa bei der Mutter auf dem Arm sind, strampeln sie manchmal und treten nach der Mutter, während sie gleichzeitig klammern und Nähe suchen. Dieses Verhalten wird als Ausdruck ihrer Bindungsambivalenz interpretiert (Hopf 2005, S.45ff).

Im späteren Verlauf wurde noch ein weiteres Bindungsmuster identifiziert, das als **desorganisiertes und desorientiertes Muster** gekennzeichnet wurde. Bei diesen Kindern zeigen sich auffällige, in sich völlig widersprüchliche Verhaltensweisen, die nicht in die bekannten Bindungsmuster eingeordnet werden können. Diese Verhaltensweisen können insbesondere motorische Sequenzen und stereo-type Verhaltensweisen sein, die Kinder halten im Ablauf ihrer Bewegungen inne und erstarren für die Dauer von einigen Sekunden. Das lässt sich dahingehend interpretieren, dass die Kinder aktuell keine eindeutigen Bindungsverhaltensstrategien zur Verfügung haben. Die Aktivierung von emotional sich widersprechenden, nicht zu einem einheitlichen Muster integrierbaren Bindungserfahrungen, spiegelt sich in den desorganisierten Bindungsverhaltensweisen wider. Wenn ein Kind etwa die Erfahrung gemacht hat, dass es in einer Bedrohungssituation manchmal von der Mutter getröstet, manchmal aber auch geschlagen wurde, weil die Mutter auf sein Weinen und Nähe suchen genervt und zurückweisend reagierte, können diese beiden widersprüchlichen Erfahrungen auch in späteren Bindungssituationen jeweils mehr oder weniger gleichzeitig im Kind aktiviert werden.

Die Mutter wird auf diese Weise nicht zur sicheren Basis, sondern auch Ausgangspunkt von Angst und Bedrohung. Ähnliche Schwierigkeiten erleben Kinder, wenn Bezugspersonen selbst sehr ängstlich sind. Wendet sich das Kind in der Not an eine ängstliche Mutter, kann es dort keine Beruhigung, keine Sicherheit finden, sondern muss vielmehr auch die Angst der Mutter miterleben und verarbeiten. Dies wird schnell zu einer Überforderung und kann so auch zu den beobachtbaren, in sich widersprüchlichen Verhaltensweisen führen.

Aus den beschriebenen Bindungsmustern lassen sich zwei Grundprinzipien für ein eingeschränktes, von Störungen begleitetes Leben ableiten: Die Erfahrungen des Säuglings im Zusammenhang mit seinen Bindungsbedürfnissen und, ab etwa drei Jahren, mit Beginn der zielgerichteten Partnerschaft, der bewusste und erfahrungsgesteuerte Umgang mit Bindungserfahrungen und die erlebte psychische Sicherheit bei der spielerischen Erkundung der Welt.

Sicher gebundene Kleinkinder erkunden konzentriert und vergewissern sich der Unterstützung bei Überforderung und Unsicherheit. Bei aktivierten Bindungssystemen teilen sie ihr Leid offen mit und nutzen alle Facetten ihrer Bindungspersonen, um Trost zu finden und aus dieser Sicherheit heraus neue Erfahrungen zu sammeln.

Unsicher-vermeidende Kinder haben keinen Zugang zu Bindungspersonen als sicherer Basis und leiden unter dem ausbleibenden Trost. **Unsicher-ambivalente** Kinder bleiben in ihrer Überwachsamkeit verstrickt. **Desorganisierte** Kinder finden überhaupt keine Strategie zwischen Sicherheit durch tröstende Nähe und Sicherheit der spielerischen Erkundung.

Daraus entwickeln sich entweder weite, offene oder eher enge und geschlossene Handlungspläne. Sie organisieren das Verhalten auf Ziele hin, die anfänglich oft mit Bindungspersonen zusammenhängen und deshalb mit ihnen emotional eng verbunden sind.

Die Ergebnisse der Bindungsforschung belegen, dass die emotionale Bindung für die psychische Entwicklung eines Kindes von großer Bedeutung ist. Die Bindung ist aber nicht nur in den ersten zwei Lebensjahren von zentraler Bedeutung, vielmehr ist das Bedürfnis nach Bindung und einer sicheren emotionalen Basis ein motivationales

System, das lebenslang besteht und sich durch neue emotionale Erfahrungen verändern kann. Bindungsorientierte Psychotherapie kann genauso wie haltgebende, beziehungsgestützte Pflege und Pädagogik im schützenden therapeutischen Milieu der Kinder- und Jugendpsychiatrie für Veränderungen bei Kindern und Jugendlichen und deren Eltern genutzt werden, selbst wenn der Aufbau einer Bindung erheblich gestört wurde. Auf diese Weise besteht eine Chance, dass selbst emotional entwurzelte Kinder oder Jugendliche, die glauben, nur im Rückzug auf sich selbst leben zu können, neue Wurzeln im Sinne einer sicheren emotionalen Basis schlagen. Diese neuen, sicheren Wurzeln sind ein Schutzfaktor gegen zukünftige, emotionale Belastungen, die zwangsläufig im weiteren Leben eintreten.

Neurobiologische Aspekte der Sozialisation

Neurobiologie und Bindungsforschung belegen nun auch mit wissenschaftlichen Beweisen – überspitzt formuliert – bis auf die zelluläre Ebene, worüber die verschiedenen Schulen der Sozialisationsforschung jahrzehntelang gestritten haben: Die Herausbildung der kognitiven und emotionalen Fähigkeiten eines Menschen hängen sowohl von gewissen angeborenen Voraussetzungen als auch von den Bedingungen, Ereignissen und dem emotionalen Erfahrungsraster während seiner – auch bereits der vorgeburtlichen - Entwicklung ab. Das Gehirn und darüber auch die Entwicklung des menschlichen Individuums von der Schwangerschaft bis ins Alter ist formbar und gestaltet sich in seiner Entwicklung abhängig von seiner Benutzung und seiner Interaktion mit seiner Umgebung – es ist gewissermaßen ein soziales Konstrukt. Jede Hebamme weiß, dass es keine zwei Neugeborenen gibt, nicht einmal eineiige Zwillinge, die sich in jeder Hinsicht gleichen.

Jeder Mensch ist bereits dann, wenn er geboren wird, anders als alle anderen. Er sieht nicht nur anders aus, er verhält sich auch anders. Jeder für sich ist einzigartig. Bereits unmittelbar nach der Geburt ist schon nicht mehr auseinanderzuhalten, was von dieser Einzigartigkeit durch die von den Eltern stammenden genetischen Programme verursacht und was davon bereits das Ergebnis von Einflüssen ist, denen das Neugeborene während seiner langen und äußerst komplizierten Entwicklung im Mutterleib ausgesetzt war. Die Entwicklung des kindlichen Gehirns und damit auch die biopsychosoziale Reifung des Kleinkindes folgt einem grundsätzlichen Entwicklungsprinzip aller lebenden Systeme: Neue Interaktionen (neuronale Verbindungen und synaptische Verschaltungen) können nur im Rahmen und auf der Grundlage bereits etablierter Interaktionsmuster ausgebildet und stabilisiert werden. Dabei müssen sie den bereits entwickelten Interaktionsmöglichkeiten zwischen den verschiedenen Subsystemen folgen. Wie alle lebenden Systeme entwickelt sich auch das Gehirn nur dann, wenn neuartige Bedingungen auftreten, die die Stabilität der bereits etablierten Interaktionen in Frage stellen. In dem Maße, wie das sich entwickelnde Gehirn zunehmend Verbindungen zur Außenwelt erlangt, werden die bereits etablierten Verschaltungen und Erregungsmuster über die entsprechenden sensorischen Wahrnehmungsmöglichkeiten zunehmend von außen beeinflussbar. Von diesem Zeitpunkt an verläuft die Hirnentwicklung nicht mehr autonom, sondern sie wird durch die sensorischen Eingänge aus der Außenwelt bestimmt und bleibt von ihnen abhängig.

Jeder von uns weiß, wenn er auf die Welt kommt, sehr genau, was Geborgenheit bedeutet. Ab dann lernt er die Angst kennen und spürt die Auswirkungen der damit verbundenen Stressreaktionen an seinem ganzen Körper. Mit allen Mitteln versucht der Säugling verzweifelt, einen Zipfel der bereits erlebten Wärme und Abgeschirmtheit der sicheren Versorgung im Bauch der Mutter wiederzufinden. Alles, was er von dort kennt (Herzschlag, Melodie, Gerüche), hilft ihm, die Angst zu unterdrücken, die er in seiner völlig neuen Welt erlebt. Zu diesen Erfahrungen zählen all die kleinen Erfolge, die seine Stressreaktion kontrollierbar machen. Dabei werden diejenigen Verschaltungen in seinem Gehirn gebahnt, die er bei seiner Suche nach dem verloren gegangenen Glück immer wieder benutzt. Sprache, Bewegung und Körperbeherrschung entwickeln sich auf diese Weise zu Instrumenten, die über ein damit erfahrenes System von Belohnung das Verschwinden der Angst ermöglicht haben. Wir wurden in die Arme genommen, liebkost, gelobt, getröstet und bekamen einen Teil der Wärme und Geborgenheit zurück, die bereits verloren gegangen war. Die Verschaltungen hierfür wurden immer wieder gebahnt und das Gefühl, dass wir bei einem Menschen, der uns liebt, geborgen sind, wurde tief in das Gehirn eines jeden Menschen eingegraben.

Leider haben nicht alle Kinder dieses Glück und leider bleiben diese Verschaltungen nicht automatisch für den Rest des Lebens so fest verankert, wie sie es damals waren. Die bei der Bewältigung von Angst, entstanden durch den Stress neuer Erfahrungen, erlebte Geborgenheit, die dabei genutzten und sich weiterentwickelnden neuen Verschaltungen in unserem Gehirn, haben in unseren ersten Lebensmonaten das Gefühl dafür entfaltet und gekräftigt, was es bedeutet, von anderen Menschen geliebt zu werden und unsere Liebe anderen Menschen schenken zu können. Damit dieses Gefühl wachsen kann, braucht jedes Baby jemanden, der ihm seine Wärme, seine Zärtlichkeit, seinen ganzen Körper und seine ganze Zuneigung nicht immerzu und grenzenlos, sondern immer dann schenkt, wenn es Angst verspürt. Das Kind erlebt dabei, dass es selbst bereits in der Lage ist, nicht nur seine, sondern auch die Ängste der Bezugspersonen zu vertreiben, wenn es durch Lächeln, Freude und Zufriedenheit signalisiert, dass Eltern und Bezugspersonen durch ihre liebevolle Zuwendung, Vertrauen, Sicherheit und Glück des Kindes bewirkt haben. Pädagogischer „Klimbim", Supermarktregale voller Kleinkindspielwaren, Spielzeug in der Krabbelecke, sind dabei bestenfalls schmückendes Beiwerk und nicht die Frühförderungsvehikel für Turboentwicklungsprozesse.

Versuche von Eltern, ihrem Kleinkind bereits sehr früh beizubringen, was ihnen wichtig erscheint, sind für den Nachwuchs oft nur schwer durchschaubar. Jedes vergebliche Bemühen es dazu zu bringen, nicht mehr in die Windeln, sondern in einen Topf zu machen, löst zunächst nichts anderes als eine immer wiederkehrende unkontrollierbare Stresssituation aus und trägt dazu bei, alle bisher schon entwickelten Verschaltungen in seinem Gehirn aufzulösen. Eltern müssen also ein sehr feines Gespür dafür entwickeln, was in ihrem Kind vorgeht, was es fühlt, von welchen Ängsten es getrieben wird und auf welche Weise es versucht, seine Angst und die dadurch ausgelöste Stressreaktion kontrollierbar zu machen (vgl. Hüther 2007, S.90ff).

Wer aber naiv versucht – und das gilt in besonderem Maße für alle, die im pädagogisch-therapeutischem Feld tätig sind - sich in ein Kind hineinzuversetzen, ohne zumindest in Grundzügen zu wissen, wie es zu diesem Zeitpunkt seiner Entwicklung die Welt betrachtet, der hält allzu leicht und ohne es zu merken, seine eigenen Vorstellungen und Empfindungen für die des Kindes. Fehleinschätzungen, Über- oder Unterforderungen sind das unvermeidliche Resultat und sorgen über die dabei ausgelösten unkontrollierbaren Stressreaktionen oder Desinteresse für instabile neuronale Verschaltungen, Ängste oder mangelnde Impulskontrolle.

Über viele Jahre hinweg ist das Kind damit beschäftigt, sich im Wirrwarr widerstreitender, immer neu hin und her wogender Gefühle zurecht zu finden. Seine Suche nach einem gangbaren Weg durch dieses Gestrüpp wird nicht leichter nachvollziehbar, wenn wir die tradierte alte Form der bürgerlichen Kleinfamilie durch die gegenwärtig heutigen Varianten und Patchworksysteme ersetzen. Es macht keinen großen Unterschied, wenn die Rollen von Mutter und Vater vertauscht werden und eine starke initiale Bindung an den Vater stattfindet. Wenn Kinder allein mit der Mutter oder dem Vater aufwachsen, muss das nicht unbedingt ein Nachteil sein. Sie haben es leichter und es gelingt ihnen vielleicht rascher, sich für den Weg der Identifikation mit dem verbliebenen Elternteil zu entscheiden und sie werden weniger Ambivalenz in ihrer Gefühlswelt entwickeln. Der Preis, den sie hierfür bezahlen, ist ein Mangel an Kompetenzen, deren Verschaltungen durch eine mögliche Identifikation mit dem anderen Elternteil hätten gebahnt werden können. Da eine Identifikation mit beiden Eltern jedoch kaum gelingen kann, wenn deren Beziehung durch gegenseitige Ablehnung bestimmt wird, wäre dieses Defizit auch beim Zusammenbleiben des Elternpaares entstanden.

Nicht zu unterschätzen ist der Einfluss der Geschwisterkonstellation auf die emotionale und geistige Entwicklung eines Kindes. Er ist dann besonders stark, wenn Geschwister gleichen Geschlechts sind und der Altersunterschied zwischen ihnen nicht zu groß ist. Nachgeborene müssen grundsätzlich andere Strategien einschlagen, um ihre Ängste zu bewältigen als die Vorgeborenen. Diese Wege sind oft vielfältiger und verzweigter, anfangs bisweilen sogar recht bizarr, im Allgemeinen aber immer weniger fest und wesentlich verschlungener als die ihrer älteren Geschwister.

Wenig Beachtung hat auch die besondere Bedeutung gefunden, die Bezugspersonen aus dem Randbereich der engeren Familienstruktur für die psychische Entwicklung von Kindern erlangen können. Vor allem Großeltern, die in einer harmonischen Beziehung zu den Eltern stehen, bieten dem Kind eine einzigartige Möglichkeit aus dem Durcheinander seiner gefühlsmäßigen Bindungen und Ablehnung von Eltern und Geschwistern auszubrechen. Sie sind einfach da und bieten Geborgenheit und Schutz. Onkel, Tante, Kindergärtnerinnen, Lehrerinnen und Lehrer, Freunde und Freundinnen gehören ebenfalls zu diesem immer größer werdenden Kreis von Beziehungen, die Kinder mit anderen Menschen eingehen und die sowohl zu sicheren Schilden als auch zu ständig präsenten Quellen ihrer Ängste werden können. Oft erreichen die Beziehungen zu Freunden und Freundinnen durch die gemeinsame Identifikation mit bestimmten Vorstellungen und Vorbildern eine enorme Intensität. Der wachsende Einfluss unserer modernen Massenmedien auf die Orientierungen der nachwachsenden Generationen, die dabei beobachtbare immer größer werdende „Außengeleitetheit" junger Menschen, vor allem der Jungen, liefert uns ein leider verheerend negatives Zeugnis dieser zusätzlich wirksamen Sozialisationsinstanzen (vgl. Hüther 2007, S.99f).

„Um ein Kind richtig aufzuziehen, braucht man ein ganzes Dorf" – sagt ein afrikanisches Sprichwort. In einer solchen Gemeinschaft finden Kinder hinreichend viele und unterschiedliche Anregungen und Herausforderungen, um sich ein breites Spektrum verschiedenster Kompetenzen anzueignen und die dabei in ihrem Gehirn aktivierten Verschaltungen zu bahnen und zu festigen. Sie können einen wachsenden Kreis fester und sicherer Bindungen zu sehr unterschiedlichen Menschen entwickeln und die Erfahrung machen, dass sie innerhalb dieser Gemeinschaft Schutz und Geborgenheit finden. Solche Dörfer sind auch bereits in Afrika eher selten geworden.

Wie immer die Beziehungen aussehen, die Kinder im Lauf ihrer Entwicklung zu anderen Menschen, aber auch zu anderen Lebewesen eingehen, sie hinterlassen Spuren, die ihr späteres Verhalten bestimmen. Diese Spuren sind die unter dem Einfluss kontrollierbarer und unkontrollierbarer Stressreaktionen stabilisierten und destabilisierten Verschaltungen in ihrem Gehirn. Damit in ihren Köpfen möglichst viele verschiedenartige und vielfältige Wege des Denkens, Fühlens und Handelns angelegt und gefestigt werden können, muss ihnen Gelegenheit gegeben werden, tiefe Beziehungen zu anderen Menschen einzugehen.

Wir leben in einer Welt, in der nicht alles so ist, wie es sein sollte. Sie ist aber die einzige, die wir haben. Da Menschen wie wir sie so gemacht haben, wie sie ist, sind wir die einzigen, die sie auch ändern könnten. Heute wird mehr und mehr deutlich, dass die gegenwärtigen gesellschaftlichen Verhältnisse für eine gelingende kindliche Entwicklung keine optimalen Voraussetzungen bieten.

In unserer Gesellschaft wird die Überalterung der Bevölkerung beklagt. Kinder und Jugendliche sind rar, eine demographische Trendwende ist nicht in Sicht. Angesichts solcher Verhältnisse sollte zu erwarten sein, dass ein soziales System für gute Förder- und Entwicklungsbedingungen der nachwachsenden Generationen sorgt, sich also um das leibliche und seelische Wohl von Kindern und Jugendlichen vorbildlich mit allen vorhandenen Ressourcen kümmert.

Leider ist nicht zu übersehen, dass das nicht so ist. Wir kommen mit unserer Erziehungs- und Sozialisationsverantwortung offenbar nicht gut zurecht. Wachsendes psychisches und soziales Elend von Kindern und Jugendlichen wird überall beobachtet und erfasst. Alle Institutionen unserer sozialen und Bildungssysteme berichten von schwieriger werdenden Kindern und Jugendlichen und über fehlende Kompetenz im professionellen Umgang mit ihnen und die Innenwelten unserer Kliniken legen dazu ein beredtes Zeugnis ab.

In dieser von uns geschaffenen Welt des Überflusses und der unbegrenzten Möglichkeiten beginnt sich ein Mangel auszubreiten, der die Entwicklung von Kindern zu eigenständigen, verantwortungsbewussten Persönlichkeiten zumindest ebenso, wenn nicht gar noch nachhaltiger bedroht, als ein unzureichendes Nahrungs- oder Bindungsangebot: Der Mangel an emotionaler Sicherheit und Geborgenheit.

Ebenso wie die Bedeutung einer ausgewogenen Ernährung oder einer umfassenden Bildung erst dann zutage tritt, wenn das eine oder andere fehlt, wird die Bedeutung sicherer Bindungen erst dann in ihrem ganzen Ausmaß und ihrer Tragweite sichtbar, wenn diese Bindungen zu zerfallen beginnen. Und wenn die Welt sozialer Beziehungen, in die die Kinder hineinwachsen, immer kälter wird, dann sind ihre Entwicklungsbedingungen katastrophal. Zwangsläufig beginnt in der Gesellschaft all das auseinanderzufallen, was nicht irgendwie durch andere innere Kräfte – also durch emotionale Bindungen – zusammengehalten wird. Nicht nur, weil es für uns neu ist, wird dieser Zerfall emotionaler Bindungen zu einer Bedrohung für die Stabilität unserer Gesellschaft. Er wird auch nicht überall sichtbar. Man bemerkt seine Folgen zunächst nur dort, wo die emotionalen Bindungen eine ganz besondere Bedeutung besitzen: In der Beziehung zu unseren Kindern und zu den Alten, Behinderten und Fremden in unserer Gesellschaft.

Kinder, die ohne sichere emotionale Bindungen in einer sozialen Gemeinschaft groß werden, entwickeln keine Wurzeln, mit denen sie in dieser Gemeinschaft verankert sind. Sie eignen sich deshalb auch die ethischen Normen und das moralische Wertesystem dieser Gesellschaft nicht freiwillig an und werden orientierungslos. Je mehr derart orientierungslose Menschen in einer Gesellschaft sind, desto größer wird für diese ganze Gesellschaft die Gefahr, die Orientierung zu verlieren (vgl. Hüther 2005, S.189f).

In unseren Kliniken und sozialtherapeutischen Einrichtungen werden wir dann mit den Auswirkungen der Auflösung und des Zerfalls Sicherheit vermittelnder emotionaler und sozialer Strukturen durch auffällige und gestörte Kinder konfrontiert. Wir erleben das durch die gesteigerte Nachfrage nach unserer professionellen fachlichen Kompetenz, dem permanenten Volllastbetrieb unserer Kliniken, der durch Kostenträger und Gesundheitspolitik nicht mehr in Frage gestellten Steigerung der Anzahl der Behandlungsplätze.

Und trotz des Ausbaus der Behandlungsmöglichkeiten werden die uns gestellten Aufgaben schwieriger, die Störungsbilder immer krisenhafter und komplexer. Wenn wir auch die gesellschaftlichen Ursachen dieser defizitären Entwicklungen nicht unmittelbar beeinflussen können, so kann es doch gelingen, durch kompetentes, professionelles Handeln wirkmächtige geänderte Weichenstellungen zu erreichen und noch vorhandene Potenziale zu besserer Lebensbewältigung bei Kindern, Jugendlichen und deren Familien zu erschließen.

Gerade durch die dargestellten sozialisationstheoretischen Modelle, insbesondere durch die Grundgedanken der Bindungstheorie und Neurobiologie, wird nicht nur der Prozess der Genese früher Störungen erläutert, sondern auch deutlich gemacht, dass über neue und andere Bindungs- und emotionale Erfahrungen neue synaptische Verschaltungen entstehen und Defizite und Entwicklungsstörungen durch gezielte Hilfen kompensiert werden können. Gerade diese Forschungen haben eindrucksvoll belegt, dass es letztlich Beziehungstätigkeit ist, die therapeutisch wirkt und so auch die Position gestärkt, dass Versorgungsstrukturen durch ihre organisatorischen Systeme die Grundlagen für entsprechende Behandlungsparadigmen herstellen müssen.

Eine Voraussetzung dafür bildet ausreichende fachliche Kenntnis über die Bedeutung stabiler, sicherer emotionaler Bindungen für eine gelingende Entwicklung und nicht zuletzt deshalb ist es unbedingt erforderlich das Qualifikationsprofil der Pflegenden und Erziehenden so zu entwickeln, dass elementare Kenntnisse über Sozialisation und Erziehung Bestandteil ihres Handlungsrepertoires sind.

„Mit einer Kindheit voller Liebe kann man ein halbes Lebens hindurch die kalte Welt anschauen" (Jean Paul).

Literatur

Aebli, H. (1970):
   Die geistige Entwicklung als Funktion von Anlage, Reifung,
   Umwelt-und Erziehungsbedingungen, Stuttgart

Beutling, A. (1974):
   Sozialisationstheoretische Aspekte des Verhältnisses von Selbstbestimmung
   und der Fähigkeit zu selbstgesteuertem Verhalten,
   Unveröffentlichte Diplomarbeit Goethe-Universität, Frankfurt/Main

Bowlby, J. (1995):
   Bindung: Historische Wurzeln, theoretische Konzepte, Stuttgart

Brisch, K.-H. (1994):
   Bindungsstörungen – Von der Bindungstheorie zu Therapie, Stuttgart

Erikson, E. (1973):
   Identität und Lebenszyklus, Frankfurt/Main

Freud, S. (1966):
   Vorlesungen zur Einführung in die Psychoanalyse, Frankfurt/Main

Gebauer, K., Hüther, G. (2005):
   Kinder brauchen Wurzeln, Düsseldorf

Hopf, C. (2005):
   Frühe Bindung und Sozialisation, Weinheim, München

Hüther, G. (2007):
   Biologie der Angst, Göttingen

Piaget, J. (1991):
   Theorien der geistigen Entwicklung, Frankfurt/Main

Zimmermann, T. (2006):
   Grundwissen Sozialisation, Wiesbaden

Systemische Elternarbeit – Theorie und Praxis

O. Kucklinski / E. Hermans

Der Dialog im Team ist die wesentliche Grundlage für eine erfolgreiche Zusammenarbeit. Alle Ideen, Konzepte und Haltungen, die ein Team sich erarbeitet, müssen durch das Nadelöhr der Sprache. Sprache und deren wirklichkeitsbeeinflussende Wirkung nehmen in der systemischen Theorie einen besonderen Stellenwert ein. Sprache schafft Wirklichkeiten.

Permanent sind Menschen in Dialogen bemüht, ihre Wirklichkeiten abzugleichen: „Der Film hat dir nicht gefallen? Ich fand ihn gut." Ein Großteil der Kommunikation ist durch dieses vergleichende Element geprägt. In der systemischen Arbeit geht man davon aus, dass es keinen Sinn hat, die Wirklichkeit einer anderen Person in Frage zu stellen. Wie viele Argumente ich auch anführen würde, warum mir der Film gefallen hat, es könnte den anderen nicht dazu bringen, den Film doch noch zu mögen. Wenn diese Haltung auf das Stationsteam und die Arbeit mit Eltern übertragen wird, entstehen daraus neue Wege der Kommunikation und damit einhergehende Freiräume. Die Aussage des Gegenübers wird nicht in Frage gestellt, sondern als seine Beschreibung der Welt und wie er sie empfindet zugelassen und als individuelle „Sicht der Dinge" betrachtet. Somit können zwei Meinungen in einem Raum sein, ohne dass eine Meinung den Raum verlassen muss. Ziel ist es in der Zusammenarbeit mit den Eltern immer wieder zu versuchen, die Allparteilichkeit im Behandlungsprozess zu gewährleisten. Gerade hier sind die unterschiedlichen Ideen, Haltungen und Sichtweisen des gesamten Behandlungsteams von größter Bedeutung, da sie die Möglichkeiten einen „Fall" zu sehen erweitern und Einzelmeinungen relativieren.

Die systemische Sichtweise und der Umgang mit Konstruktionen der Sprache ist eine Grundhaltung, die sich deutlich von anderen Haltungen unterscheidet. Bei der Vorüberlegung zu unserem Artikel wurde noch einmal deutlich, dass der Dialog im gesamten Behandlungsteam ein ganz wesentlicher Bestandteil von „Therapie" ist und wir gerne den Stellenwert herausstellen und „Geschichten" über diese Dialoge erzählen und verbreiten möchten und auch hier in den Dialog treten:

Enno Hermans (EH):
Systemisch ist eine Klinik für Kinder- und Jugendpsychiatrie per se oder anders: Sie kann sich auch gar nicht dagegen wehren. Im System einer Klinik mit seinen vielen Mitgliedern, organisationalen Kontexten und Wechselwirkungsprozessen spielen natürlich vorrangig die anwesenden jungen Klienten eine Rolle, wenn es um die Fokussierung von Beziehungen geht.

Zunächst handelt es sich dabei um eine dyadische Betrachtung Arzt/ Therapeut – „Patient" oder Erzieher/Pflegekraft - „Patient". Da es natürlich auch Wechselwirkungen zwischen Arzt/Therapeut und Erzieher/Pflegekraft gibt, ist somit ein erstes „Beziehungsdreieck" geschaffen, das auch häufig Gegenstand der Betrachtung ist, sei es in Teamsupervisionen oder Fallbesprechungen.

Die Eltern oder die weiteren Systemmitglieder des Herkunftssystems des „Patienten" sind daher schon die Vierten im Bunde und natürlich in der Kinder- und Jugendpsychiatrie, anders übrigens als in weiten Teilen der Allgemeinen Psychiatrie, schon deutlich im Blick.

Nur wer blickt da wie auf wen?
Die Kinder/Jugendlichen beobachten, wie die Eltern mit den unterschiedlichen Mitarbeitern der Klinik umgehen, wie sie diese bewerten und von ihnen bewertet werden.
Die Eltern achten darauf, wie sie und ihr Kind „behandelt" werden und wie Beziehung zwischen ihrem Kind und den Mitarbeitern aussieht.

Und nicht zuletzt betrachten die Mitarbeiter aus der jeweiligen Perspektive, wie sämtliche Interaktionen geschehen. Dies geschieht häufig eher aus einer vermeintlichen Außenperspektive auf das Familiensystem als aus der Perspektive, selbst bereits Teil des Systems zu sein und durch das eigene Betrachten die System-Wirklichkeit mitzugestalten. Schon jetzt stellt dies eine völlig unüberschaubare Vielzahl von Wechselwirkungen, eine schier nicht mehr zu fassende Komplexität von sozialen Interaktionen dar, mit der dringenden Notwendigkeit der Komplexitätsreduktion.

Oliver Kucklinski (OK):
„Raucht ihnen liebe Leserin und lieber Leser, nun der Kopf"? Ist ein leichter Schwindel zu spüren? Verstehen Sie nicht genau, was diese Theorie mit der Praxis zu tun hat? Prima, dann können Sie vielleicht am ehesten nachvollziehen wie es mir und dem Team ging. Denn der Wechsel der Perspektive und damit der Haltung zog noch eine Reihe anderer Veränderungen nach sich:

Aus Krankheiten wurden **Symptome**, aus (Team) Wahrheiten erst einmal Hypothesen, aus Patienten wurden, bezogen auf den stationären Sprachgebrauch, *Jugendliche.*
Aus Familien wurden *Familiensysteme,* die in immer wechselnder Interaktion zu betrachten waren und in ihrer Bedeutung für den Veränderungsprozess und die Arbeit auf der Station immer mehr Bedeutung gewonnen haben.

Aus Mitarbeitern, die bis dahin in erzieherischen Handlungsfeldern agierten, wurden *Prozessbegleiter* und andauernd wurde gefragt: Wer will was von wem und wer trägt nun für wen die Verantwortung? Das Umsetzen dieser neuen Ideen und Haltungen war ein wenig wie das Lernen einer Fremdsprache: Zuerst die Vokabeln übersetzen, dann den Satz lernen, den Sinn des Textes erfassen und zu guter Letzt gemeinsam Kurzgeschichten verfassen; dies alles nicht mehr als ein therapeutisches und ein pädagogisches Team, sondern als ein gemeinsames Behandlungsteam.

Ein solcher Prozess ist nicht ohne Hindernisse zu schaffen und stellte das Team vor eine besondere Herausforderung. Denn die Kolleginnen und Kollegen arbeiteten zum Teil schon einige Jahrzehnte mit einer völlig anderen Haltung bzw. anderen Idee von Therapie. Dennoch adaptierten alle schnell das neue Gedankengut und dies aus einem einfachen Grund: Die Rückmeldung der Experten (damit sind die Eltern und Jugendlichen gemeint) fielen nachhaltig positiver aus als bisher. Veränderungsprozesse wurden nicht nur theoretisch gedacht, sondern aktiv am Jugendlichen und am Familiensystem beobachtet. Außerdem waren das systemische Vokabular, die wertschätzenden Ideen und die Ideen zur Beziehungsgestaltung dem Team durchaus nicht so fremd wie es vielleicht auf den ersten Blick schien. Je mehr das Team darüber erfuhr, desto deutlicher wurden Parallelen zu bereits Vorhandenem.

EH:
Für manche mag es vielleicht geradezu albern klingen, psychische Krankheiten plötzlich nicht mehr so zu nennen und warum sollen Patienten keine Patienten mehr sein.
Eine Frage, die zu einem kleinen Ausflug in die Welt des vor allem narrativen Konstruktivismus reizt, denn: Sprache macht Wirklichkeit. Sprache an sich ist eine Form, unendliche Komplexität zu reduzieren und kommunizierbar zu machen. Es handelt sich bereits um Kategorien und eine Bedeutungs-Übereinkunft, so dass jedes Kind eine Vorstellung hat, was z.B. mit dem Wort „Haus" gemeint ist. Dahinter können sich natürlich hunderttausende verschiedene Vorstellungen von Gebäuden verbergen, dennoch passen sie in die Kategorie „Haus" und jede(r) weiß damit etwas anzufangen.

Bei anderen selbstrelevanten Zuschreibungen und Begriffen wird das Ganze noch etwas schwieriger: Was löst bei unseren Jugendli-

chen die Aussage aus „Du bist psychisch krank" oder „Du hast Magersucht"?

Es klingt in vielen Ohren feststehend, zeitlich stabil und nur wenig veränderlich - vor allem nicht mit eigenen „Mitteln". Das Wort „Krankheit" birgt häufig die Assoziation der Heilung durch andere von außen.
Hier bestimmt Sprache eine Haltung und ist gleichzeitig auch Ausdruck einer Haltung.

Ohne Probleme kann man sich schnell in das gewohnte Muster des „Krankheitsverständnisses" der somatischen Medizin einfügen.
Als Arzt/Therapeut ist man Experte, kennt die Störungen und Erkrankungen und liefert eine Behandlung, d.h. man weiß, was zu tun ist und tut es auch. Die Familien bzw. Jugendlichen verharren in der Rolle der Patienten und zwar im Wortsinn (lat.: patiens = erduldend, geduldig).

Natürlich verbleibt dann ein hoher Teil der Verantwortung für eine mögliche Besserung (Veränderung) beim Behandler. Bei einem bakteriellen Infekt hat sich der Patient nur für die richtige Einnahme der verordneten Medikamente verantwortlich zu fühlen, für deren Auswahl aber der Behandler.
Wenn Symptome dann nach einer Woche noch immer vorhanden sind, ist nicht etwa der Patient „schuld", sondern schnell der Behandler, womit wir bei der Schuldfrage und damit einem sehr wichtigen Punkt zum Thema „Verantwortung" wären.

In unserem Modell ist es die Verantwortung der professionellen Helfer, einen optimalen Kontext, also den bestmöglichen Rahmen für Veränderung, Verbesserung und Lösung zur Verfügung zu stellen, immer wieder einzuladen und Angebote zu machen, diesen Kontext zu nutzen.

Die restliche Verantwortung verbleibt beim Klientensystem, denn nur dort kann die Veränderung stattfinden. Die Klienten sind wirkliche Experten im eigentlichen Sinne:

Als noch sehr junger Therapeut fand ich die Situation des Erstkontaktes häufig sehr befremdlich. Eltern, die weitaus älter waren als ich und oft mehrere Kinder hatten, kamen mit einem „Problem" zu mir und sehr schnell kam die Frage: „Was sollen wir tun?".

Auch wenn es eine große Einladung ist, sich aufgewertet und in einer wichtigen Position zu fühlen, so hätte ich es äußerst arrogant gefunden, konkret darauf zu antworten.

Man muss es sich wirklich einmal auf der Zunge zergehen lassen: Eltern, die vielleicht vierzehn Jahre ihre Tochter groß gezogen, unendlich viel miteinander erlebt, sozial kommuniziert und durchgestanden haben, fragen um Rat und darauf soll es eine kurze, konkrete und „wahre" Antwort geben?

Als Therapeut weiß ich in diesem Moment nichts über das Leben dieser Menschen und sie wissen quasi alles. Deswegen ist es kein Wortspiel, sondern völlig ernst gemeint, wenn wir sagen, dass Familien die „Experten" sind für sich und ihr Leben und es auch bleiben.

Natürlich können sie sich als Experten trotzdem Rat und Hilfe von außen holen, aber als Anregung, vielleicht Verstörung, jedoch in dem tiefen Bewusstsein, Experten und damit auch verantwortlich zu bleiben.

*Insofern geht es nicht etwa nur um bloße neue Methoden, sondern um eine Grundhaltung, die wir gegenüber Familien und Jugendlichen in der Therapie und vor allem auch auf Station (die vielleicht besser **Gruppe** heißen sollte) einnehmen.*

OK:

Die Mitarbeiter der Gruppe, standen dieser Haltung zu Beginn durchaus skeptisch gegenüber. Es gab im Team den vielleicht nicht unbekannten Gedanken: „Jetzt kommen da zwei Therapeuten, mit (wieder) einer neuen Idee und wir müssen alles anders machen. Wo bleibt da unsere Erfahrung, wo unser Konzept?"

Hier muss man deutlich machen, dass die bisherige Erfahrung und die wertschätzende und engagierte Form des Beziehungsaufbaus der Bezugspädagogen von den Therapeuten nicht in Frage gestellt wurde sondern Wertschätzung erfuhr. Die Erfahrungen, die Jugendliche im Rahmen der **Beziehungsgestaltung** und des Gruppenalltages machen durften, gestalteten das **therapeutische Milieu** der Gruppe und waren somit von unverzichtbarem Wert für den Gesamtprozess.

Somit musste sich das Team im pädagogischen Handeln nicht umstellen. Was vielleicht ungewöhnlich neu hinzukam, war, dass sich Therapeuten für die Essenz des Handelns interessierten. Dieses Interesse war, neben der gehegten kollegialen Sympathie, darin zu begründen, dass nach sichtbaren Unterschieden gesucht wurde. War der Jugendliche bereit, seine Veränderungsideen in Handeln umzusetzen? Wie nutzt der Jugendliche seine theoretisch erworbenen, neuen Möglichkeiten in der Praxis? Welches Verhalten zeigt der Jugendliche? Verhält er sich konträr zu getroffenen Absprachen? Gibt es andere Widersprüche? Wo fanden sich Ergänzungen?

Diese Beobachtungen und Einschätzungen wurden in den Übergaben zusammengetragen, um einen Abgleich der verschiedenen Wirklichkeiten vorzunehmen, ohne das Beharren auf die eine richtige Wirklichkeit. Vielmehr durften Hypothesen nebeneinander existieren und wurden insgesamt, dem Klienten oder der Familie als Beobachtung (besser: Hypothese) rückgemeldet.

Hier waren die Kollegen, neben Begleitern, „Zeugen" der Veränderung oder Beobachter der Stagnation, die dann wiederum mit therapeutischen Prozessen (Einzel- und Familientherapie) abgeglichen wurde. Stagnierte es auf allen drei Ebenen, wurde auch dies dem Jugendlichen und dem Familiensystem rückgemeldet, um neue Möglichkeiten zu erörtern oder das Bündnis zwischen dem Behandlungsteam und dem Familiensystem zu prüfen. Stimmt der Auftrag noch? Sind alle noch auf einem gemeinsamen Weg?

In widersprüchlichen Situationen, die in den Schnittmengen des therapeutischen und stationären Alltags häufig entstehen, mussten zunächst diverse Annäherungsprozesse durchlaufen werden.

Hierzu ein Beispiel:

Eine Jugendliche, die eine anorektische Symptomatik zeigte, machte in der Therapie erste Fortschritte. Im konkreten Handeln konnte dies nur sehr zögerlich umgesetzt werden, da ein sehr zentraler Punkt ein Mutter-Tochter Konflikt war, den die beiden Konfliktpartner noch nicht aufgeben wollten. An einem Wochenende eskalierte dieser Konflikt und wurde auf Station weiter ausgetragen. Das Ende dieser Situation war die Ernährung des Mädchens über eine Magensonde. Aus diesen Geschehnissen resultierte ein völlig neuer Konflikt, diesmal allerdings im Behandlungsteam. Denn aus Sicht des Therapeuten stellte die Sondierung im Kontext *dieser* Familie einen vermeidbaren Rückschritt dar.

Hier wurde deutlich, dass vieles im Bereich von Kooperation schon umgesetzt war, aber die Haltung, die wir den Jugendlichen und Eltern gegenüber einnehmen wollten, war noch nicht ausreichend definiert, diskutiert und thematisiert worden.

Die Wochenendsituation konnte gut genutzt werden, um dieses Feld näher zu betrachten und zu öffnen. Somit waren wir beim Thema **Verantwortung** und standen ab diesem Zeitpunkt immer häufiger der Frage gegenüber: „*Wer* will eigentlich *Was* von *Wem?*"

In diesem Mutter-Tochter-Konflikt hatten wir nicht nur die Mutter von aller Verantwortung entbunden, sondern auch die Jugendliche in ichrem Verständnis der hilflosen, erkrankten, keine Verantwortung tragen wollenden Patientin bestärkt. Dies ist grundsätzlich gegen die Idee der systemischen Haltung. Du erinnerst dich Enno?

EH:

Oh ja, ich kann mich erinnern: Falsch wäre aber auch an dieser Stelle eine Bewertung vorzunehmen, dass dies falsch gewesen sei.
Vielmehr stellte sich in der Tat die Frage, wer nun welche Verantwortung übernehmen sollte und in welchem Setting. Eine mögliche Unterscheidung bestand für uns im Team darin zwischen „Therapie" und „Kontrolle" zu unterscheiden:
Natürlich bedarf es aller notwendigen Maßnahmen, um Gefahren für Leib und Leben, für sich selbst und andere, abzuwenden, inklusive geschlossener Unterbringung und weiterer Zwangsmaßnahmen, wie z.B. Zwangsernährung. Nur geht das nicht in einem psychotherapeutischen Kontext, sondern es handelt sich um eine Kontrollmaßnahme, die von außen (den Erwachsenen, der Gesellschaft) sinnvollerweise ergriffen wird.

„Eintrittskarte" für Therapie hingegen ist und war in unserem Setting eine gemeinsame Auftragsklärung: Was ist das Ziel der Therapie, Welches ist das (kleinste) gemeinsame Ziel des Familiensystems, Wer ist bereit, welchen Beitrag zu dessen Erreichung zu leisten?
Klar ist, dass die Verantwortung für die Erreichung der Ziele im System verbleibt bzw. bei Bedarf auch immer wieder an dieses zurückgegeben werden sollte.
Das „Behandlungssystem" Klinik trägt hingegen die Verantwortung, fachlich den optimalen Rahmen (Kontext) für die Zielerreichung zur Verfügung zu stellen bzw. sich darum zu bemühen, Teil des gesamten Systems zu sein.
Insofern musste die Verabreichung einer Magensonde an einem Sonntag nicht falsch sein. Nur fehlte die Klärung nach der Verantwortung dafür („Klinik beschließt zur Entlastung der Familie ...") und die Klärung des Rahmens, in dem dies hätte stattfinden können (zeitweiliges Aussetzen der Therapie, stattdessen Kontrolle).

Ein möglicher Widerspruch scheint bei einer so verstandenen Familienarbeit häufig darin zu bestehen, dass sich Eltern hilfesuchend und nach Ausschöpfung ihrer Möglichkeiten (Lösungen 1. Ordnung) an sog. „Experten" wenden und diese dann scheinbar nicht aus ihrer Expertenrolle heraus helfen (immer noch Lösung 1. Ordnung). Vielmehr ist es die Herausforderung, Eltern als Experten Wert zu schätzen und ihnen Begleitung und gemeinsame Auseinandersetzung anzubieten, ohne ihnen dabei das Gefühl zu geben, nicht helfen zu wollen oder gar, sie nicht ernst zu nehmen.

*Es gilt also, sie in eine **konstruktivistische, lösungsorientierte Grundhaltung** einzuladen und dann mit ihnen gemeinsam auf Augenhöhe, ebenso wie mit den Jugendlichen, Veränderungen zu gestalten.*

OK:
Diese Idee auf einer Station zu leben, scheint auf den ersten Blick schwierig. Dennoch ist es offensichtlich ein Wunsch vieler Mitarbeiter der KJP, denn die meisten Leitbilder formulieren viele dieser Ziele. Dort stehen immer wieder sehr partnerschaftliche und begleitende, fördernde sowie ressourcenorientierte Ideen sowie verantwortliches Denken und Handeln im Vordergrund. Leider steht selten dabei, *wie* dies umgesetzt werden kann und soll. Die **systemische Haltung** bietet hier eine reale Möglichkeit, die gewünschten Ideale in den Alltag zu integrieren.

Der Begriff der Eintrittskarte ist für das Arbeiten mit Familien ein sehr schönes Bild. Häufig stehen wir vor Familien mit grundsätzlich unterschiedlichen Ideen, was den Aufenthalt in der KJP betrifft. So hat das Behandlungsteam oftmals vielleicht vom Kind eine Einladung oder eine Eintrittskarte bekommen, dies schließt aber nicht automatisch die Eltern mit ein. Ebenso können Geschwister eine große Rolle spielen und auch hier braucht man erst eine Einladung. Die Haltung, dass wir nicht von den Familien automatisch voraussetzen können, dass sie sofort aktiv an Veränderungsprozessen teilnehmen, sobald sie in der Klinik sind, erleichtert die Arbeit auf verschiedene Art:

Wir haben eine viel offenere Erwartung, setzen somit weder uns noch das Familiensystem unter Druck. Außerdem gibt es eine höhere Gelassenheit, wenn es darum geht, dass Familien Ideen, gestellte Aufgaben, Veränderungsimpulse oder Experimente nicht umsetzen. Es bleibt schlussendlich ihre Entscheidung. Oft haben wir erlebt, dass ein Erfolg schon allein darin bestand, dass Familien sich während des Aufenthaltes einigen konnten, worum es eigentlich geht oder gehen soll.

Als weiterer Faktor setzt das Team zu Beginn der Therapie vielmehr auf den Beziehungscharakter in der Begegnung mit den einzelnen Familienmitgliedern. Es ist wichtig, dass sie sich im Kontext der Behandlung und der Station wohl fühlen. Ihnen muss im Laufe des Aufenthaltes klar werden, dass sie nicht stören, wenn sie durch die Tür treten, sondern willkommen sind. Dies erleichtert nicht nur den therapeutischen Prozess, sondern ist eine Grundvoraussetzung für eine stabile Basis, die dann auch Höhen und Tiefen eines Veränderungsprozesses zulässt. Die Rückmeldungen der Familie sind dabei unser wichtigster Kompass. Deshalb sollen sie auch in diesem Artikel Platz finden. Zunächst möchte ich aber die mir wichtigen Punkte nochmals hervorheben:

Die systemische Haltung bietet eine reale Chance für Stationen und Therapeuten, zusammen zu wachsen. Sie funktioniert nicht, wenn sie einseitig gelebt wird.

Sie bietet im stationären Alltag die Möglichkeit, ressourcenorientiertes Denken zu ressourcenorientiertem Handeln werden zu lassen.

Sie gibt den Jugendlichen und Eltern, den Systemen, die sich an uns wenden eine reale Chance der Veränderung unter verantwortungsteilenden Kriterien.

> Die Arbeitsbelastung sinkt durch eine veränderte Erwartungshaltung.
>
> Die Wertschätzung für Klienten bleibt erhalten, selbst wenn der Fallverlauf nicht erfolgreich ist.
>
> Die konzeptionellen Gestaltungsspielräume werden größer.
>
> Die Arbeitsbelastung auf der Station reduziert sich deutlich, da die Verantwortung für Veränderungen nicht ausschließlich bei den Mitarbeitern liegt, sondern sie sich vielmehr als eine Möglichkeit sehen, die genutzt werden kann.

Nun lassen wir, wie versprochen, eine reale Klientin und ihre Familie zu Wort kommen. Einige kurze Hinweise zum Fall:

Ina wurde uns im Alter von 17,9 Jahren mit einer ausgeprägt anorektischen Symptomatik vorgestellt (BMI-Altersperzentile < 0.001). Sie hatte bereits eine Erstvorstellung in einer anderen Klinik hinter sich und auch ihre etwas jüngere Schwester Nadine befand sich in stationärer kinder- und jugendpsychiatrischer Behandlung, später auch in unserer Klinik.

Die Familie war in großer Angst und Sorge, hilflos und verzweifelt und hatte den großen Wunsch nach schneller Hilfe.
Am 12.07.2006 wurde Ina auf der Jugendlichen-Psychotherapiestation aufgenommen und am 07.12.2006 nach Erreichen des Zielgewichtes und Stabilisierung wieder entlassen.
Ina hatte dann noch ca. sechs Monate ambulante Termine in größeren Abständen in der Klinikambulanz. Sie studiert heute in den Niederlanden Tourismus-Management und musste ihr Symptom höchstens noch kurzfristig „nutzen" (Zitat).

Wir freuen uns daher, dass sowohl Ina, ihre Schwester Nadine, als auch ihre Eltern sich zu einem retrospektiven Interview für diesen Artikel bereit erklärt haben.

Familie: *Mutter*, Vater

1. Was war ihr erster Eindruck von der Station?
Ich war angenehm von der gemütlichen Einrichtung und der familiären Atmosphäre überrascht.

Mir hat ebenfalls die gemütliche und freundliche Atmosphäre gefallen.

2. Was war hilfreich?
Dass wir uns als Eltern willkommen gefühlt haben.

Ich hatte sofort den Eindruck, dass man mit uns gemeinsam arbeiten wollte. Ein tolles Gefühl nach meinen äußerst negativen Erfahrungen in einer anderen Klinik.

3. Wie würden sie die Zusammenarbeit mit ihrem Bezugspädagogen beschreiben?
Die Zusammenarbeit mit Herrn S. (Mitarbeiter der Station) war unbequem und hat Bewegung in unsere Köpfe und Strukturen gebracht.

Ich halte ihn für einen im Privatleben sicherlich sympathischen Menschen, der in seinem beruflichen Umfeld durch gezielte Provokationen versucht, Reaktionen bei allen Beteiligten hervorzurufen und Denkprozesse zu starten.

Der Erfolg gibt ihm recht.

4. Was hat speziell die Arbeit auf der Station bei ihnen Zuhause verändert?

In Inas (Tochter) Fall ist es uns gut gelungen, das Thema Essen aus dem Fokus zu bekommen.

Nadine (Tochter) hat sich uns wieder annähern können und ist innerlich wieder bei uns eingezogen.

Wir können gemeinsame Zeit wieder genießen.

Nadine und ich haben wieder gelernt, miteinander umzugehen (Inliner fahren). Wir haben wieder Vertrauen zueinander gefunden und verstehen uns richtig gut.

Ich glaube, dass das Thema Essen nicht mehr das Denken von Ina beherrscht. Ich freue mich über ihre Besuche und darüber, dass sie wieder ein aktives Leben führt.

5. Wie hat ihre Tochter den Aufenthalt beschrieben?

Ina hat immer sehr viel vom Tagesablauf erzählt, von kleinen Begebenheiten und hat sich immer auf die Ausflüge am Dienstag gefreut.

Nadine war mit ihren Erzählungen sehr viel sparsamer, hat aber durchblicken lassen, dass sie sich sehr gut aufgehoben fühlt. Sie hatte einen sehr guten Draht zu Frau H. (Mitarbeiterin der Station) und war auch mit den Therapiegesprächen sehr zufrieden, im Gegensatz zu dem, was in der vorherigen Klinik gelaufen ist.

Klientin: *Ina,* Nadine

1. Was war dein erster Eindruck von der Station?

Helle, freundliche, familiäre Atmosphäre und viel Leben (Kickertisch, Jugendliche draußen und im Wohnraum ...).

Freundlich, hell, schön eingerichtet, viele Möglichkeiten sich zu beschäftigen

2. Wie wichtig waren dir die Mitarbeiter, bezogen auf Veränderungen?

Wichtig. Viele unterschiedliche Charaktere, die alle unterschiedlich auf mich reagiert haben. Außerdem hat kein „Arbeitsklima" geherrscht. Ich habe mich nicht als Patientin in dem Sinne gefühlt, sondern eher als Mitglied einer Gruppe besonderer Jugendlicher, die von einer Gruppe besonderer Erwachsener geleitet wurde.

Total wichtig

3. Wie wichtig waren dir die anderen Jugendlichen, bezogen auf Veränderungen?

Weniger wichtig. Während meines Aufenthaltes habe ich viele andere Jugendliche kennengelernt, nur mit wenigen habe ich ernsthaften Kontakt aufgebaut, den ich mit ganz wenigen auch noch halte. Eigentlich war jeder aber weitgehend mit sich selbst beschäftigt und hatte nur oberflächliches Interesse für die anderen und dementsprechend auch Auswirkungen. Trotzdem war es interessant und bestimmt auch hilfreich, Teil einer Gruppe zu sein und nicht abgeschlossen von anderen Jugendlichen nur mit den eigenen Problemen beschäftigt zu sein. Ich denke auch, dass es für mich gut war, nicht in einer Gruppe Essgestörter zu sein, sondern in einer gemischten Runde.

Relativ unwichtig

4. Wie hast du die Zusammenarbeit mit deinem Bezugspädagogen empfunden?

Ich weiß nicht, ob mir viel Besseres hätte passieren können als die Zusammenarbeit mit Herrn S., der mich mit seiner provokanten Art von meinem hohen Ross gezogen hat und überhaupt Reaktionen bewirken konnte. Das hat für mich zwar oft Stress und ungemütliche Situationen bedeutet, trotzdem hat mir die Zu-

sammenarbeit gut gefallen, weil ich mich ernstgenommen gefühlt habe und meine „Augen zu – durch" - Mentalität abgelegt habe und irgendwann zu dem Punkt gekommen bin, mich beweisen zu wollen.

Positiv, gute Anregungen und Gespräche, hat viel zu Veränderungen beigetragen

5. Wie haben deine Eltern den Aufenthalt beschrieben?

Ich denke, dass meine Eltern sich gut aufgehoben gefühlt haben und das Gefühl hatten, mich in sichere Hände zu geben. Außerdem hat ihnen der persönliche und ungezwungene Umgang mit den Stationsmitarbeitern und Therapeuten gefallen.

Gespräche unangenehm, aber hilfreich

Diesen Sichtweisen der eigentlichen Experten (Familie) ist aus unserer Sicht nicht mehr viel hinzu zu fügen. Außer vielleicht, dass eine solche Zusammenarbeit mit Klientensystemen großen Spaß macht und für alle im Team auch persönlich eine große Bereicherung darstellt. Wir können es daher nur empfehlen und freuen uns auch über Fragen, Anregungen oder Diskussionen.

Literatur

Bonney, H. (2003):
Kinder und Jugendliche in der familientherapeutischen Praxis,
Carl-Auer-Systeme Verlag, Heidelberg, 1. Auflage

Prior, M. (2006):
Mini-Max-Interventionen, Carl-Auer-Systeme Verlag, Heidelberg, 6. Auflage

Raddatz, S. (2008):
Systemisches Coaching für Führungskräfte und Beraterinnen,
Verlag Systemisches Management, Wien, 6. Auflage

Retzlaff; R. (2009):
Spielräume – Lehrbuch der Systemischen Kinder- und Jugendlichenpsychotherapie, Stuttgart, 3. Auflage

Rotthaus, W. (2005):
Systemische Kinder- und Jugendlichenpsychotherapie,
Carl-Auer-Systeme Verlag, Heidelberg, 3. Auflage

Schlippe, A., Schweitzer, J. (2003):
Lehrbuch der systemischen Therapie und Beratung,
Vandenhoek & Ruprecht, Göttingen, 10. Auflage

Schwing, R., Fryszer, A. (2006):
Systemisches Handwerk, Vandenhoek & Ruprecht, Göttingen, 3. Auflage

Shazer, S. (2008):
Der Dreh – Überraschende Wendungen und Lösungen in der
Kurzzeittherapie, Carl-Auer-Systeme Verlag, Heidelberg, 10. Auflage

2. Teil: Praxis der Elternarbeit

Elternarbeit in der Anwendung spezifischer Behandlungsbausteine

Elternarbeit auf einer Kinderstation am Beispiel der Vitos Klinik Rehberg in Herborn

U. Wagener, U. Leschik

Entwicklung der Elternarbeit

Vor etwa zehn Jahren verzichtete man im Großen und Ganzen auf unserer Station darauf, Gelegenheiten zu schaffen, in denen man mit Eltern und Kindern gemeinsam zu tun hatte. Die Teilnahme an Familiengesprächen und Gesprächskontakte bei der Übergabe der Kinder zur Belastungserprobung am Wochenende schienen völlig ausreihend zu sein. Allerdings waren Schuldzuweisungen, Unverständnis, auch Vorurteile auf Seiten der Mitarbeiter zu spüren – trotz aller Professionalität.

Die Idee, dass wir die „besseren" Eltern sein könnten, war doch eine schöne Vorstellung. Am Schlimmsten aber war die Beobachtung, dass viele Eltern kaum Freude zu erleben schienen, wenn sie Kontakt zu ihrem Kind hatten. Freude, dass es dieses Kind gibt, es schön ist, mit ihm zusammen zu sein und mit ihm die Welt zu erleben.

Natürlich befinden sich Eltern und Kinder während einer stationären Behandlung in einer extremen Belastungssituation. Außerdem sind der stationären Aufnahme viele Belastungen vorausgegangen. Richtet man aber einen ganzheitlichen Blick auf die Eltern-Kind-Bezie-

71

hung, muss es auch andere Momente geben – oder man muss Hilfen geben, dass es solche Momente wieder gibt.

Aus dieser Not und häufig unbefriedigenden Situation heraus – viele Behandlungen stagnierten, liefen nicht „rund", wurden abgebrochen – versuchten wir Ideen zu entwickeln, aber auch eigene Haltungen zu überprüfen und zu verändern. Beispielsweise bezogen wir Eltern mehr in die Behandlung ihres Kindes ein und forderten die Übernahme elterlicher Verantwortung in den verschiedensten Lebensbereichen ein, z.B. Begleitung zu außerstationären Arztterminen, Einkauf von Pflegemitteln und Schulmaterial, Ausrichten des Geburtstages ihres Kindes. Ideen zum „gemeinsamen Handeln, Leben und Erleben von Eltern und Kindern" waren gefragt. So wie Professor Gerald Hüther zur ADHS-Behandlung sagt, dass „Kinder Gelegenheiten brauchen, ihr Verhalten steuern zu lernen", so brauchen Eltern „Gelegenheiten, ihr **Kind** in einem anderen, positiven Kontext wahrzunehmen", **„neu kennen zu lernen"** – z.B. als ein Kind unter anderen Kindern in der Stationsgruppe; ein Kind, das Freude hat am Miteinander, das spielen kann, das vorbereiten und Dinge entwickeln kann, das Verantwortung übernimmt …

Voraussetzungen und Grundannahmen

Unsere Station verfügt über 15 vollstationäre Behandlungsplätze für Jungen und Mädchen im Alter von fünf bis zwölf Jahren, integriert teilstationäre Behandlung wird im Bedarfsfall durchgeführt. Die Station ist in zwei Gruppen aufgeteilt, so dass immer sechs bis acht Kinder in einer Gruppe zusammen leben.

Die Station ist eine offene Station (nur bei Bedarf und so kurz wie nötig wird geschlossen), Eltern und Familienangehörige sind hier grundsätzlich gerne gesehen und deren Besuch (nach Absprache) erwünscht. Kein Patient sollte an der Stationstür abgegeben werden. Die Offenheit unserer Station beziehen wir nicht nur auf die Stationstür, sondern auch auf unsere innere Haltung – je aufgeschlossener, einladender und interessierter ein Mitarbeiter ist, desto leichter fällt allen ein vertrauensvoller Beziehungsaufbau und letztlich das Erreichen eines Behandlungsbündnisses.

Unser Behandlungskonzept basiert auf einem **systemischen Ansatz** – wir gehen davon aus, dass Störungen im Kindesalter immer in Beziehung zum relevanten Bezugssystem stehen, Ursachen dort zu finden und konsequenterweise auch dort zu verändern sind. Hierzu ist es notwendig, über das Bezugssystem (Eltern, Geschwister, wietere wichtige Familienmitglieder) möglichst viele Informationen zu erhalten, die Personen kennen zu lernen und eine vertrauensvolle, wertschätzende Beziehung aufzubauen.

Desweiteren sind wir der Meinung, dass der Behandlungserfolg von der Qualität der Beziehungen zwischen Patient/Familie und Mitarbeitern der Klinik abhängt. Elternarbeit sehen wir daher nicht als „zusätzliche Arbeit", sondern als einen wichtigen, unverzichtbaren Teil der Behandlung, als **Basis jeglicher Beziehungsarbeit**. Ein von Seiten der Mitarbeiter bewusst geplanter und gestalteter Beziehungsaufbau und Vertrauensgewinn ist nötig, um mit Patient und Familie in ein Behandlungsbündnis zu kommen, dass Veränderung ermöglicht. Die Zusammenarbeit mit Eltern bietet die Chance, Veränderungen im System zuzulassen und nicht die Störung des Kindes als isolierten Problemfaktor zu betrachten. Symptome der Erkrankung deuten auf eine Störung des Familiensystems hin. Die gemeinsame Suche nach dem Verständnis für die „Sprache" des Kindes und das Finden von Möglichkeiten zur Entwicklung verändern das Verhalten des Kindes – Krankheitssymptome können unnötig und somit aufgegeben werden.

Ein Kind darf sich immer nur so weit verändern und sich so wohl fühlen, wie seine Eltern es „erlauben". Es sieht und spürt genau, wie die Beziehung zwischen Mitarbeitern und Eltern „läuft". Ist diese von Respekt und Wertschätzung – und nicht von Konkurrenz – geprägt, muss ein Kind weniger oder keine Loyalitätskonflikte erleiden. Die Beziehung zwischen Eltern und Mitarbeitern dient hier als **Modell**. Den Eltern ermöglicht dieses „Klima", Selbstwertgefühl und elterliche Kompetenz wieder zu erlangen - ebenso können eigene Anteile an der Interaktionsstörung und eigene Belastungen wahrgenommen werden.

Instrumente der Elternarbeit

Gesprächskontakte

Alle Gesprächskontakte werden vom PED begleitet. Es handelt sich hierbei um verschiedene Arten therapeutischer Gespräche mit unterschiedlichen Intentionen.

Vorschaltgespräch

Dies ist ein ambulantes Gespräch vor dem stationären Aufenthalt, um die familiäre Problematik und Möglichkeiten zur Behandlung des Kindes zu erörtern. Teilnehmer sind Patient/Familie, Therapeut und ein Mitarbeiter des PED. Aufgabe des PED ist hier, der Familie die Station zu zeigen, einen kurzen Eindruck des Milieus zu vermitteln und den Stationsalltag mit seinen Behandlungsmöglichkeiten zu erklären. Die Eltern erhalten die wichtigsten Informationen auch schriftlich („Elternbrief"), um deren Fülle strukturieren zu können. Ebenfalls wird erläutert, dass die Station bei Bedarf auch geschlossen geführt werden kann, wenn dies nötig ist und Sorgerechtsträger bei Gericht einen Beschluss zur geschlossenen Unterbringung nach §1631 BGB erwirken.

Schon hier – vor der eigentlichen Behandlung – beginnt Beziehungsaufbau. Unser Ziel ist es, nicht nur Sachinformationen zu geben, sondern auch einen Eindruck vom Stationsklima zu vermitteln. Die

Familie hat die Möglichkeit, sich für oder gegen eine Behandlung auszusprechen, sofern kein Zwangskontext besteht (z.b. Behandlung als Auflage von Institutionen wie Jugendamt oder Schule).

Aufnahmegespräch

Hier nehmen nach Möglichkeit die gleichen Personen wie im Vorschaltgespräch teil. Die akut bestehende Problematik wird erörtert und die Eltern formulieren mit Unterstützung des PED einen Behandlungsauftrag. Ein vorläufiger zeitlicher Rahmen für die Behandlung wird abgesteckt. Zuständigkeiten werden geklärt: Welcher Mitarbeiter ist wofür zuständig und ansprechbar, Besuchszeiten, Belastungserprobungen, Telefonzeiten usw. – gegenseitige Erwartungen werden angesprochen. Nach dem Gespräch bezieht der Patient sein Zimmer. Unsere Intention ist, Kind und Eltern dabei zu unterstützen: Eigene Bettwäsche und die Gestaltung des Zimmers mit persönlichen Gegenständen sind von uns erwünscht. Eltern werden aufgefordert, dies mit ihrem Kind gemeinsam zu gestalten. Wichtig ist uns hierbei der Akt des gemeinsamen Tuns auch als „Symbolhandlung", dass die Eltern die Behandlung des Kindes in der Klinik wünschen und durch die individuelle Gestaltung des Zimmers einen „guten Start" ermöglichen möchten. Desweiteren legen wir Wert darauf, nicht allein das Kind, sondern auch die Eltern bei Verabschiedung und Trennung zu begleiten und Möglichkeiten der weiteren Kontakte zu Kind und Mitarbeitern anzusprechen.

Familiengespräche

Sie finden etwa alle 14 Tage statt, bei Bedarf auch öfter. Hieran nehmen in der Regel neben Patient und Eltern Therapeut und Bezugsbetreuer teil, um vom Stationsalltag zu berichten, Probleme und Fähigkeiten zu erläutern, das Verhalten des Kindes in der Gruppe in Bezug auf seine Problematik zu erklären – die Mitarbeiter des PED berichten aus dem Alltag. Wichtig ist, einen Eindruck vom Familienklima zu bekommen mit dem Ziel, diesbezüglich auftretende Probleme besser zu verstehen und darauf einzugehen.

Besuchszeiten

Besuchszeiten wie in einer somatischen Klinik gibt es bei uns nicht, da durch häufige Besuche nah wohnender Familien und wenige oder gar keine Besuche weit weg wohnender oder auch weniger wohlhabender Familien ein gravierendes Missverhältnis entstehen würde. Manche Kinder würden jeden Tag Besuch bekommen, andere gar nicht. Um Rivalitäten und Neid vorzubeugen, sind Besuchskontakte nach Absprache erwünscht: z.B. vor oder nach einem Familiengesprächstermin, an den Wochenenden und bei anderen besonderen Gelegenheiten. U.E. können sich Kinder besser auf die Behandlung einlassen, wenn „Störungen" durch zu häufige Besuche vermieden werden.

Anrufzeiten

Die Eltern werden gebeten, einmal in der Woche ihr Kind zu einem festgelegten Termin anzurufen (mittwochs von 18-20 Uhr). Sollten sie beruflich oder aus einem anderen Grund verhindert sein, wird ein alternativer Anruftermin festgelegt. Dies dient der Aufrechterhaltung des Kontaktes und soll für das Kind verlässlich sein. Erfolgt kein Telefonat, rufen wir die Eltern am nächsten Tag an und erinnern an den ausstehenden Anruf. Es ist ein wichtiges diagnostisches Kriterium, wenn Eltern ihr Kind immer wieder zum vereinbarten Zeitpunkt „vergessen". Dies ist dann ein zu erörterndes Thema im Familiengespräch.

Belastungserprobung am Wochenende

Der Rhythmus der Wochenendbelastungserprobungen wird im Familiengespräch festgelegt. Sowohl das Abholen als auch das Zurückbringen durch die Eltern oder eine andere autorisierte Bezugsperson wird von den Mitarbeitern des PED begleitet. Beim Abholen werden das Verhalten und der Behandlungsverlauf der vergangenen Woche besprochen.

Es werden den Eltern sowohl Aufträge gegeben, die sich auf die Versorgung des Kindes beziehen (Hygieneartikel, Schulmaterial, Kleidung), als auch konkrete Absprachen für das bevorstehende Wochenende getroffen: Ist eine Aktivität geplant? Welche Wünsche bestehen auf Seiten des Kindes, der Eltern – auch in Bezug auf das Verhalten? Was ist zu tun, wenn es nicht klappt?

Beim Zurückbringen wird gemeinsam das Wochenende reflektiert. Dies findet in einer ruhigen, ungestörten Atmosphäre statt (Patienten- oder Stationszimmer). Für manche Familien ist es hilfreich, den Verlauf des gemeinsamen Wochenendes auch schriftlich festzuhalten. Hierfür setzen wir einen „Wochenend-Reflektionsbogen" ein, dessen Gebrauch im Familiengespräch vorbesprochen wird. Wichtig ist es, ein zeitliches Limit für das Gespräch am Wochenende zu setzen und Gesprächsinhalte abzugrenzen, die in das Familiengespräch gehören.

Besondere Angebote

Elternhospitationen und gemeinsame Feste

Besondere Angebote unserer Elternarbeit sind Hospitationen von Eltern auf Station und gemeinsam erlebte Feste und Ereignisse, z.B. Sommer- und Herbstfest, Adventskaffeetrinken oder gemeinsames Zelten. Der Fantasie sind hier keine Grenzen gesetzt. Ausgehend vom jährlich stattfindenden Sommerfest, zu dem wir positive Rückmeldungen erhielten, wollten wir weitere besondere Nachmittage anbieten. Wir sahen darin Möglichkeiten einer verbesserten Beziehungsgestaltung – auch unter dem Aspekt der „Normalität" von Festen, wie es sie in Schulen, Vereinen oder anderen Einrichtungen gibt.

Eingeladen sind alle Patienten mit ihren Angehörigen sowie Freunden und alle Mitarbeiter der Station. Hierbei kommt der **„gebende und gestaltende" Anteil** nicht nur von den Stationsmitarbeitern, sondern alle sind aufgefordert, sich nach ihren Möglichkeiten einzubringen. Dies können Bastelarbeiten, kleine Vorführungen der Kinder oder auch mitgebrachte Kuchen der Eltern sein.

Die gemeinsam verbrachte Zeit dient auch diagnostischen Zwecken im Sinne der Beobachtung der verschiedensten Interaktionen mit gezielten Fragestellungen wie z.B.: Wie findet Eltern-Kind-Interaktion im Kontext eines Festes mit vielen Personen statt? Gibt es Probleme? Wie werden sie gelöst? Werden sie überhaupt wahrgenommen? Wie gestalten sich Kontakte zu anderen Familien? Sind die Familien in der Lage, sich einzubringen, an Absprachen zu halten?

Zum großen Teil ist der Nachmittag der **Entspannung** und **Freude** am gemeinsamen Erlebnis gewidmet. Eltern haben die Möglichkeit, ihr Kind einmal anders – in der Stationsgruppe – zu erleben und zu erfahren, was es kann und gelernt hat. Sie können positive Seiten an ihrem Kind (wieder) entdecken. Die Kinder bekommen positive Rückmeldung und erfahren Wertschätzung.

Diese Feste sind ein Gegengewicht zur Isolation, in der sich viele Familien durch die bestehende Problematik befinden und bringen ein weiteres Stück „Normalität" in das Leben auf Station.
So freute sich eine Mutter über eine Einladung mit dem Kommentar „das ist ja hier wie in jeder ganz normalen Schule". Viele Familien bemerken, dass nicht nur sie alleine von Problemen betroffen sind. Großeltern sind erleichtert zu sehen, wo ihr Enkel die Woche verbringt und dass das Leben in der Klinik nicht so schlimm ist wie be-

fürchtet. Vorurteile und Ängste gegenüber der Psychiatrie können abgebaut werden.

Nicht zuletzt dient die gemeinsam verbrachte Zeit auch der Kontakt- und Beziehungsgestaltung zwischen den Mitarbeitern der Klinik und den Familien. Festgelegte Beziehungsmuster können gelockert werden – allerdings immer unter Einhaltung der professionellen Distanz.

„Feste Feiern"
Besonderes Angebot der Elternarbeit: „Herbstfest"

Die Idee hierzu ergab sich aus einer stationsinternen Zirkusveranstaltung mit Kindern und Mitarbeitern. Beide Seiten fanden es sehr schade, dass die Eltern diese tolle Vorführung ihrer Kinder nicht miterlebt hatten. So planten wir, dies im Rahmen eines „Herbstfestes" noch einmal zu zeigen.

Für solche Angebote wählen wir meist den Sonntag, den Tag des Zurückbringens nach der Wochenend-Belastungserprobung, um Zeit und Finanzen der Eltern nicht über Gebühr zu strapazieren.
Wir luden die Familien für das „Herbstfest" mit Kaffeetrinken ein. Die Vorbereitungen übernahmen nicht nur die Mitarbeiter des PED, sondern auch die Mototherapeutin, die Kinder und teilweise deren Eltern, z.B. in Form von Beiträgen für das Buffet.

Die Kinder übten mit der Mototherapeutin schon etwa 14 Tage vorher eine „Zirkusvorstellung" ein – es wurden verschiedene Rollen verteilt, Requisiten und Kostüme besorgt. Hinterm Haus wurde die „Manege" aufgebaut.

Bei Kaffee, Kuchen und Gesprächen herrschte eine lockere, angenehme Atmosphäre. Im Anschluss daran wurden alle in die „Manege" gebeten, die „Vorstellung" begann. Die Kinder hatten sehr viel Freude, die eingeübte Show zu präsentieren. Sie waren trotz ihrer Aufregung sehr stolz auf ihre Leistung. Diese Reaktionen waren auch bei den Eltern zu beobachten: Freude und Stolz, ihr Kind kompetent zu erleben. Es gab sehr viel Applaus. Höhepunkt des Nachmittages war ein **gemeinsamer „Kreistanz"**. Fast alle Kinder forderten die Mütter auf. Das gemeinsame Tanzen brachte im wahrsten Sinne des Wortes „Los-Lösung" in angespannte Situationen und „Bewegung" in die Elternarbeit.

Nach Abschluss des Festes halfen viele Gäste beim Aufräumen. Die Kinder kamen danach wider Erwarten schnell zur Ruhe und berichteten in der abendlichen Reflektion begeistert von den Erlebnissen des Tages.

Während der Veranstaltung wurden von den Mitarbeitern zahlreiche Beobachtungen gemacht und Gespräche geführt, die Vielzahl der Wahrnehmungen wurde in gemeinsamer Reflektion zusammen getragen: Die Familien schienen sich auf Station wohl zu fühlen, niemand drängte zum Aufbruch oder machte den Eindruck, seine „Zeit abzusitzen". Alle brachten sich ein, viele boten unaufgefordert ihre Hilfe an.

Das gemeinsame Erlebnis des Kreistanzes erzeugte ein „Wir-Gefühl". Die Erwachsenen konnten entspannen und hatten Freude an und mit ihren Kindern. Die „Los-Lösung" von Anspannungen bei Eltern und Kindern wirkte wechselseitig – wo man sich gut angenommen fühlt, kann man „loslassen" und sich auf Veränderung und Therapie einlassen. Die Kinder waren stolz darauf, dass die ganze Familie zu ihnen gekommen war und sie hierdurch Wertschätzung erlebten.

Viele Sequenzen der „Show" und des Miteinanders wurden fotografiert oder gefilmt, so dass die Erinnerungen an diesen besonderen Tag nicht so schnell verblassen. Kinder und Eltern können sich gemeinsam an die Zeit in der Klinik als eine besondere Phase ihres Lebens erinnern. Gemeinsames Erinnern hilft den Kindern und ihren

Familien, die Behandlung in der Klinik in ihr Leben zu integrieren und nicht als „peinliche Ausnahmeerfahrung" abzuspalten.

Mitarbeiter und Familien hatten im Rahmen des Festes viele Gelegenheiten, miteinander in Kontakt zu kommen. An diesem Nachmittag wurden von den Mitarbeitern **Beobachtungen** gemacht, die für den Verlauf der Behandlung wichtig waren:

- Eine Mutter, die am Tag vorher mit dem Gedanken an einen Behandlungsabbruch die Station verließ, kam am Sonntag mit zwei Kuchen zum Fest wieder. Sie hatte in der Reflektion die Notwendigkeit der Behandlung eingesehen und konnte dies am Sonntag mit dem anwesenden fallverantwortlichen Therapeuten thematisieren – vom Behandlungsabbruch konnte sie sich distanzieren.
- Eine Mutter, die ihren Sohn mit großen Schuldgefühlen zur Behandlung gebracht hatte, sich von uns „kontrolliert" fühlte (dies konnte sie nachträglich so benennen) und der jeder Aufenthalt auf Station sichtlich unangenehm war, kam trotz ihrer Bedenken zum Fest und brachte die Großeltern des Jungen mit. Sie konnte durch den zwanglosen Kontakt zu den Mitarbeitern Vertrauen fassen und nahm im Nachhinein den angebotenen Hospitationstermin wahr. Die Kontakte an den Wochenenden und in den Familiengesprächen gestalteten sich seitdem entspannter und somit auch konstruktiver.
- Ein Mädchen machte die Erfahrung, dass die getrennt lebenden Eltern ihre ständigen Streitigkeiten an diesem Tag ihr zuliebe unterlassen konnten und gemeinsam mit ihren neuen Partnern und ihr an einem Tisch saßen. Alle konnten im nachfolgenden Familiengespräch die positiven Aspekte des Nachmittages benennen. Sie bemühen sich nun deutlich um Abgrenzung der eigenen Konflikte gegenüber dem Kind. Dies hatte zur Folge, dass das Mädchen ihren Alltag sehr viel ruhiger und geordneter bewältigte.
- Es wurde außerdem deutlich, dass manche Eltern zwar auf ihre Kinder achten, wenn diese im Mittelpunkt stehen (Vorführung),

sich ansonsten aber kaum kümmern und die Kinder in allem gewähren lassen. In der Regelung von Konflikten der Kinder untereinander geben sie keine Hilfestellung.

- Mitarbeiter beobachteten zudem Verhaltensweisen wie Grenzüberschreitungen, Nicht-Beachten der Kinder und unangemessene Maßregelungen, wie sie in den Familien wahrscheinlich   den „normalen Umgang" darstellen. Für die Familie sind solche Verhaltensweisen „Alltagsroutine" und werden in den Familiengesprächen nicht thematisiert. Für die Eltern stellen sie kein Problem dar und sie bringen sie auch nicht mit dem Problem ihrer Kinder in Verbindung. Eltern zeigen in den Gesprächskontakten zumeist ihr „kontrolliertes" Gesicht und thematisieren nur die Inhalte, die sie auch ansprechen wollen. Die von den Mitarbeitern während des Festes gemachten Beobachtungen wurden in den Familiengesprächen aufgegriffen – für manche Behandlung ergaben sich völlig neue Aspekte.

Nachbetrachtungen: Warum Feste feiern in der Elternarbeit?

Ein wichtiger Aspekt zur Begründung dieser besonderen Form der Eltern-und Familienarbeit ist die **Außendarstellung** der Klinik. Dazu gehört die Arbeitsweise und den Tagesablauf auf Station zu erklären. Fragen der Angehörigen können direkt vor Ort beantwortet werden. Zudem wird Vorurteilen begegnet. Verschiedene Haltungen innerhalb des Familiensystems der Klinik gegenüber können buchstäblich „in Bewegung" gebracht werden. Nicht selten haben Großeltern völlig andere Ansichten zur Erziehung eines Kindes, setzen durch Unwissenheit oder Vorurteile gegenüber der Psychiatrie ihre eigenen Kinder zusätzlich unter Druck und verstärken so deren als minderwertig erlebte eigene **elterliche Kompetenz** und Selbstwirksamkeit.
Besondere Angebote dieser Art wirken überdies der sozialen Isolation entgegen, in der sich viele Familien befinden. Diese ist oft bedingt durch (z.B.) aggressives Verhalten des Kindes. In den Familien ent-

stehen Wut und Resignation, das Selbstwertgefühl und die elterliche Kompetenz werden untergraben - dies führt nicht selten zu weiterem Rückzug.

Wer bei gesellschaftlichen Aktivitäten ausgegrenzt ist oder sich ausgegrenzt fühlt, meidet in der Konsequenz ein „offenes" Familienleben, zieht sich auf das eigene, als sicher erlebte Territorium zurück und erfährt somit auch kein notwendiges soziales Korrektiv mehr. Ein „Stationsfest" bietet eine Möglichkeit, verloren gegangene oder verschüttete Fähigkeiten **gesellschaftlichen Miteinanders** wieder zu beleben.

„Gemeinsames Tun" ist einer der Grundpfeiler psychiatrischer Arbeit. Alle Beteiligten übernehmen in der Vorbereitung, der Durchführung und Nachbereitung Verantwortung. Darin werden auch die Eltern einbezogen, ihr Kommen und ihre Mitarbeit sind ausdrücklich erwünscht, verlässliche Absprachen müssen getroffen werden.

Die Eltern sollen sich bewusst werden, dass ihr Kind nicht zur Therapie in der Klinik „abgegeben" werden kann, sondern dass Therapie ein **gemeinsamer Prozess** ist, an dem sie maßgeblichen Anteil haben, damit Veränderung entstehen kann.

Hospitation von Eltern auf Station: Beispiele aus der Praxis

Die Idee zur Hospitation ist eher aus einer gefühlten Notwendigkeit als auf Grundlage eines niedergelegten Konzeptes entstanden. Wir befinden uns in einer Phase des „Ausprobierens" und dies bedeutet, dass die Erfahrungen und Erlebnisse – die Hospitation betreffend – für alle Teilnehmenden (Eltern, Kinder und Mitarbeiter) „Neuland" sind. Die Eltern nehmen am betreffenden Tag an den hier statt findenden Gruppen teil (meist mit dem Bezugsbetreuer) – der Verlauf eines solchen Tages ist nicht voraussehbar und nur bedingt planbar, so dass das hier Erlebte für alle **„learning by doing"** bedeutet. Für Mitarbeiter, Eltern und Kinder gilt gleichermaßen, durch das „gemeinsame Tun" Erfahrungen zu machen, diese im Anschluss zu reflektieren und daraus zu lernen.

Hospitation als eine Form der Elternarbeit beinhaltet eine intensive Öffnung des Systems „Station" zur Familie hin, gibt Einblicke in die pädagogische Praxis und berät Eltern am konkreten Beispiel. Der Mitarbeiter des PED dient hier als Modell.

Hospitation der Familie von „Anton"

Unsere erste Hospitationsfamilie zeigte sich hochauffällig während der Gesprächssituationen, wie auch in den Abhol- und Bringe-Kontakten am Wochenende. Der 9-jährige Junge schien sich von der Mutter nicht körperlich lösen zu können, bei gleichzeitiger „Misshandlung" (er biss die Mutter in die Brust und beschimpfte sie als Hure …) und dem Versuch, die Mutter intensiv auf den Mund zu küssen. Der Vater wurde in seiner Hilflosigkeit zum Zuschauer, zum „Voyeur" der fast intim anmutenden Mutter-Sohn-Beziehung. Der Sohn weinte hemmungslos, wenn er sich von der Mutter trennen sollte.

Während der Wochenendbelastungserprobungen suggerierte Anton den Eltern, dass der stationäre Aufenthalt nicht zu ertragen sei, er nicht aushalten könne, von der Mutter getrennt zu sein. Wir erlebten ihn als ein in die Kindergruppe integriertes Kind mit altersgemäßen Höhen und Tiefen, aber auch mit viel Wut auf die Mutter, die ihn immer wieder mit Hilfe des Vaters zurück auf Station brachte.

Eine Erweiterung der **Wahrnehmung des Kindes** in der Kindergruppe und die **Begleitung** durch den stationären Alltag wurden durch die konstruktive Haltung der Eltern möglich. Die Hospitation wurde begleitet durch **Elterngespräche** und anschließende **Reflektionen**.

Ein besonderer Moment am Hospitationstag war die vom Sohn unbemerkte Ankunft der Mutter auf Station. Er spielte ausgelassen und fröhlich im Garten, die Mutter hatte dies gesehen. Als er seine Mutter erblickte, begann er wie „auf Knopfdruck" zu weinen, und sank schicksalsergeben in deren Arme. An diesem Nachmittag musste er an der Kochgruppe teilnehmen, wozu die Mutter nach einiger Zeit auf Wunsch des Sohnes wie selbstverständlich hinzu kam und sich in das gemeinsame Tun integrierte. Die Arbeitsanforderungen der Kochgruppe machten die vom Sohn gewünschte körperliche Nähe nicht möglich, so dass ein Aushalten dieser für den Sohn unbefriedigenden Situation nötig und möglich wurde. Gleichzeitig wurde deutlich, dass Mutter und Sohn in ihrer konflikthaften Beziehung Unterstützung zur Klärung und Veränderung benötigten. Eine Stärkung der Vaterposition, eine stärkere „Einmischung" des Vaters, war notwendig. Deutlich wurde auch, dass sich das extreme Verhalten des Kindes auf der Basis einer zu dieser Zeit krisenhaften Paarbeziehung entwickelt hatte.

In der folgenden Woche, ebenfalls am Kochgruppentag, hospitierte der Vater. Den Vater „am Platz der Mutter" wahrzunehmen, ihn anstatt der „absoluten, gewünschten" Bezugsperson annehmen zu müssen, war eine neue Erfahrung, die bei dem Jungen keinesfalls nur Freude hervorrief, sondern vor allem Wut auf die vermeintlich nicht verfügbare Mutter.

Zurückblickend hat die Behandlung mit all ihren Aspekten zu einer Verbesserung und **Stärkung der Paarbeziehung der Eltern** und ihrer Position als Erziehende geführt. Das Kind wurde an den Platz in der Familie gestellt, der seinem Alter angemessen ist. Es blieb weiterhin anstrengend, den Jungen immer wieder auf seinen Platz im Familiensystem zu verweisen. Der Spagat zwischen deutlich notwendiger Eingrenzung und Zurückweisung durch die Mutter, als auch die Implementierung einer liebevollen angemessen gelebten Mutter-Kind-Beziehung und eines normalen Eltern-Kind-Systems bleibt für die Familie Zukunftsaufgabe.

Hospitation der Familie von „Pünktchen"

Ein weiteres Fallbeispiel handelt von einem 9-jährigen Mädchen, ihrer leiblichen Mutter und dem seit sechs Jahren mit in der Familie lebenden Stiefvater. Die Grundproblematik des Kindes ist bestimmt durch Bindungsängstlichkeit, eine starke Beunruhigung auf dem Boden einer traurigen Grundstimmung, die durch lautes, überschwängliches Agieren, beeindruckendes verbales Ausdrucksvermögen und eine Tendenz zur „clownhaft anmutenden Maskerade" für Außenstehende überdeckt wird. Das Kind hat durch den leiblichen Vater massive Zurückweisung erfahren, er möchte keinen Kontakt zur Tochter. In den Familiengesprächen wurde deutlich, dass die Mutter nur schwer Vertrauen in Beziehungen entwickeln kann, eher misstrauisch bleibt und Beziehungsangebote schnell ablehnt, da sie ihr Angst machen. Nur die **Mutter-Tochter-Beziehung** wird als sicher definiert und erlebt. Die Beziehung zwischen der Mutter und dem geliebten Stiefvater wird durch die Grundproblematik der Mutter vom Kind als sehr konflikthaft und unsicher erlebt. Jeder Streit zwischen den beiden löst beim Kind Angst aus. Die Tochter fühlt sich verantwortlich und fürchtet, dass „wenn sie streiten, dann wegen mir – ich bin lieber schuld, als dass der Papa uns verlässt".

Neben der familiären Problematik ist durch die Unruhe, Impulsivität und das konflikthafte Verhalten der 9-jährigen ein geregelter Schulbesuch kaum möglich. Kontakte zu Gleichaltrigen werden nach der ersten Einladung nicht mehr wiederholt, da z.B. die besuchte Wohnung „im Chaos hinterlassen wurde".

Die Hospitation der Mutter fand an einem besonderen Tag statt – es war eine stationsinterne Zirkusvorstellung geplant. Der Konflikt über die Anwesenheit der Mutter Freude auszudrücken, als auch das Spannungsverhältnis den Platz in der Kindergruppe zu behaupten, führten zu dem hier erstmals beobachteten ängstlich anmutenden und zurückhaltenden Verhalten. Das Mädchen wurde dieser Anforderung gerecht und die Mutter erlebte ihr Kind erstmals als ein Kind, das dazugehört, akzeptiert und gemocht wird.

Die **Hospitation des Stiefvaters** erfolgte an einem Kochgruppentag. Während des Arbeitens in der Küche, an dem beide teilnahmen, wurde dessen hoher Anspruch an sich selbst, alles richtig zu machen und auch an die Tochter deutlich. Er selbst hatte seinen Vater sehr früh verloren, so dass er nur über ein fragmentarisches Vaterbild verfügte – „wie verhält sich ein richtiger Vater?" – zumal die Stieftochter ihn bei jeder sich bietenden Gelegenheit auf seine Treue und Zuverlässigkeit hin testete: "Hält er das aus oder geht er auch – wie der andere?"
Hier war es wichtig, Normalisierung zu ermöglichen, gegenseitige Erwartungen realistisch zu gestalten, die Stabilität der Familie zu benennen und gemeinsame Freude am Tun zu haben.

Team und Teamentwicklung

Elternarbeit ist – wie der Name schon sagt – Arbeit. Die Frage ist, welche innere Haltung ein Team hierzu hat bzw. entwickelt. Es gibt eine enorme Bandbreite von „wir haben doch schon genug zu tun, sollen wir uns dann auch noch um die Eltern kümmern" bis hin zu „Elternarbeit ist die eigentliche Arbeit des PED".
Wir betrachten Elternarbeit nicht als einen „Zusatz" zur Arbeit auf Station, sondern vielmehr als eine innere Haltung. Trete ich in Beziehung mit einem Patienten, schließt dies immer auch sein familiäres und soziales Umfeld mit ein.

Eine solche Einstellung kann man einem Team nicht „verordnen" – es handelt sich vielmehr um einen langen und vielschichtigen **Entwicklungsprozess** des Ausprobierens, Bewertens, für Gut-Befindens oder Verwerfens. Ideen der Mitarbeiter sollten aufgegriffen und umgesetzt werden, da hinter den Ideen immer Motivation, Lust und Freude an der Mitgestaltung der Arbeit stehen, die es zu nutzen gilt.

Ideen und Kreativität der Mitarbeiter sind (besonders in Zeiten „knapper Kassen") eine Ressource, die - wenn sie genutzt wird - in hohem Maße zur Arbeitszufriedenheit des Einzelnen beiträgt. Wenn wir als Team ein Klima schaffen, in dem wir uns als Mitarbeiter wohl und akzeptiert fühlen, werden auch die Kinder und ihre Eltern davon profitieren.

Kreative Ideen auszuprobieren beinhaltet natürlich immer auch, sein Handeln hinterfragen zu lassen, sich immer wieder selbst zu erklären, und sich letztlich von anderen – den Eltern – „in die Karten schauen" zu lassen. Es bedeutet Mut und mitunter Abstand nehmen von einer sicher erlebten Position der „unangreifbaren" Kompetenz der Pflege- und Erziehungskraft, die „weiß, wie etwas geht" – hin zu einer unterstützenden, begleitenden, den Ausgang der Situation offen lassenden Person, die sich dem situativen Kontext öffnen muss und somit mehr von sich und ihrer Haltung preisgibt – immer aber unter Wahrung ihrer Professionalität und einer angemessenen Nähe und Distanz. Zuzulassen, dass Eltern mehr von uns erfahren, einfach dadurch, dass wir über Stunden mit ihnen und ihren Kindern zusammenarbeiten, macht vermeintlich angreifbar und verletzbar – aber auch stark, weil die eigene Position hinterfragt und immer wieder erklärt werden muss. Erst dadurch kann ein Veränderungsprozess ermöglicht werden.

Die bewusste Auseinandersetzung mit dem Ziel, den anderen (in diesem Fall den Eltern und sozusagen als „Nebenwirkung" den Kollegen) Wertschätzung und Annahme entgegenzubringen und die Beziehung authentisch zu gestalten, hat Teamentwicklung möglich gemacht. Gegenseitige Akzeptanz der Besonderheiten jedes einzelnen Mitarbeiters und der verschiedenen Wege, die der Einzelne geht, hat zu einer Handlungsvielfalt geführt, die sich immer wieder in das große Ganze – die Behandlung der Kinder – einfügt.

Literatur

Kuchenbecker A. (Hrsg.) (2000):
Pädagogisch-pflegerische Praxis in der Kinder- und Jugendpsychiatrie,
Verlag modernes Lernen, Dortmund

Eltern im Fokus
Ideen und Anleitungen zum Elterncoaching

O. Schmitz

Einführende Ideen zum Elterncoaching
Die Einbeziehung von Eltern in die teil- und vollstationäre Behandlung ihrer Kinder

Die Möglichkeit Familien, insbesondere die Eltern, mit in die therapeutische teil- oder auch vollstationäre Arbeit mit dem „symptomtra-
genden" Kind einbeziehen zu können, bietet eine wesentliche Chance für eine wirksame Veränderung der Problemsituation.

Gerade in Bezug auf eine langfristig tragfähige Lösung der bisher
schwierigen Situation im familiären Lebens- und Alltagsbereich ist es
sinnvoll, Eltern als Hauptbezugspersonen ihrer Kinder im Rahmen
ihrer Erziehungsverantwortung zu beteiligen sowie Einfluss und Wirkung des Problems innerhalb der Familiendynamik zu analysieren.

Elterliche Verantwortung und Einfluss auf das kindliche Verhalten

Im familiären Alltag stellt sich den Eltern immer wieder die Aufgabe,
ihrem Kind angemessene Lern- und Entwicklungsmöglichkeiten zu
bieten. Dabei tragen sie auch Sorge und Verantwortung dafür, dass
sich ihr Kind angemessen in seine Umwelt integriert und erfolgreiche
Strategien der Verselbständigung bis zur schließlichen Autonomie
erlernt.

Das Kind wiederum sucht in der Bindung zu seinen Eltern Orientierung, sieht in ihnen sein Vorbild und benötigt darüber hinaus ihre
Aufmerksamkeit sowie ihre positive Bestätigung für sein (Lern-) Verhalten. Dieser wesentliche und prägende Bezug zu seinen Eltern

motiviert das Kind innerhalb seiner Entwicklung, sein Verhalten anzupassen oder zu verändern.

Dementsprechend brauchen Eltern ein gutes Gespür und guten Kontakt, kurzum eine tragfähige Beziehung zu ihrem Kind, um angemessen sein Entwicklungsbedürfnis zu unterstützen und zu fördern. Damit Eltern dies leisten können, benötigen sie im Kontakt mit ihrem Kind die Wahrnehmung und die Bestätigung ihrer Selbstwirksamkeit.

Durch die Einwirkung unterschiedlicher, belastender Faktoren kann die Eltern-Kind-Beziehung jedoch derart beeinträchtigt werden, dass den Eltern ein Überprüfen ihrer Selbstwirksamkeit und damit verbunden ein angemessenes Anleiten und Fördern ihrer Kinder kaum mehr möglich ist.

In Folge dessen ist das Kind zunehmend Belastungssituationen ausgesetzt, die es in der Regel durch auffälliges Verhalten, zum Teil auch außerhalb der Familie, zum Ausdruck bringt. Nicht selten beeinflussen diese Faktoren auch das Lernverhalten negativ und wirken sich beeinträchtigend auf die kindliche Entwicklung, Verselbständigung und Sozialisation aus. Obwohl in diesen Familien die Aufeinanderbezogenheit innerhalb der Eltern-Kind-Beziehung aus dem Gleichgewicht geraten ist, birgt das wechselseitige Beziehungsengagement zwischen Eltern und Kind jedoch noch eine Kraft, die sich für Veränderung und Selbstheilung nutzen lässt.

Grundlagen des Elterncoaching

In der Regel haben Eltern, die eine psychiatrisch-psychotherapeutische Behandlung ihres Kindes erwägen, bereits durch zahlreiche, problematische Erfahrungen mit ihrem Kind eine Odyssee an gescheiterten Veränderungsversuchen durchlebt. Verbunden mit Selbst- und Fremdvorwürfen, quälenden Schuldgefühlen oder gar durch belehrende und disqualifizierende Abwertungen von außen erleidet ihr elterliches Selbstwirksamkeitsgefühl nicht selten einen „Totalschaden".

An diese Situation knüpft das Konzept für Elterncoaching an und bietet ein individuelles Hilfeangebot, das die Eltern dabei unterstützt, aus eigener Kraft ihre Hilflosigkeit zu überwinden und an Selbstwirksamkeit zu gewinnen.

Leitlinien für das Engagement des Coachs

Mit Rücksicht auf die bisherige Leidensgeschichte der Familie bedarf es einer sensiblen Annäherung für ein Elterncoaching. Für die Kontaktaufnahme empfiehlt es sich deshalb zu berücksichtigen, dass Eltern negativ vorbelastet sein könnten. Sie benötigen Unterstützung, um eine neue, heilsame Einstellung zu finden. Dementsprechend ist es wichtig, dass ihnen ihr bisheriges Bemühen nicht in einer negativen und erfolglosen Bewertung belassen bleibt, sondern als ihr Engagement und Verantwortung Wertschätzung erfährt.

Der Coach sollte sich darauf konzentrieren, dass er im Sinne von Hilfe zur Selbsthilfe nicht nur die Elternposition stärkt, sondern ihre Souveränität hervorhebt und diese in den Mittelpunkt seines Handelns setzt.

Deshalb richtet der Coach seine Interventionen so an die Eltern, dass sie gemäß ihrer Verantwortungsrolle gegenüber dem Kind ihr Handeln selbst bestimmen und entscheiden.

Entwurf eines Elterncoachings

Grundlegende Idee beim Elterncoaching ist es, durch die (Re-) Aktivierung und Erweiterung der elterlichen Kompetenz eine Verbesserung der Eltern-Kind-Beziehung zu erzielen, um eine weitere Eskalation der Probleme zu vermeiden.

Deshalb ist es ratsam, die Durchführung nicht auf einen der bisherigen problematischen, konfrontativen Inhalte zu beziehen, sondern eine unbelastete Interaktionssituation zu wählen.

Je nach Absprache und Zielsetzung kann ein Elterncoaching einmalig oder in mehreren Terminen oder zu einem späteren Zeitpunkt zur Belastungserprobung durchgeführt werden.

Die Planung mehrerer Termine bietet dementsprechend eine intensivere Begleitung der Elterninterventionen und ein genaueres Feedback zu ihrer Wirksamkeit.
Zu Beginn des Coachings leitet der Helfer eine tragfähige Kooperation mit den Eltern ein, erarbeitet mit ihnen ihre gewünschte Zielsetzung und stimmt mit ihnen gemeinsam die individuelle Vorgehensweise ab.

Kooperationsklärungen

Zur Einleitung einer gut funktionierenden Kooperation mit den Eltern bemüht sich der Helfer zunächst um einen guten Kontakt mit ihnen. Er thematisiert und klärt mit ihnen, welche Aspekte ihnen und ihm jeweils für eine gute Zusammenarbeit wichtig sind. Darüber werden schließlich grundlegende Kooperationsregeln formuliert. Dies sorgt für Orientierung und erleichtert im späteren Ablauf das Handeln.

Auftragsklärung und Zielsetzung

Zur Auftragsklärung leitet der Coach die Eltern an, von der Problembeschreibung ausgehend eine Zielvorstellung (Lösungsperspektive) zu entwerfen und dabei abzuwägen, welche Interventionen sie als hilfreich und sinnvoll erachten. Er klärt mit ihnen, welche Art der Unterstützung sie sich von ihm wünschen, berät sie gegebenenfalls, und macht ihnen diesbezüglich Vorschläge.

Der Helfer erarbeitet mit den Eltern hierzu einen Interventionsplan, der auf ihren Möglichkeiten aufbaut und ihnen eine Perspektive für eine wirksame Anleitung ihres Kindes bietet.

Schließlich resümiert und kontrolliert er zusammen mit den Eltern, ob die getroffenen Vereinbarungen zur Durchführung des Coachings ausreichen.

Durchführungsplanung

Die Planung der Durchführungssituation lässt sich anhand der nachfolgenden Fragen strukturieren:

Fragen zur inhaltlichen Planung:
* *Welches konkrete Ziel wollen die Eltern im Kontakt mit ihrem Kind umsetzen – auf welchen Kontext bezogen?*
* *Wie wollen sie die Situation gestalten, damit sie ihr Kind Wirkungsvoll anleiten können? (Gestaltung der Interaktion - inhaltlich sowie auf Beziehungsebene)*
* *Wie wollen die Eltern ihr Kind (an)leiten, was halten sie dabei für bedeutungsvoll?*
* *Wie schätzen sie das erwartete Verhalten ihres Kindes ein?*
* *Anhand welcher Signale werden sie die Reaktion ihres Kindes erkennen/bewerten?*
* *Mit welchen Schwierigkeiten rechnen sie, wie wollen sie darauf reagieren?*
* *Wie wollen sie die Kontaktsituation mit ihrem Kind zum Abschluss bringen?*
* *In welchen Situationen soll der Coach notfalls eingreifen?*
* *Für welche Inhalte wünschen sich die Eltern anschließend die Rückmeldung des Coachs?*

Fragen zur strukturellen Planung:
* *Wann und wo soll die Durchführungssituation stattfinden?*
* *Sind Zeit und Ort für die Durchführung angemessen?*
* *Wie und wo soll sich der Coach positionieren?*

Anforderung während der Durchführung

Während der Durchführung gilt die Regel „Elternintervention vor Helferintervention". Eltern haben im Kontakt mit ihrem Kind die Verantwortung für den Ablauf, der Coach übernimmt nicht unabgesprochen die Leitung des Geschehens.

Der Coach beobachtet die Eltern bei der Umsetzung der in der Vorplanung besprochenen Interventionen. Dabei analysiert er die Wirksamkeit der Interaktion danach, ob die Eltern aus der Elternposition heraus ihr Kind angemessen anleiten, ob es in der erwünschten Form reagiert, ob die Interventionen der Eltern den Kontakt mit ihrem Kind verbessern, welche positiven Merkmale sich im Verhalten des Kindes wahrnehmen lassen.

An welchen Punkten „knicken" Eltern in ihrer Souveränität ein, welche Besonderheiten lassen sich dabei erkennen, was könnte Eltern in dieser Situation stärken, welche Aspekte bleiben für das Kind offen - sind die Anliegen des Kindes geklärt?

Vorgehensweise für die Rückmeldung an die Eltern

Damit zunächst deutlicher wird, worauf Eltern im Kontakt mit ihrem Kind ihre Aufmerksamkeit richten und ihre Bewertungen beziehen, ist es günstig, dass sie den Verlauf zunächst selbst analysieren. Dabei können ihre Beschreibungen Aufschluss darüber geben, welche Beziehungsaspekte durch ihre Bewertungen negiert werden und welche sich zur Beziehungsverbesserung nutzen lassen.

Für die Bewertung durch die Eltern ist es hilfreich, ihren Blick auf die Kontaktsignale des Kindes zu lenken, sie diesbezüglich zu befragen, anhand welcher Reaktionen oder Signale des Kindes sie ihre Bewertungen treffen; woran sie gemerkt haben, dass sie mit ihm in einem guten Kontakt sind oder dass es positiv auf sie reagiert.

Die daran anknüpfende Analyse des Coachs sollte deshalb diese Kontaktsituationen aufgreifen und sie in den Blickpunkt der Eltern stellen. Sie sind die Grundlage für eine aufbauende Beziehungsentwicklung und haben somit einen positiven Einfluss auf die Förderung der kindlichen Entwicklung sowie auf das Selbstwirksamkeitsgefühl der Eltern.

Die blockierende Wirkung von negativen Zuschreibungen innerhalb der Interaktion kann mittels anderer Bewertungsbeispiele durch den Coach für die Eltern in einem neuen, unbelasteten Zusammenhang wahrgenommen und für die Einleitung von neuen Entwicklungsmöglichkeiten genutzt werden.

Wenn Eltern jedoch selbst keine positiven Reaktionen im Verhalten ihres Kindes erkennen können oder wenn sie die Kontaktsignale ihres Kindes generell negativ bewerten und auch die positiven Bewertungen des Coach nicht nachvollziehen können, sind die Möglichkeiten zum weiteren Elterncoaching sehr begrenzt.

Die besonderen Möglichkeiten des Videofeedback beim Elterncoaching

Eine weitere Chance besteht darin, die Durchführung mit Video aufzuzeichnen und die Eltern unmittelbar mit der Reaktion ihres Kindes zu konfrontieren.

Darüber hinaus birgt die Arbeit mit Video noch zusätzliche, effektive Möglichkeiten für das Elterncoaching.

Verwendung von Video innerhalb des Elterncoaching

Die Möglichkeit, Durchführungssitzungen während des Elterncoachings auf Band zu konservieren, gibt den Beteiligten den Zugriff auf ein Instrument, dessen Funktionen wirksam eingesetzt werden können. Dieses Instrument will mit Bedacht verwendet sein. Es bietet für die Aktivierung elterlicher Kompetenzen besonders starke Impulse, die sich jedoch - falsch benutzt - massiv negativ auswirken können.

Deshalb ist es für die Nutzung dieses Mediums wichtig, sich über seine Wirkungsfaktoren bewusst zu sein und sich dabei generell auf die entwicklungsfördernden Aspekte zu konzentrieren.

Eine Beweisführung per Kamera, um Eltern ihre Fehler im Umgang mit ihren Kindern darzustellen, ist auf keinen Fall ein Vorgehen, das mit Elterncoaching vereinbar ist, sondern wirkt im höchsten Maße zerstörerisch!

Das videogestützte Elterncoaching besteht aus vier aufeinander bezogenen Einheiten:

Einer **ersten Aufnahmesituation** - einer Interaktion zwischen Eltern und Kind - sowie einer **Videorückschausitzung,** in der die relevanten Aspekte bezüglich der Zielsetzung betrachtet und bewertet werden.

Einer **weiteren Aufnahmesituation**, in der die neuen Strategien umgesetzt werden, schließlich folgt eine Erfolgskontrolle in einer **weiteren Rückschausitzung**.

Der therapeutische Einsatz des Mediums zur Aktivierung des Elternverhaltens

Technische Möglichkeiten

Für die therapeutische Arbeit bietet Video ideale Funktionen. Sie werden mit jedem technischen Fortschritt immer perfekter und lassen sich zumeist unkompliziert bedienen.

Die Aufnahmen sind mittlerweile in verschiedenen Formaten analog und digital zu konservieren, zu speichern, zu kopieren und abzuspielen. Sie sind in ihrer Handhabung sehr flexibel und mobil.

Mit ihrer Hilfe lassen sich ganze Situationsverläufe mit komplexen Inhalten ohne Verluste in Bild und Ton festhalten. Die Möglichkeit zur Aufnahme sowie zur Wiedergabe sind durch die Kompaktheit der zur

Verfügung stehenden Geräte fast überall gegeben und lassen sich somit unabhängig von den gegebenen Räumlichkeiten genauso zu Hause bei den Familien wie innerhalb oder auch außerhalb der Station durchführen.

Für die therapeutische Verwertung der „konservierten" Aufnahmesituation lassen sich Zusatzfunktionen wie Standbild, Zeitlupe, Vergrößerung des Bildausschnitts und Wiederholung besonders gut nutzen.

Therapeutische Möglichkeiten

Das videogestützte Elterncoaching konzentriert sich vorwiegend auf den Kommunikationsprozess innerhalb der Eltern-Kind-Interaktion.
Ausgehend von der von den Eltern erfragten Hilfe und Problembeschreibung richten sich alle Bemühungen auf die Aktivierung und Erweiterung der vorhandenen positiven Beziehungsaspekte sowie auf eine funktionierende Kommunikation.
Durch die erweiterten Möglichkeiten des Mediums kann im Vergleich zum herkömmlichen Elterncoaching intensiver auf den Beziehungsaspekt innerhalb der Eltern-Kind-Beziehung eingegangen werden.
Dabei liegt der hauptsächliche Coachingaspekt nicht auf der inhaltlichen Lösung eines Problemkontextes, als vielmehr darauf, durch die anvisierte Beziehungs- und Kontaktverbesserung ein gegenseitiges Verständnis und damit die Vermeidung weiterer Eskalationen zu bewirken.

Im Video lassen sich wichtige, zum Teil kleine und kurze Beziehungsaspekte, z.B. nonverbale Signale, gut erkennen. Sie bieten wichtige Hinweise auf erweiterbare Kontaktmöglichkeiten und können somit einen Ansatz für Veränderungen bieten und darüber hinaus einen wesentlichen Einfluss auf eine positive Entwicklung der Eltern-Kind-Beziehung haben. Ohne Hilfe des Videos bleiben diese Hinweise und Ansatzpunkte während des gemeinsamen Kontaktes für die Eltern unerkannt oder gar negativ bewertet. Die besondere Interventionsmöglichkeit des videogestützten Elterncoachings ergibt sich daraus, dass die Eltern in der Rückschausitzung sich selbst als ihr eigenes Lernmodell wahrnehmen und dass sie ihre Wirksamkeit durch die positive Reaktion ihres Kindes bestätigt sehen.

Ablauf eines videogestützten Elterncoachings

Videogestütztes Elterncoaching ist im schematischen Ablauf ähnlich dem des herkömmlichen Elterncoachings, bedarf darüber hinaus jedoch zusätzlicher Klärungen:

Kooperationsklärung

Gerade beim Einsatz von Video ist es wichtig, dass eine vertrauensvolle Arbeitsbeziehung zwischen Eltern und Coach entsteht. Da sich die Familien auf dem Video persönlich preisgeben, muss der Helfer ein gutes Gespür für das Sicherheitsbedürfnis der Eltern und des Kindes haben. Auf jeden Fall wird er dafür garantieren, dass ihre Videoaufnahmen gegen jegliche Art von Missbrauch geschützt sind.
Gelegentlich trifft er auf eine anfängliche Voreingenommenheit der Eltern gegenüber der Kamera. Sie wehren in der Regel damit ihre befürchtete negative Selbstwahrnehmung ab. Hier benötigen sie zusätzlich Unterstützung durch den Helfer, damit sie mehr Sicherheit erhalten und die Konfrontation mit der Kamera vorrangig als Entwicklungschance bewerten.

Auftragsklärung

Für die Durchführung eines videogestützten Elterncoachings ist es von entscheidender Bedeutung, dass Auftrag und Zielsetzung von den Eltern bestimmt werden.
Ihr Auftrag ist der „rote Faden" für den Einsatz des Helfers. Somit ist weiterhin die Verantwortlichkeit der Eltern verankert, und die Videoarbeit fokussiert sich auf die von ihnen gestatteten und gewählten

Themen. Bei Formulierung der Zielsetzung leitet der Helfer die Eltern an, die Inhalte so konkret wie möglich zu fassen, damit sie später innerhalb der Videorückschausitzung darauf hin veranschaulicht werden können. Anhand dieser Konkretisierung orientiert er sein weiteres Vorgehen, plant die Gestaltung des Aufnahmefokus und hat erste Anhaltspunkte, wonach er die Videoaufnahme analysieren wird.

Planung der Durchführung

Die Durchführungsplanung dient der auf die Zielsetzung bezogenen Klärung in der Vorgehensweise. Im Mittelpunkt stehen zunächst die Ideen der Eltern, wie sie ihre Ziele während der Aufnahmesituation umsetzen möchten. Die Aufgabe des Coachs ist es dabei, die Eltern dahingehend zu beraten, dass sie einerseits eine erreichbare Zielsetzung formulieren sowie andererseits ihre darauf bezogenen Verhaltensstrategien vorplanen.

Dafür sollten sie sich zunächst ein einfaches Thema wählen, das sich auf den Problemkontext bezieht. Gerade innerhalb unproblematischer und angenehmer Kontaktsituationen, wie z.B. gemeinsamer Spiele, Gespräche oder Mahlzeiten, lassen sich hinreichende Beispiele für den Aufbau beziehungs- und entwicklungsfördernder Aspekte finden. Je konkreter die Aufnahmesituation mit den Eltern vorgeplant ist, desto sicherer können die Eltern während der Aufnahme agieren. Dazu gehört auch die Klärung der Rolle des Coachs: Welche Anforderung stellt er an die Aufnahmesituation? Wie verhält er sich während der Aufnahme? Alle Familienmitglieder sollten gemeinsam im Bild sein, der Helfer wird als Kameramann selbst passiv anwesend sein.

Die Planung der Aufzeichnungsdauer muss sich nicht zwangsläufig auf die Gesamtdauer der Durchführungssituation beziehen. Es ist vorteilhaft, eine kurze Aufnahmesequenz zu wählen, damit die anschließende Videoanalyse nicht auf Grund der Materialmenge zu lange dauert. Auch innerhalb einer fünfminütigen Aufnahmezeit lassen sich genügend positive Beziehungsaspekte für die Rückschau finden. Anhand folgender Fragestellungen kann die Durchführung strukturiert werden:

- *Wie möchten die Eltern mit ihrem Kind in Kontakt treten?*
- *Welche Art der Interaktion mit ihrem Kind halten sie diesbezüglich für angemessen?*
- *Auf welche Inhalte werden sie sich beziehen?*
- *Wie wollen sie ihr Kind anleiten?*
- *Wie schätzen sie die Reaktion ihres Kindes ein?*
- *Woran werden sie seine Reaktion erkennen?*

Bei der videogestützten Form des Elterncoachings zeigen die Eltern neben den bereits beschriebenen Belastungen durch Schuldgefühle sowie Versagensängste häufig auch Vorbehalte gegen den Einsatz von Video.

In der Regel haben sie bereits negativ konfrontierende Selbstwahrnehmungen mit dem Medium erlebt und beschreiben z.b ihr Unbehagen gegenüber dem Klang ihrer Stimme oder der Wirkung ihrer Person auf dem Bildschirm. Dies bedingt ein besonders behutsames Vorgehen des Coachs. Einerseits sollen die Eltern sich auf den weiteren Videoeinsatz einlassen können und andererseits soll dabei nicht ihre negative Selbstwahrnehmung verstärkt werden. Bei Bedarf bekommen sie zu ihrer Sicherheit noch zusätzliche Unterstützungen und weiteres Engagement durch den Coach.

Bei Eltern, die vor der Kamera große Schwierigkeiten haben, kann es von Vorteil sein, dass die Kameraführung nur auf ihr Kind gerichtet wird und sie selbst erst mit ins Bild genommen werden, wenn sie zwischenzeitlich an Sicherheit gewonnen haben. Dies ergibt sich gelegentlich im weiteren Verlauf durch vermehrte, positive Erfahrungen, wenn z.B. das Kind den Eltern viel Aufmerksamkeit schenkt, sie häufiger anlächelt und sie dadurch selbst Interesse an ihren eigenen Wirkungen und Signalen entwickeln.

Auf keinen Fall sollte der Einsatz von Video gegen den Willen der Eltern durchgesetzt werden. Ebenfalls sollten sie auch nicht alleine, ohne die positive Anleitung des Coachs, das Video rückbetrachten und bewerten. In diesen Fällen bewirkt das Video eher die Verfestigung negativer Zuschreibungen und Wahrnehmungen.

Eine weitere Verunsicherung äußern einige Eltern dahingehend, dass ihr Verhalten während der Videoaufnahme nicht authentisch, sondern von ihnen bewusst eingesetzt und damit nicht wirklich ihr Verhalten zur Bewältigung des Problems wäre. Hier hilft ihnen meistens der Hinweis, dass es bei ihren wirksamen Interventionen im Nachhinein unbedeutsam ist, ob sie intuitiv oder bewusst von ihnen ergriffen wurden. Wichtig ist vielmehr, dass sie diese auch zukünftig als wirksames Verhalten weiterhin bewusst anwenden könnten.

Durchführung der Aufnahme

Zu Beginn der Aufnahmesituation leitet der Coach bezugnehmend auf die im Vorgespräch vereinbarte Planung die besondere Situation für die Familie ein. Er wiederholt zu ihrer Sicherheit und Orientierung die zuvor beschriebenen Anforderungen an die Aufnahmesituation sowie sein Vorgehen während der Aufnahme. Er wählt einen geeigneten Kamerastandort, der alle Beteiligten im Sucher einfängt und dessen Bildausschnitt die Aufmerksamkeit auf die beziehungsstärkenden Aspekte während der Interaktion lenkt.

Er kündigt jeweils Aufnahmebeginn- und Ende an und nimmt nicht aktiv an der Interaktion teil. Die Durchführungssituation wird nach der Aufnahme in dem vorher geplanten Rahmen weiter fortgeführt und schließlich von den Eltern beendet.

Videoauswertung – Aspekte für die Videoanalyse

Damit der Coach das Material effizient nutzen kann, empfiehlt sich eine vorherige gründliche Analyse. Sie ist die Grundlage für die spätere Videorückschausitzung mit den Eltern. Um die Qualität in der Eltern-Kind-Interaktion bewerten zu können, wird das Video in einzelne Sequenzen aufgeteilt, die den phasenweisen Ablauf der Kommunikationsprozesse verdeutlichen. Dabei konzentriert sich die Bewertung auf den wechselseitigen Verlauf der einzelnen Kontaktinitiativen und ihrer darauf bezogenen qualitativen Wirkung. Dazu werden die Signale und Handlungen der einzelnen Personen bei der Kontaktaufnahme, -erwiderung, -fortführung und beim Kontaktabschluss in ihrer Wirkung analysiert.

Bei der Bewertung der einzelnen Phasen sind die folgenden Fragen hilfreich:

Aufnahme:

- Liegt eine wechselseitige Aufmerksamkeit zur Kontaktaufnahme vor?
- Prüft der Sender die Empfangsbereitschaft des Empfängers?
- Nimmt der Empfänger den Kontaktversuch tatsächlich wahr?

Erwiderung:

- Kommt es zur Annahme und Bestätigung des Kontaktersuchens durch den Empfänger, signalisiert der Empfänger den Erhalt des Kontaktes an den Sender?

Fortführung:

- Führt der Empfänger den Kontakt im Sinne des Senders um eigene Perspektive ergänzend fort?
- Werden die anderen Teilnehmer in den Kontakt mit einbezogen?

Abschluss:

♦ Hat der Kontakt beide Perspektiven (Sender und Empfänger) stimmig für sie einbezogen?

Anhand dieses Schemas lässt sich erkennen, welche Aspekte des Kommunikationsprozesses sich förderlich oder beeinträchtigend auf die Interaktion und damit auf die gemeinsame Beziehung auswirken. So lassen sich einerseits Anzeichen finden, die den gemeinsamen Kontakt beeinträchtigen oder gar unterbinden, auch weitere Eskalationen nach sich ziehen und somit eine weitere positive Entwicklung verhindern. Sie geben einen Hinweis darauf, wie es zu den Konfrontationen und Missverständnissen innerhalb der Eltern-Kind-Beziehung kommt.

Andererseits sind aber auch vor allem Anhaltspunkte zu erkennen, die den gemeinsamen Kontakt einleiten, fördern oder sogar intensivieren und somit für die Eröffnung weiterer Entwicklungsmöglichkeiten zu nutzen sind. Dabei sind neben den Gesprächsinhalten vor allem nonverbale, körpersprachliche Signale von Bedeutung. Diese Aspekte sind die Grundlage für den Aufbau der Eltern-Kind-Beziehung und geben damit konkrete Anhaltspunkte fürs Elterncoaching.
Für die Arbeit des Coachs sind die positiven und die negativen Beziehungsaspekte von Bedeutung.

Letztere ermöglichen ihm einen Aufschluss darüber, welche Beziehungsmuster die Eskalationen innerhalb des gemeinsamen Kontaktes bedingen und welche darauf bezogene Intervention voraussichtlich eine positive Veränderung der Kontaktgestaltung bewirken könnte.
Anhand der positiven Beispiele von wirksamen Beziehungsaspekten kann er diejenigen herausfiltern, die auf die Zielsetzung der Eltern Bezug nehmen. Damit plant er bereits sein Vorgehen und seine Interventionen zur Rückschausitzung. Dabei bezieht er auch weitere Aspekte aus der Durchführungsplanung ein:

- *Welche Hinweise zur (Selbst)-Wahrnehmung haben die Eltern bisher gegeben?*
- *Wie lässt sich mit Hilfe der Videobeispiele konstruktiv Einfluss auf die negativen Zuschreibungen der Eltern nehmen?*
- *Wie lassen sich die bisherigen Kontakteskalationen innerhalb des Videos nachvollziehen?*
- *Lassen sich für die Videorückschau geeignete Videobeispiele finden, um damit konstruktive Verhaltensalternativen für bisher konfrontatives und eskalierendes Beziehungsverhalten herauszustellen?*

Insbesondere, wenn sich die Eltern bereits in ihrer Selbstwahrnehmung als negativ belastet dargestellt haben, sollte der Coach sich darauf bezogen gut vorbereiten.

Eine gründliche Analyse ist die Voraussetzung dafür, geeignete Möglichkeiten der Intervention für die Rückschausitzung zu finden. Dabei ist es wichtig, die Videosequenzen heraus zu suchen, die Entwicklungspotential beinhalten. Dies sind einerseits die Szenen, die anhand der positiven Reaktion des Kindes die Wirkung der elterlichen Interventionen erkennen lassen, andererseits auch jene Beispiele, in denen das Kind von sich aus durch deutliche Signale oder Initiativen mit seinen Eltern in Kontakt tritt.

Bei Konflikten oder Störungen innerhalb der Interaktion lässt sich auch anhand des Verlaufes der einzelnen Phasen beurteilen, an welcher Stelle die Störung innerhalb der Kommunikation entsteht.

Wurde z.B. eine Kontaktinitiative an das Kind gerichtet, obwohl es gerade unaufmerksam oder abgelenkt war; sind die Eltern gerade aufmerksam für das Ansinnen ihres Kindes; geben die Eltern ihrem Kind eine Empfangsbestätigung; versucht das Kind durch eine weitere, massive Kontaktinitiative endlich die Aufmerksamkeit der Eltern zu erlangen; erkennen die Eltern dies als weiteren Kontaktversuch oder bewerten sie dies als Verhaltenseskalation und schelten ihr Kind, das jedoch eine Empfangsbestätigung für sich erwartet ... etc.

Somit lässt sich vom Verlauf bzw. von der Entstehung von Störungen ausgehend eine Strategie entwickeln, wie der Kontakt wieder aufgegriffen und förderlich fortgeführt werden kann. Dazu ist es am wirkungsvollsten, wenn sich darauf bezogene Kontaktgestaltungsmerkmale in anderen Videosequenzen wiederfinden lassen und den Eltern als alternative Beispiele ihrer eigenen, wirksamen Interventionen gezeigt werden. Auf dem Bildschirm erleben sich die Eltern als ihr eigenes Lernmodell, das ihnen sehr anschaulich ihre eigene Kompetenz vor Augen führt.

Um diese Videobeispiele der positiven Verhaltensalternativen in dem gesamten Video zu erkennen und herauszufiltern, ist es hilfreich gerade nonverbale Signale deutlicher wahrzunehmen. Diese zum Teil nur kleinen, kurzen Zeichen lassen sich mit den unterschiedlichen Wiedergabemöglichkeiten des Videos, z.B. Zeitlupenfunktion, Einzelbildschaltung und Standbild mit etwas Übung meistens finden.

Gestaltung der Rückschausitzung

Neben der gründlichen Analyse des Videomaterials ist vor allem die Durchführung der Rückschau und die effektvolle Präsentation der ausgewählten Videobeispiele für den Erfolg des videogestützten Elterncoachings von elementarer Bedeutung.

Ausgehend von den Bewertungen des Videos durch die Eltern, bezieht der Coach seine Intervention auf ihre Wahrnehmungen und Äußerungen. Diese verstärkt er durch das Abspielen passender Videobeispiele, bei denen er die Eltern dazu anleitet, ihre Wirksamkeit anhand der Reaktion ihres Kindes zu beurteilen.

Negative Wahrnehmungen der Eltern versucht er, in konstruktive Bewertungen umzuleiten, die er auf die Zielvorstellungen der Eltern bezieht. Deshalb führt er darauf bezogen geeignete Videosequenzen den Eltern so vor, dass sie in dem Verhalten oder der Reaktion ihres Kindes eine neue Perspektive zur Beziehungsgestaltung erkennen können.

Die Präsentation soll die Eltern dazu anregen, ihre Aufmerksamkeit auf die kontaktfördernden Interventionen zu richten, die ihr Kind in seiner Entwicklung unterstützen. Besonders effektiv gelingt dies, wenn man vorwiegend die Wirkung des Videomaterials nutzt und auf längere Gespräche mit ausführlichen Erklärungen verzichtet - die Bilder sprechen für sich. So hat z.B. das Bild eine besondere Wirkung, dass den Eltern das Gesicht ihres Kindes zeigt, in dem sich ihre positive Beziehung, zum Beispiel durch ein Lächeln widerspiegelt; vielleicht zeigt man es zur Verstärkung als Standbild als intensive Form der Empfangsbestätigung.

Auf diese Weise wird die Aufmerksamkeit der Eltern effektiv auf ihr Kind gelenkt, ihre Wirksamkeit in der Beziehungsgestaltung wird deutlich, das Interesse ihres Kindes an ihnen spürbar.
Ergibt sich die Möglichkeit zu mehreren Videositzungen können Eltern zunehmend angeleitet werden, die förderlichen Kommunikationsanteile (Kontaktaufnahme, -erwiderung, -fortführung und den Erfolg beim Kontaktabschuss) selbst zu analysieren. Sie werden vermehrt für die Wahrnehmung der förderlichen Kommunikationsprinzipien sensibilisiert, die sie auch im alltäglichen Kontakt mit ihrem Kind nutzen können.

Beispiel eines konstruierten videogestützten Elterncoachings

Ein zehneinhalbjähriger Junge wurde von seiner Mutter in der Tagesklinik zur Aufnahme vorgestellt, da sie aufgrund seiner Verhaltensstörungen am Ende ihrer Kräfte war. Außerdem drängte zusätzlich die Sonderschule für Erziehungshilfe auf therapeutische Behandlung.

Der Junge ist das jüngste von fünf Kindern der inzwischen allein erziehenden Mutter. Nur der 13-jährige Bruder, der das Gymnasium besuchte, lebte noch mit im Haushalt. Zwischen den Brüdern kam es des Öfteren zu rivalisierenden, auch gewalttätigen **Auseinandersetzungen**.

Zu seinem Vater hatte der Junge in den letzten Jahren nur ganz selten kurze Kontakte gehabt.

Die Mutter beschrieb als wesentliche Entwicklungsbeeinträchtigung ihres Sohnes die durch den Vater verursachte **Missbrauchserfahrung**, die sie auch als ursächlich für die **autoaggressiven Tendenzen** des Jungen angab. In Stresssituationen habe sich der Junge selbst zerkratzt, gebissen und geschlagen und sei mit dem Kopf gegen die Wand gerannt. Im Schulalltag ist dann noch **Weglaufen, Schulverweigerung und Zündeln** dazu gekommen. Der Auslöser für das Angebot eines videogestützten Elterncoachings war die von der Mutter geäußerte Ohnmacht und Hilflosigkeit. Innerhalb der Durchführungsplanung gab sie als Zielsetzung an, dass sie nach Möglichkeiten für sich suche, wie sie ihren Sohn erreichen und somit Einfluss auf sein Verhalten nehmen könne. Dementsprechend bezog sich die weitere Planung darauf, ob sich in den Videoaufnahmen Anhaltspunkte dafür finden ließen, ob und wie die Mutter ihren Sohn **wirksam anleiten** könne.

Insgesamt kam es zu elf Videoaufnahmen von jeweils 5-minütiger Dauer. Drei davon wurden zunächst in der Tagesklinik und die anderen zu Hause durchgeführt, da die Mutter schließlich auch den älteren Bruder mit einbeziehen wollte. Die Videorückschau fand jeweils in der Tagesklinik statt. Die erste Aufnahme des Zweierkontaktes von Mutter und Sohn wurde bei der Hausaufgabenerledigung gemacht. Bei diesem Termin versuchte der Junge in unterschiedlicher Form, verbal sowie mit Blickkontakt, mit seiner Mutter in Kontakt zu treten und ihre Aufmerksamkeit zu finden. Die Mutter wiederum widmete ihre Aufmerksamkeit hauptsächlich seinen Büchern und Hef-

ten, in denen sie inhaltlich die Aufgabenstellung ihres Sohnes nach-
vollzog, reagierte weder auf seine Beschreibungen, noch auf seinen
suchenden Blickkontakt. Erst als der Junge in einen derben, ausfälli-
gen sprachlichen Ausdruck verfällt, reagiert die Mutter durch Blickkontakt und der sprachlichen Aufforderung, er solle diesen Ton sein
lassen, er wisse doch, dass sie dies nicht möge. Der Junge erwidert
diese Reaktion seiner Mutter mit strahlenden Augen und einem brei-
ten Grinsen im Gesicht.

Diese Schlüsselstelle des Videos ist innerhalb der Rückschausitzung
für die Mutter besonders prägnant, da ihr die **Kontaktsuche** ihres
Sohnes bewusst wird und sie sich gleichzeitig durch seine strahlenden Augen als Mutter bestätigt sieht. Dadurch findet sie Mut und
Energie sich auf weitere Videoaufnahmen einzulassen. Als weitere
Zielsetzung möchte sie nun einerseits ihrem Sohn über vermehrte
Erwiderung seines Blickkontaktes ihre Aufmerksamkeit schenken
und ihn andererseits auch verstärkt dazu anleiten, ihre Anweisungen
zu befolgen.

In den nächsten beiden Aufnahmen von **Spielsituationen** mit der
Mutter in der Tagesklinik zeigt der Junge ihr gegenüber weiterhin eine respektlose Dominanz und Aufsässigkeit, die sie durch zunehmend klarere Anweisungen sowie durch nochmalige verstärkende
Wiederholung ihrer Aufforderung gut pariert. Innerhalb der weiteren
Rückschausitzungen erfährt sie sich selbst als zunehmend wirksam
und erlebt, wie ihr Junge sich mehr und mehr auf ihre Anweisungen
einlässt. Dementsprechend gestärkt, erweitert sie erneut ihre Zielsetzung nun auch auf ihren 13-jährigen Sohn, mit dem sie sich jetzt
auch auseinander zu setzen traut. Dieser sei eigentlich der, der ihr
hauptsächlich das Leben schwer mache, sie ständig anginge und sie
als Mutter „auflaufen" ließe. Sie möchte jetzt lernen sich auch ihm
gegenüber durchzusetzen.

Ab diesem Zeitpunkt wird das **videogestützte Elterncoaching zu Hause** bei der Familie durchgeführt. In den weiteren Aufnahmen reagiert der jüngere Sohn weniger dominant und zeigt häufiger seiner Mutter gegenüber unterstützendes Verhalten. Sein älterer Bruder dagegen verstrickt seine Mutter weiterhin in quälende, langatmige und zermürbende Diskussionen und verführt sie zuweilen auch dazu sich ihm gegenüber für ihr Verhalten zu rechtfertigen. Innerhalb der Rückschausitzungen wird der Mutter deutlich, dass sie ihren älteren Sohn auch über ihre **Aufmerksamkeit** erreichen und seine dominanten und anfeindenden Attacken damit unterbinden kann. So erteilt sie ihm z.B. bei einem Spiel die Aufgabe die Spielregeln zu erklären und lobt ihn anschließend dafür, was der Junge mit einem Lächeln honoriert. Innerhalb der Rückschausitzung zu diesem Video fühlt die Mutter sich durch diese Szene in ihrem Handeln bestätigt und freut sich unter Tränen, da sie spürt, dass ihre bitteren Kämpfe mit ihren Söhnen nachlassen und dass allmählich wieder mehr Freude in die Familie zurückkehrt.

Fortan richtet sie vermehrt **positive Kontaktangebote** an ihren älteren Sohn, um damit bewusst auf sein Bedürfnis nach Aufmerksamkeit zu reagieren. In den weiteren Rückschausitzungen findet sie sich in ihrem Vorgehen durch die positiven Reaktionen ihres Sohnes bestätigt und wird zunehmend sicherer in ihrem Vorgehen.

Schließlich, innerhalb der Abschlussphase, bekommt sie noch zusätzliche Hilfestellung darauf zu achten, zu beiden Söhnen einen guten Kontakt aufrecht zu erhalten. Deshalb wird ihr anhand entsprechender Videosequenzen gezeigt, wie sie die Aufmerksamkeit ihrer Söhne erhält und für die Anleitung eines gemeinsamen Kontaktes mit beiden Kindern nutzen kann. In den Videobeispielen sieht sie sich erfolgreich im **wechselnden Kontakt** zwischen ihren Söhnen. Sie nimmt dazu jeweils Blickkontakt zu ihnen auf, zeigt ihnen jeweils ihre Aufmerksamkeit und **Anerkennung**. Sie sieht, wie daraufhin ihre Söhne ihre Anweisungen befolgen, sich über ihre positive Aufmerksamkeit freuen und sich auch ihr gegenüber respektvoll und wertschätzend äußern. Darüber hinaus entwickeln sie sich auch in ihrem Kontakt untereinander zunehmend rücksichtsvoll und gegenseiig unterstützend.

Somit gelingt es der Mutter schließlich das Verhalten ihrer Kinder positiv zu lenken. Durch ihre deutlichen Erfolge und Selbstwirksamkeit als Mutter ist sie insgesamt sicherer geworden und hat nun, unter weiterer ambulanter Anbindung an die Tagesklinik, das Zutrauen mit ihren Söhnen alleine zurecht zu kommen.

Wie kann Elterncoaching in den klinischen Bereich integriert werden?

Alltagsanforderungen in der Klinik bilden Grundlagen für Lernerfahrungen des Kindes

Während der klinischen Behandlung ist das Kind in seinem Kontakt mit den verschiedenen Bereichen, wie z.B. der Kindergruppe, Schule, Therapien, Freizeitaktivitäten, Pflege- und Erziehungsbereich, etc. ähnlichen Anforderungen ausgesetzt wie in seinem häuslichen Umfeld.

Folglich zeichnen sich auch in der Klinik die Schwierigkeiten des Kindes ab, die es auf seinen Entwicklungsstand bezogen, bei der Alltagsbewältigung zeigt. In der Regel haben sich die Klinikmitarbeiter darauf spezialisiert, das ihnen anvertraute Kind verantwortungsvoll bei der Bewältigung der Alltagsanforderungen zu unterstützen und zu fördern. Gelegentlich muss das Kind auch in unangemessenem, expansivem Verhalten eingegrenzt werden.

Dabei ist es für die Mitarbeiter des Pflege- und Erziehungsdienstes meistens selbstverständlich, dass es die Verantwortung für die Verhaltensveränderung des Kindes übernimmt, dabei auf die eigenen

Erfahrungen zurück greift und für die Anleitung des Kindes seine eigene Autorität einsetzt.

Nicht selten passt sich das Kind in Folge den neuen Gegebenheiten, den Bezugspersonen und veränderten Lebensbedingungen an - das bisherige Problemverhalten relativiert sich.

Nach der Rückkehr in die Familie treten jedoch nach einiger Zeit die Probleme erneut zu Tage, da sich der Problemkontext im häuslichen Umfeld nicht wesentlich verändert hat.

Erprobung von Elternwirksamkeit innerhalb der Klinik

Bezogen auf eine anhaltende Veränderung bieten die Anforderungen und Probleme innerhalb des Klinikkontextes ein ausreichend großes Übungsfeld für die Erprobung elterlicher Interventionen zur Problemlösung. Um diese effektiv zu gestalten, verändert sich die Rolle der Mitarbeiter des Pflege- und Erziehungsdienstes dahingehend, dass sie Aufgaben nicht selbst lösen, sondern sie als Problemstellung an die Eltern weiterleiten – sie werden zur Grundlage ihres Elterncoachings.

In der Umsetzung ergeben sich weitere Fragen:

- *Wie lässt sich der Umgang mit schwierigen Situationen aus dem familiären Alltag in den klinischen Kontext übertragen und erproben?*
- *Lassen sich Eltern dazu motivieren?*
- *Kann dementsprechend eine Kooperation zwischen Eltern und Personal hergestellt werden?*
- *Was trägt dazu bei, dass Eltern auch während des Klinikaufenthaltes die Verantwortung für ihr Kind behalten und ausüben?*
- *Welche Unterstützung benötigen sie dazu von Seiten des Pflege- und Erziehungsdienstes?*
- *Welche Voraussetzungen wiederum sind auf Seiten des Pflege- und Erziehungsdienstes notwendig?*

Als Antwort auf diese Fragen können keine generellen Konzepte vorgegeben werden. Hilfreich ist es sicherlich, schon bei der Aufnahme darauf zu achten, dass man nicht aus der Expertenrolle heraus in die Situation gerät, die Verantwortung für Problemlösungen zu übernehmen oder übertragen zu bekommen. Darüber hinaus hängt vieles davon ab, inwieweit es gelingt, gute Kooperation mit den Eltern herzustellen und welche Ressourcen diese dabei aufbringen können. Das Elterncoaching wird außerdem durch die jeweiligen Ressourcen der Einrichtungen begrenzt.

Für die Umsetzung des Elterncoachings auf Station bieten sich thematische Hospitationen der Eltern an. Dies kann in Form von gemeinsamen Spielen, Begleitung bei der Hausaufgabenbetreuung, Teilnahme an Unterricht, Mahlzeiten oder Aktivitäten sowie bei der Anleitung zum Zimmeraufräumen geschehen.
Darauf bezogen ist eine Absprache zwischen Eltern und PED bezüglich des Angebotes an Unterstützung und des Handlungsrahmens notwendig.

Abschließend sei das aufsuchende Elterncoaching bei den Familien erwähnt, das ein erweitertes Verständnis des häuslichen (Problem-) Kontextes bewirkt und in der Regel die Eltern sicherer werden lässt, da sie unter realen Bedingungen ihre Wirksamkeit erfahren.

Literatur

Brisch, K., Hellbrügge, T. (Hg.) (2003):
Bindung und Trauma, Klett-Cotta Verlag, Stuttgart

Goltsche, I. (2009):
Anwendungsbereiche des Video-Home-Training VHT Geglücktes im Blick,
Verlag Julius Klinkhard, Bad Heilbronn

Grossmann, K., Grossmann, K. (2004):
Bindungen - das Gefüge psychischer Sicherheit, Klett-Cotta Verlag, Stuttgart

Kaweh, B. (2005):
Das Coaching-Handbuch für Ausbildung und Praxis,
VAK Verlags GmbH Kirchzarten bei Freiburg

Kreuzer, M., Räder, H. (Hg.) (1999):
Video-Home-Training, Kommunikation im pädagogischen Alltag; eine erprobte
Methode (nicht nur) in der Familienhilfe Fachhochschule Niederrhein,
Fachbereich Sozialwesen, Mönchengladbach, 2. erw. Aufl.

Pleyer, K.H. (2003):
Parentale Hilflosigkeit, ein systemisches Konstrukt für die therapeutische und
pädagogische Arbeit mit Kindern, in: Familiendynamik, 28 (4): S.467-491.

Pleyer, K.H. (2004):
Co-traumatische Prozesse in der Eltern- Kind- Beziehung, in:
Systhema, 18(2): S.132-149

Radatz, S. (2006):
Einführung in das systemische Coaching, Carl-Auer-Systeme Heidelberg

Schepers, G., König, C. (2000):
Video Home Training, Eine neue Methode der Familienhilfe,
Beltz Editionsozial, Beltz Verlag, Weinheim

Tsirigotis, C., von Schlippe, A., Schweitzer-Rothers, J. (Hg.) (2006):
Coaching für Eltern, Mütter, Väter und ihr „Job", Carl-Auer-Systeme, Heidelberg

Die Integration der Genogrammperspektive in die pädagogische Biografiearbeit bei stationär betreuten Kindern

A. Nickolaus

Eltern- und Familienarbeit ohne Familienpräsenz auf der Grundlage von Biografiearbeit

Der hier im folgendem erläuterte Arbeitsansatz findet in einem stationären Leistungsangebot statt, welches großen Wert auf Familienarbeit legt. Sie ist in diesem einer der Schwerpunkte der pädagogischen Arbeit seit zehn Jahren. Die Familienarbeit dieser Kinderwohngruppe ist nach dem systemischen Ansatz ausgerichtet. Das pädagogisch-therapeutische Team lässt sich von zwei Grundsätzen leiten:

* Elternarbeit ist Arbeit für die Kinder
* Die Eltern sind die Experten für ihre Kinder

Das gesamte pädagogische Team arbeitet in verschiedenen Funktionen und mit unterschiedlichen Aufgaben mit den Familien, man bemüht sich um ein ganzheitliches Sehen des Familiensystems.
Die Eltern- und Familiengespräche werden grundsätzlich von zwei Pädagogen durchgeführt: der/dem Bezugspädagogin/Bezugspädagogen des Kindes und der Elternberaterin.

Der Bezugspädagoge vertritt in besonderer Weise die Bedürfnisse und Sichtweise des Kindes. Er achtet darauf, dass die Perspektive des Kindes genügend Beachtung findet. Des weiteren sorgt er dafür, dass auch die Geschwister der fremdplatziert lebenden Kinder in die inhaltliche Arbeit mit einbezogen werden, wenn nötig findet ein Geschwistercoaching statt.

Die Elternberaterin arbeitet in besonderer Weise mit den Eltern, aber auch mit den Großeltern und weiteren wichtigen familiären Bezugspersonen. Dadurch wird gewährleistet, dass sowohl Kind als auch Eltern im gleichen Maß Unterstützung bekommen, das Familiensystem als Ganzes gesehen und gestärkt wird.

Ein Hauptziel dieser intensiven Form von Familienarbeit ist die Rückführung der Kinder in ihr Herkunftssystem. Diese wird durch eine halbjährige Rückführungsphase intensiv gestaltet: mittels Probewohnen der Kinder im Familienalltag zu Hause, durch vermehrte Familiengespräche und Übertragung von Sorgerechtsaufgaben an die Eltern.

Um diesem Ziel näher zu kommen, arbeitet das pädagogische Team u.a. mit Genogrammen. Die Er- und Bearbeitung derselben mit Kindern ist einer der Arbeitsschwerpunkte geworden. Die Eltern sind dabei nicht persönlich präsent – das Kind/der Jugendliche erhält jedoch durch die Biografiearbeit Klarheit über seine familiären Beziehungen und seine Situation hierin.
Die Genogrammperspektive bietet viele interessante Möglichkeiten zur Bildung von Hypothesen und Interpretationen. Diese werden als Grundlage für weitere pädagogische Interventionen heran gezogen.

In der Arbeit mit jüngeren Kindern bedarf es einer besonderen pädagogischen Hinführung. Die Erfahrung, ein Genogramm zu erstellen, ist für sie neu und muss erst in einen für sie überschaubaren Zusammenhang gestellt werden.

Theoretische Grundlagen der Genogrammarbeit

Damit diese Arbeit transparenter wird, sei hier kurz der theoretische Hintergrund zur Genogrammarbeit und deren Anwendungsmöglichkeiten erklärt.

Bei einem Genogramm handelt es sich um die piktographische Darstellung des Familiensystems. Dabei werden alle Familienmitglieder unter besonderer Berücksichtigung ihrer biologischen und rechtlichen Beziehungen, in der Regel über drei Generationen hinweg, eingezeichnet. Durch die visuelle Darstellung ermöglicht das Genogramm, auch bei komplexen Familienstrukturen, einen schnellen Überblick.

Ein Genogramm besteht aus einfachen Symbolen. Jedes steht dabei für ein Familienmitglied. Die zwei Hauptsymbole unterscheiden zwischen männlichem und weiblichem Geschlecht, die Verbindungslinien geben Rückschluss auf die Beziehungen der einzelnen Familienmitglieder.

Männl. □   Weibl. ○   Männl. ▣   Weibl. ◎

Geschlechtssymbole   Indexperson

Schwangerschaft △   Totgeburt ⊠ ⊗   Fehlgeburt ●   Abtreibung ⋏

Symbole für Schwangerschaft, Totgeburt, Fehlgeburt und Abtreibung

eineiig ⚭   zweieiig

H. 1980

Zwillinge   Eheliche Verbindung

H. 1980 T. 86 S. 88

H.55 S.59 | H.60 S.70 | H.80 T.83

Trennung und Scheidungen   Ein Mann mit mehreren Ehefrauen

H.40 S.47 | H.50 S.52 | H.55 S.80

seit 1986

Eine Frau mit mehreren Ehemännern   Unverheiratetes Paar

H.55 S.59 | H.72 S.75 | H.80 | H.73 S.76 | H.77 T.79

Ehepartner, die jeweils mehrere Ehen geschlossen haben

(Mc Goldrick,M., Gerson, G. (2000):
Genogramme in der Familienberatung, Bern, 2. Auflage)
© mit freundlicher Genehmigung des Hans Huber Verlages, Hogrefe AG, Bern

Kategorien zum Hypothesenaufbau und zur Interpretation von Genogrammen

Aus einem Genogramm können die vielfältigsten Hypothesen abgeleitet werden. Die äußeren Beziehungsstrukturen (Familienzusammensetzung, Geschwisterkonstellation, besondere Familienstrukturen, Haushaltszusammensetzung) müssen dabei berücksichtigt werden. Aufgestellte Hypothesen über bestimmte Themen, Rollen und Beziehungen sollten im Zuge der weiteren Genogrammarbeit regelmäßig überprüft, revidiert oder erweitert werden.

Das Genogramm wird überprüft auf Muster des Gegensatzes und des Gleichgewichts, unter den Aspekten der Familienstruktur, Rollen, Ressourcen sowie Ebene und Stil von Funktionalität. Diese Überprüfung kann Aufschluss darüber geben, wie die Familie mit Ungleichgewichten umgehen könnte, die das Familiensystem nachhaltig belasten (Rollenzuweisungen, psychische Erkrankungen, Suchtstrukturen, etc.). Aus systemischer Sicht wird angenommen, dass Familiensysteme immer einen Ausgleich, eine Waage, suchen.

Die im Genogramm verzeichneten Daten erlauben Rückschlüsse darüber, welche Übergänge im Lebenszyklus die jeweilige Familie zu bewältigen hatte. Größere Unterschiede zwischen den Angaben bestimmter familiärer Ereignisse bzw. dem Lebensalter der betroffenen Familienmitglieder können bewusst gemacht und es kann damit gearbeitet werden. Der kulturelle Rahmen der Familie sollte besonders berücksichtigt werden.

Übergreifende Muster einer oder mehrerer Generationen (von Beziehungsmustern, Wiederholungen in der Familienstruktur oder Muster der Funktionalität bzw. Dysfunktionalität) geben deutliche Hinweise darauf, dass diese für Gegenwart und Zukunft bedeutsam sind und fortwirken werden. Wenn der Anwender des Genogramms ein solches Muster entdeckt, kann er es dem Familienmitglied bei Bedarf aufzeigen und gemeinsam am „Ausstieg" aus diesen Mustern arbeiten.

Die Untersuchung kritischer Lebensereignisse und Veränderungen in den Funktionen innerhalb der Familie versetzt den Betrachter in die Lage, systemische Verbindungen zwischen scheinbaren Zufällen herzustellen. Auch so genannte **Jahrestagsphänomene** (sich immer zum gleichen Jahrestag wiederholende Ereignisse; es finden an einem Tag mehrere Ereignisse in einer Familie statt, z.B. Heirat, Suizid, etc.) lassen sich in diesem Zusammenhang leichter erkennen. Die im Genogramm verzeichneten Daten ermöglichen es dem Anwender, die für die Familie relevanten Begebenheiten im sozialen, ökonomischen, historischen und politischen Kontext zu sehen (Auswanderungen, Kriege, Wirtschaftskrisen, politische und religiöse Begebenheiten etc.).

Mit Hilfe von Genogrammen lassen sich intensive **Beziehungen** in einer Familie aufdecken. Unter Berücksichtigung der Struktur innerhalb der Familie und ihrer momentanen Position im Lebenszyklus können Hypothesen über die wichtigsten Dreiecksmuster (Beziehungsdreiecke) und Grenzen dieser Familie aufgestellt werden.

Beziehungsdreiecke sind Einheiten, die aus drei Einzelbeziehungen bestehen. Dabei muss jede einzelne Beziehung von den beiden anderen abhängig sein. Der Prozess der **Triangulation** (die Bildung von Beziehungsdreiecken in der Familie; Triade = Dreieck) setzt zwei Personen voraus, die ihre konflikthafte Zweierbeziehung um eine dritte Person erweitern. Der Konflikt soll in der ursprünglichen Beziehung verdeckt und/oder entschärft werden. Es findet eine Konfliktumleitung statt.

Das Beziehungsdreieck wird letztlich definiert durch eine bewusste oder unbewusste Absprache, durch eine Koalition für oder gegen den Dritten. Jegliches Verhalten einer Person im Beziehungsdreieck ist Funktion und Folge des Verhaltens der zwei anderen Personen innerhalb des Beziehungsdreiecks. Das Genogramm ist in diesem Zusammenhang ein besonders hilfreiches Mittel zur Interpretation und zum Entwirren von Beziehungsdreiecken. Familienmitglieder lernen sich von starren Familienstrukturen zu befreien, wenn ihnen diese Muster bewusst gemacht werden.

Zusammenfassend lässt sich sagen, dass es sechs **Kategorien zum Hypothesenaufbau und zur Interpretation von Genogrammen** gibt:

◆ Familienstruktur (Schwerpunkte: Haushaltszusammensetzung, Geschwisterkonstellation, ungewöhnliche Familienkonstellation)
◆ Familiengleichgewicht bzw. – Ungleichgewicht (Schwerpunkte: Familienstruktur, Rollen, Funktionalität und Ressourcen)
◆ Familiärer Lebenszyklus
◆ Generationsübergreifende, repetitive (= sich wiederholende) Muster (Schwerpunkte: Funktionalität, Beziehungen, repetitive Strukturmuster)
◆ Lebensereignisse und Funktionalität (Schwerpunkte: Zusammentreffen wichtiger Ereignisse, Auswirkungen von Veränderungen im Lebenszyklus und traumatischer Ereignisse, Jahrestagesreaktionen, soziale, ökonomische und politische Ereignisse im historischen und gesellschaftlichen Kontext)
◆ Beziehungsmuster und Beziehungsdreiecke (Schwerpunkte: Triade, Beziehungsdreiecke, verbreitete Paardreiecke, Dreiecke in Scheidungs- und Stieffamilien sowie in Familien mit Pflege- und Adoptivkindern, generationsübergreifende Beziehungsdreiecke, Beziehungen außerhalb der Familie)

Fallbeispiel Simon

Um ein Beispiel aufzuzeigen, wie ein Genogramm mit einem Kind entstehen kann, möchte ich im Folgenden eine Fallvignette schildern.

Simons Vorgeschichte

Simon (12 Jahre) lebte seit drei Jahren in der Kinderwohngruppe. Das Sorgerecht liegt bei der Kindesmutter, das Aufenthaltsbestimmungsrecht bei dem für ihn zuständigen Casemanager.

Simon ist aufgrund der psychotischen Erkrankung seiner Mutter zusammen mit seiner 11-jährigen Schwester N. seit seinem 3. Lebensjahr in immer wiederkehrendem Rhythmus in verschiedenen **Pflegestellen** vom zuständigen Jugendamt fremd untergebracht worden. Institutionen und Nachbarn der Familie machten das Amt für soziale Hilfen auf diese aufmerksam. Die Kindesmutter (im weiteren Textverlauf KM) lebte seit Simons zweitem Lebensjahr mit ihren Kindern alleine. Der Vater verließ die Familie, kehrte in sein Herkunftsland zurück und brach den Kontakt ab.

Sobald sich der gesundheitliche Zustand der KM stabilisiert hatte, focht diese die Fremdunterbringung an, so dass ihre Kinder daraufhin wieder in ihr Elternhaus zurückkehrten. Dieser Ablauf wiederholte sich acht Mal.

Simon übte in der Pflegestelle massiven Druck auf seine jüngere Schwester aus. Er ging diese mehrfach gewalttätig und grenzüberschreitend an. Zusätzlich bedrohte die KM die Pflegestelle und forderte die Herausgabe ihrer Kinder, in erster Linie die Herausgabe von Simon. Sie tauchte unangemeldet in Schule und Pflegestelle auf, folgte den Kindern ständig, versuchte deren Ansehen zu schaden, und versetzte Nachbarn, Schulklassen und Freunde der Kinder in Angst.

Daraufhin brachte das Amt für soziale Dienste Simon in unserer Einrichtung unter. Die KM war mit dieser Form der Unterbringung nur einverstanden, da sie wusste, dass wir stark mit der Option der Rückführung in das Herkunftssystem der Kinder arbeiten, die Kooperation mit den Familien uns sehr wichtig ist.

Seitdem lebte Simon in der **Kinderwohngruppe** und hielt mehr oder weniger zeitlich intensiven Kontakt zur KM. In der Regel telefonierten sie mindestens einmal wöchentlich miteinander und er verbrachte ein Wochenende im Monat bei ihr, soweit ihr psychischer Zustand dies erlaubte.

Simon war während seiner Unterbringung in unserer Einrichtung mehrfach in der örtlichen Institutsambulanz vorstellig und befand sich in einer Langzeitpsychotherapie eines analytischen Kinder- und Jugendlichentherapeuten (VAKJP). Er besuchte zwei Mal pro Woche Sitzungen.

In Gesprächen mit seinen Bezugspädagogen äußerte Simon seinen Unmut darüber, dass er so wenig über seine **Familie** und deren **Geschichte** wisse. Er leide unter diesem Umstand und suche nach einem Ausweg.

Besonders konfrontiert mit dieser Tatsache sah sich Simon, als er im Spanischunterricht in der Schule einen Stammbaum aufstellen sollte und sich hierbei, im Gegensatz zu seinen Mitschülern (die wohl sehr ausführlich mit einer Menge von Informationen und Personenangaben arbeiten konnten), nur auf insgesamt drei Personen beziehen konnte: seine Mutter, seine Schwester und sich selbst.

Dadurch gab es einen aktuellen Anlass, mit ihm an diesem Thema zu arbeiten. Die sich daraus ergebenden **Genogrammperspektiven** sollten und konnten in die weitere pädagogische Arbeit mit ihm integriert werden.

Auch im Vorfeld dieser Begebenheit thematisierte Simon mehrfach sein Bedürfnis, sein **Familiensystem** besser verstehen zu wollen. Insbesondere wollte er Kontakt aufnehmen zu seiner Schwester, die in der Pflegefamilie lebte, in welcher Simon vorher ebenfalls zwei Jahre lebte.

Simon fühlte sich zu dieser Zeit häufig unglücklich, da er sich seiner Fremdunterbringung sehr bewusst war. Er zog sich stark zurück und vermied nach Möglichkeit jede Teilnahme am pädagogischen Gruppenalltag. Seiner Aussage nach war dies auch die Begründung für sein mehrmaliges Weglaufen aus der Kinderwohngruppe.

Des Weiteren sehnte er sich nach familiärer Anbindung, insbesondere wenn er in der Wohngruppe miterlebte, dass Kinder in ihr Herkunftssystem oder andere familienähnliche Systeme rückgeführt wurden. Simon sah sich daneben perspektivlos.

Einführung der praktischen Arbeit

Zum verabredeten Termin verhielt sich Simon ausweichend und machte den Vorschlag, unseren Termin zu verschieben. Dabei ging von ihm ein deutliches Zeichen des Unbehagens aus. Es schien, dass Simon Angst davor hatte, mit mir zu arbeiten, da er nicht wusste, worauf er sich einließ. Dies schien ein großer Gegensatz zu seinem Wunsch zu sein, mehr über seine Familie und deren Geschichte wissen zu wollen.

Klärung der Arbeitsebene

Daher musste mit Simon zunächst eine gemeinsame Arbeitsbasis geschaffen werden. Es mussten genauere Absprachen getroffen und Richtlinien und Regeln für unsere Arbeit aufgestellt werden, damit ihm mehr Sicherheit vermittelt wurde.

Er konnte sich nun deutlich entspannter auf unser Projekt einlassen und wir setzten uns für ein Vorgespräch zusammen.

Zunächst wurde die Begründung für unsere Arbeit mit ihm besprochen, ihm wurden die Vorteile erläutert und es wurde darum gebeten, unseren Arbeitshergang und die daraus entstehenden Arbeitsergebnisse in unseren pädagogischen Alltag einfließen lassen zu dürfen. Dies gestattete er und es wurde zudem verabredet, dass die Ergebnisse und Inhalte unserer Arbeit nur in gemeinsamer Absprache und unter Berücksichtigung seiner Wünsche und Bedürfnisse nach außen weitergegeben werden sollten.

Benennung der inhaltlichen Themen

Anhand grüner, gelber und roter Notizkarten grenzte Simon beim **ersten Termin** die Themen, die er bearbeiten wollte, ein und legte selbst Schwerpunkte fest: Simon bekam die Aufgabe, die grünen Karten mit den Themen zu beschriften, die er auf jeden Fall behandeln möchte; die roten Karten mit den Themen, die er auf gar keinen Fall thematisieren möchte, und die gelben Karten mit den Themen, bei denen er sich noch nicht sicher sei, ob er sie im Rahmen unserer Arbeit ansprechen wolle.

Zunächst beschriftete er einen roten Zettel mit dem Thema: *"Warum ich nicht bei meiner Mutter lebe!"* und einen weiteren roten Zettel mit dem Thema *„Was sind meine Probleme!"* Auf meine Nachfrage, was er mit Problemen meine, erklärte er „im Umgang mit Anderen". Nach kurzem Zögern schrieb er auf den unteren Teil des Zettels *„Geheimnisse mit Mama"*. Er gab mir dazu folgende Erklärung: er meine damit Sachen, die seine Mutter dem Team nicht mitteilen wolle, da sie Angst davor habe, dass sie dadurch ausspioniert würde.

Simon wurde erklärt, dass es Geheimnisse gebe, die einem gut tun und andere die einem nicht gut tun würden, und dass man sich von den Geheimnissen, die einen beunruhigen und einem schaden, lösen und eine Vertrauensperson hinzuziehen sollte. Er wurde darum gebeten, die Geheimnisse daraufhin zu überprüfen. Da es sich aber um eines seiner Tabuthemen handelte, wurde mit ihm nicht weiter darauf eingegangen.

Weitere rote Karten beschriftete er nicht. Die Beschriftung der roten Karten war sein wichtigster Schritt bei diesem ersten Arbeitskontakt, da er hiermit die Tabuthemen klar benannt hatte. Diese standen nicht mehr unausgesprochen im Raum, sondern wurden schriftlich festgehalten und waren damit transparent.

Als nächstes beschriftete Simon aufgrund seiner Erfahrung mit der Arbeit an seinem Stammbaum in der Schule einen grünen Zettel mit dem Thema: *„Wer gehört alles zu meiner Familie?".*
Am einfachsten fiel ihm die Beschriftung einer gelben Karte mit den Worten *„Stapel nicht zu gebrauchen!".* Seiner Meinung nach würde er mögliche Themen sofort in die rote und grüne Kategorie einsortieren.

Abschließend prüfte Simon noch einmal die Karten auf Korrektheit und Vollständigkeit. Er überlegte einen Augenblick und beschriftete eine neue grüne Karte mit dem Thema *„Wer und wo ist mein Papa?".* Hierzu sagte Simon, er hätte zunächst nicht gewusst, ob er dieses Thema benennen dürfe, da die Auseinandersetzung mit seinem Vater seiner Mutter gewiss nicht gefallen würde. Besagtes Thema sei aber für ihn sehr wichtig. Daher wolle er seiner Mutter zunächst nichts davon berichten. Die Entscheidung, ob er ihr dies mitteilen solle oder nicht, wurde ihm frei gestellt – jedoch wurde ihm zu bedenken gegeben, dass es natürlich sei, wenn er sich damit beschäftige. Sein Vater sei für ihn ein wichtiger Bestandteil seiner Familiengeschichte, ob seiner Mutter dies gefalle oder nicht. Es wäre daher legitim, sich damit auseinander zu setzen. Er wollte sich Gedanken darüber machen. Wir waren mit den ersten Ergebnissen sehr zufrieden und trafen uns zu einer weiteren Verabredung.

Der **zweite Termin** begann mit einem Rückblick auf den letzten Termin: Waren die notierten Themen noch aktuell oder sind neue aufgetaucht?
Dieses Vorgehen wurde zu einem festen Ritual bei Beginn und zum Ende einer jeden weiteren Arbeitssitzung. Bis zum letzten Treffen in diesem Arbeitssetting hatte sich an den von Simon festgelegten Themen nichts geändert.

Brainstorming zum Thema Familie

An diesem Treffen sollte mit Simon ein Brainstorming zum Thema Familie gemacht werden. Auf diese Idee brachte mich Simon als er äußerte, in unserem Arbeitssetting Angst davor zu haben, genau wie im Schulunterricht, nichts über seine Familie zu wissen. Daher wurde im Folgenden das Thema Familie unabhängig von Simons Familie behandelt. In weiteren Arbeitsschritten konnten die vorher gesammelten Schlagworte zum Thema als Basis für die Arbeit an Simons Familie genutzt werden. Der Vorschlag gefiel Simon und er notierte sich ganz allgemein Begriffe zu „Familie".

Zur Unterstützung bekam er drei Leitfragen:
* *Wer gehört zu einer Familie?*
* *Was macht eine Familie?*
* *Was braucht eine Familie?*

Simons Ergebnis belief sich auf 37 Begriffe in folgender Reihenfolge:

Mama, Papa, Oma, Opa, Tante, Onkel, Cousine, Cousin, Paten, Zuhause, Haus oder Wohnung, Sohn/Tochter, Zuwendung, zusammen leben (füreinander da sein), Ausflüge, Freunde/Bekannte, Urlaub/verreisen, Familienstammbaum, glücklich sein, Haustiere, Nationalität (Politik), Geschwister, Verwandte, Vorfahren, Weihnachten feiern, Silvester feiern, Enkel/Enkelin, Neffe, Geld, Vetter, Familientreffen, Geschichten erzählen (über Vorfahren), Regeln, Religion, Familienauto, Vertrauen und Verantwortung.

Simon beendete nach 40 Minuten selbstständig diesen Arbeitsschritt und war überrascht, wie viele Begriffe ihm zum Thema einfielen. Er war äußerst stolz auf sich, äußerte jedoch auch seine Erschöpfung nach dem Brainstorming und die Arbeitssitzung wurde daraufhin beendet.

Durch einen Gesprächstermin mit unserem Fachberater und einer Subteamsitzung über den Verlauf der Arbeit entstand die Idee, mit Simon eine Mappe zum Thema Familie anzulegen. In dieser könnte er seine Arbeitsergebnisse sammeln und diese nach Bedarf einsehen, erweitern, verändern und gestalten.
Dieser Vorschlag gefiel Simon sehr gut, so dass wir an unserem **dritten Arbeitstermin** eine Mappe in seiner Lieblingsfarbe kauften.
Er beschriftete diese mit dem Schriftzug „*Meine Familienmappe*" und übergab sie mir zur sicheren Verwahrung.

Um den Bezug zu unserer letzten Arbeitssitzung wieder herzustellen, wurde erneut die Vielzahl seiner gesammelten Begriffe vom letzten Treffen gelobt und Simon zählte stolz die Notizzettel mit den Begriffen und überprüfte deren Vollständigkeit. Wir breiteten die Notizzettel vor uns aus, um sein Werk zu würdigen. Als nächstes wurde Simon gebeten, einen Begriff seiner Wahl auszuwählen, damit wir diesen auf seine Familie übertragen konnten. Es sollten dazu Informationen gesammelt werden und mit diesen Ergebnissen sollte seine Familienmappe eröffnet werden.

Simon wählte, ohne zu zögern, mit den Worten: *"Papa geht vor!"* den Begriff Papa. Beim nächsten Termin sollte ein Steckbrief von Simons Vater für seine Familienmappe angefertigt werden.
Simon brachte zum nächsten Termin ein Modellflugzeug von zu Hause mit. Dies habe ihm sein Vater gebaut, als er noch ein Baby gewesen sei. Es hing jetzt in seinem Zimmer. Das mitgebrachte Modell wurde als gute Vorbereitung für diesen **vierten Arbeitstermin** gewürdigt, es wurde von Simon „Papamobil" genannt.
Dessen Betrachtung wurde viel Raum gegeben.

Erstellung eines Steckbriefes

Als nächstes stellten wir gemeinsam unter Einbeziehung der Methode eines Detektivrollenspiels ein Raster für den Steckbrief seines Vaters auf und Simon fertigte daraus einen Steckbrief an:

Name, Vorname:
Geburtsdatum:
Beruf: Flugzeugbauer
Andenken: Papamobil
Besondere Merkmale: schwarze Locken
Besondere Fähigkeiten: kann gut zeichnen
weitere Informationen: wohnte mit Simon und dessen Mutter in einer Wohnung bis kurz nach der Geburt von Simons Schwester

---

Abschließend ließ Simon Platz für die

Adresse seines Vaters und etwaige Fotos

Die Adresse, wir erhielten sie vom fallführenden Casemanager, trugen wir aus der Akte in den Steckbrief ein. Bereits vor einem Jahr wurde mit Simon gemeinsam versucht, einen schriftlichen Kontakt zu seinem Vater herzustellen. Jedoch kam bisher keine Antwort. Simon wollte seine Mutter um Fotos, die seinen Vater zeigten, bitten, wenn er sich mutig genug fühlte, sie danach zu fragen.

Erarbeiten des Genogramms

Die eigentliche Überlegung war, mit Simon nach jeder Erarbeitung eines Steckbriefes einer Person seiner Familie nach und nach ein Genogramm mit den gewonnenen Informationen anzufertigen.
Er könnte so aus dem Genogramm einen Stammbaum für sich ableiten. Dabei würde er nicht mehr vor dieser Tätigkeit zurückschrecken müssen, aus Angst, dass er hierfür zu wenige Eigeninformationen habe. Simon war fasziniert von der Skizze des Genogramms und wollte unbedingt selbst dessen Gestaltung weiter ausführen.

Er wurde auf das Risiko aufmerksam gemacht, dass auf diesem Weg, ohne vorherige Sammlung von benötigten Informationen, eine ähnliche Erfahrung wie bei der Erstellung des Stammbaums im Schulunterricht kommen könne.

Simon wollte jedoch sofort an der Genogrammerstellung weiter arbeiten und das damit verbundene Risiko eingehen. Seiner Einschätzung nach könne er an meiner Seite eine erneute schlechte Erfahrung wie in der Schule besser verkraften. Sollte dies dann der Fall sein, könnten wir immer noch meinen Vorschlag bezüglich der weiteren Vorgehensweise annehmen.

Somit arbeiteten wir sofort an der Erstellung seines Genogramms weiter. Dies war ein sehr arbeitsintensiver Prozess und Simon zeigte sich überaus motiviert. Zum Ende dieses Arbeitsprozesses hatten wir ein Genogramm bestehend aus 14 Personen und deren Verbindungen erarbeitet.

Mit diesem Ergebnis war Simon sehr zufrieden und zeigte sich überrascht, wie viel Wissen er einbringen konnte. Simon erfuhr von mir von einem Computerprogramm für Genogrammerstellungen. Die bisher angefertigten Aufzeichnungen, die noch recht unübersichtlich waren, konnten hier eintragen werden. Das hiermit (mit PC) angefertigte Genogramm würde ihm dann gezeigt werden. Simon war damit einverstanden und die Sitzung wurde beendet. Er erzählte in der darauf folgenden Woche immer wieder stolz in der Wohngruppe sowohl den stationär untergebrachten Kindern als auch den Pädagogen von unserer Arbeit, und dass sein Stammbaum doch aus mehr als nur drei Personen bestehe; nämlich zumindest aus 14 Personen, von denen er wisse.

Zu unserem **fünften Arbeitstermin** bekam Simon das mit einem Computerprogramm erstellte Genogramm und ihm wurden die darauf zu sehenden Verbindungen und Symbole erklärt. Wir überprüften alle personenbezogenen Angaben, Daten und Verbindungen auf ihre Korrektheit. Er hatte dem Arbeitsergebnis nichts hinzuzufügen.

Als nächstes planten wir die weiteren Arbeitsschritte. Simon befand, dass ein Genogramm im Gegensatz zu einem Familienstammbaum optisch nicht so ansprechend sei. Ihm wurde daher der Vorschlag unterbreitet, mit den gewonnenen Angaben einen Stammbaum zu erstellen, der nach seinen Vorstellungen und Wünschen in Bezug auf Farbe, Größe und Material gestaltet werden könnte.
Dies lehnte er mit der Begründung ab, dass er mit der Erstellung seines Genogramms und der vorhergegangenen Arbeit am Steckbrief seines Vaters für ihn die wichtigsten Themen zunächst einmal bearbeitet habe.
Er habe lediglich noch den Wunsch, mehr Informationen über seinen Vater zu erhalten. Daraufhin suchten wir in Simons Schulatlas nach dessen Geburtsort. Dieser war nicht verzeichnet, wir fanden jedoch den Geburtsort seiner Mutter. Dadurch war Simon angespornt, mehr über die Angaben in seinem Genogramm herauszufinden, wie Ge-

burtsort seiner Eltern, das Leben im Herkunftsland seiner Eltern oder den Beruf seines Vaters.

Wir beschlossen daher eine Internetrecherche in Verbindung mit einem Büchereibesuch zu unternehmen.
Simon trug sich mit der Überlegung, seinem Klassenlehrer sein Genogramm zu zeigen – auf Grund der Vorerfahrungen in der Schule.
Eine weitere Überlegung war, mit Simon das Standesamt aufzusuchen, um dort mit ihm zusammen noch weitere Informationen zu seiner Familie zu erhalten.
Simon hat die Arbeitstermine sehr genossen. Im Zuge unserer Arbeit schien er bezüglich der Auseinandersetzung und Konfrontation mit seiner Familiensituation relativ stabil und gefestigter als vor der Projektaufnahme.

Kurz danach nahm sein leiblicher **Vater** aus dem Ausland **Kontakt** zur Kinderwohngruppe auf. Gemeinsam konnte eine Annäherung von Vater und Sohn in den darauf folgenden Monaten begleitet werden. Während eines gemeinsamen Besuchs des Geburtsortes des Vaters im Ausland, bei welchem wir bei Simons Großeltern lebten, konnten wir einige weitere wichtige Informationen für die zukünftige Er- und Bearbeitung von Simons Genogramm erhalten (Fotos, Stammbaumdaten, Besuch am Grab der Urgroßeltern, etc.).

Da Simon den Wunsch äußerte, nach diesem für ihn sehr intensiven und emotional aufreibenden **Familienbesuch** im Ausland, mit Sprach- und Kulturbarrieren, eine inhaltliche Arbeitspause einzulegen, arbeiteten wir nicht weiter an seiner Genogrammperspektive.
Inzwischen lebt Simon in einer anderen Einrichtung, da er für unsere Wohngruppe zu alt wurde. Es fand eine gründliche Arbeitsübergabe statt, so dass die Kollegen mit Simon die Arbeit an seinem Genogramm fortsetzen können, wenn er es wünscht.

Seine Mutter sieht er weiterhin regelmäßig, ein Grundstein für den weiteren Kontakt zum Vater ist gelegt, und auch zu unserer Wohngruppe hält Simon den Kontakt.

Schlussbetrachtung

Abschließend sei gesagt, dass auch - wie im Fallbeispiel gezeigt wurde - mit jüngerem Klientel an deren Genogrammperspektive gearbeitet werden kann. Hierfür muss die Herangehensweise auf kindliche Bedürfnisse abgestimmt werden und es bedarf des Einsatzes kindgerechter pädagogischer Methodenvielfalt.

Meiner Erfahrung nach sind Kinder gegenüber inhaltlicher Arbeit an ihrem Familiensystem und somit auch der Genogrammperspektive gegenüber aufgeschlossen, wenn die Umstände ihnen dies ermöglichen.

In diesem Zusammenhang erfahren Kinder ein besonderes Interesse an ihnen und ihren Herkunftsbezügen. Dies stärkt die Basis unserer weiteren pädagogischen Arbeit.

Aus Anwendersicht ergibt sich durch die Genogrammperspektive eine neue Sichtweise auf das Herkunftssystem. Dadurch kann ein besseres Verständnis für die Störungsbilder, Verhaltensauffälligkeiten und Diagnosen des Klienten entwickelt werden.

Literatur

McGoldrick, M., Gerson, R. (2000):
Genogramme in der Familienberatung, 2. Aufl., Bern

Minuchin, S.(1984):
Familien und Familientherapie.
Theorie und Praxis struktureller Familientherapie, Freiburg

Molter, H., Osterhold, G. (Hg.) (2003):
Systemische Suchttherapie – Entstehung und Behandlung von Sucht und
Abhängigkeit im sozialen Kontext, 2. Aufl., Heidelberg

Simon, F., Stierlin, H. (1984):
Die Sprache der Familientherapie - Ein Vokabular, Stuttgart

von Schlippe, A., Schweitzer, J. (2002):
Lehrbuch der systemischen Therapie und Beratung, 8. Aufl., Göttingen

Walthes, R. (1993):
Störungen zwischen Dir und mir. Grenzen des Verstehens und Horizonte der
Verständigung, in: Frühförderung interdisziplinär

Inhouseseminar Genogrammarbeit SOS-Kinder- und Jugendhilfen (2006):
Bremen-Diepholz-Verden

Elternarbeit in speziellen Konzepten und Settings

Ambulantes Nachbetreuungskonzept einer Tagesklinik für Kinder am Bezirkskrankenhaus Bayreuth

M. Küssner

Einführung in das Projekt

„... mit 6 bis 8 Monaten Wartezeit müssen Sie rechnen, wenn Sie einen Termin für Ihr Kind bei uns in der Praxis vereinbaren möchten..."

Hilfesuchende Eltern, mit dem Wunsch nach einem Termin in einer kinder- und jugendpsychiatrischen oder –psychotherapeutischen Praxis außerhalb der KJP werden zwangsläufig mit dieser Information konfrontiert. Darauf reagieren die Eltern oft besorgt und hilflos. Besonders aber dann, wenn ihr Kind durch eine akute Problematik betroffen ist oder wenn es sich in einer intensiven klinischen Behandlung befand und eine Anschlussbehandlung notwendig ist. In beiden Fällen sind die Eltern meist sehr zeitnah auf professionelle Hilfe angewiesen, da es entweder eine Eskalation zu vermeiden oder einen Behandlungserfolg zu stabilisieren gilt.

Auf der Grundlage einer beziehungsintensiven therapeutischen und pflegerisch-pädagogischen Behandlung sowie in Kooperation mit den Eltern wird das Kind entlassen. Dabei zeigt die klinische Erfahrung, dass trotz gründlicher Entlassungsplanung für die meisten Familien die Konfrontation mit dem „ungeschützten" Alltag die größte Herausforderung darstellt. Sei es die hohe Leistungserwartung der Schule, ungeeignete Strukturen im häuslichen Rahmen des Kindes oder belastende Beziehungsaspekte im sozialen Umfeld - die Gefahr, in unerwünschte alte Verhaltensmuster zu regredieren, droht, der Behandlungserfolg wird auf eine massive Probe gestellt. Gerade jetzt erlebt sich die Familie angesichts des Wegfalls des schützenden therapeutisch-intensivpädagogischen Settings der Tagesklinik als hilflos. In dieser Phase sind die Familien auf sich alleine gestellt. Kinder wie auch Eltern haben keine regelmäßigen Kontakte und keine direkten Ansprechpartner mehr, die sie bei der Bewältigung des Alltags begleiten könnten. Die erneute Krise lässt häufig nicht lange auf sich warten, verbunden mit Frustration und Unverständnis auf allen Seiten, einschließlich bei der Kostenabteilung der zuständigen Krankenkasse. Um dies zu vermeiden, brauchen das Kind und seine Familie ein unterstützendes und schützendes Netzwerk, welches die Situation kennt und bei Bedarf, dank einer bestehenden stabilen Vertrauensbasis effektiv einwirken kann.

Die folgende Darstellung des Projekts „Der Pflege- und Erziehungsdienst als Bestandteil ambulanter kinder- und jugendpsychiatrischer Versorgung der Institutsambulanz am Beispiel des Ambulanten Nachbetreuungskonzepts" einer Tagesklinik für Kinder am Bezirkskrankenhaus Bayreuth" soll im Wesentlichen inhaltliche Aspekte beleuchten und bedient sich deshalb qualitativer Beobachtungen anhand der Kontakte mit Kindern und deren Familien.

Grundlagen des Projekts und Rahmenbedingungen für das ambulante Leistungsangebot

Im Bewusstsein um die Notwendigkeit eines solchen Netzwerks und der bestehenden Versorgungslücke entstanden bereits 2005 Impulse und Ideen eine ambulante Betreuung anzubieten.
Zunächst konzipierte der PED der Tagesklinik am Bezirkskrankenhaus Bayreuth wochenstrukturierende Angebote der Einzel- und Gruppenförderung, so z.B. in der Kooperation mit Angehörigen regelmäßige Elterntrainings und eine Angehörigengruppe sowie ein umfassendes Nachbetreuungskonzept. Das therapeutische Team unterstützte den Entschluss, eine vor- und nachtagesklinische ambu-

lante Betreuung anzubieten und war an der Umsetzung maßgeblich beeiligt. Die ärztliche und pflegerische Leitung der Klinik für Kinder- und Jugendpsychiatrie und –psychotherapie genehmigte und förderte das Projekt. Für die Ambulanztätigkeit ist das PED-Team mit 0,05 VK abgestellt, dies entspricht wöchentlich effektiv 2 Stunden. Die Zeitangabe dient als Richtlinie und ist keine Verpflichtung. Da es sich um ein zu implementierendes Projekt handelt, ist kein zeitliches Limit vereinbart. Durchschnittlich sind zwischen 1-3 Kinder regelmäßig in ambulanter Behandlung. Das Spektrum der Störungsbilder umfasst u.a. Aufmerksamkeitsdefizit-syndrom (ADS), Aufmerksamkeits- und hyperkinetisches Syndrom (ADHS), Störung des Sozialverhaltens (SSV), Entwicklungsstörungen, Emotionale Störungen, Elektiver Mutismus (Situative Sprachstörung), Schulphobie (Trennungs- und Verlustangst), Schulangst (Kränkungs- und Entwertungsangst), Enuresis (Einnässen), Enkopresis (Einkoten).

In Zusammenarbeit mit der psychiatrischen Institutsambulanz (PIA) und der bereits bestehenden stationsübergreifenden kinder- und jugendpsychiatrischen Ambulanz des therapeutischen Dienstes wurden die Rahmenbedingungen für das ambulante Angebot des Pflege- und Erziehungsdienstes abgesteckt.
In diesem Zusammenhang ist das spezifische bayerische Abrechnungssystem in den Kinder- und Jugendpsychiatrien zu erwähnen. Es sieht die differenzierte Abrechnung von Zeitwerten und Berufsgruppen vor und fördert somit das ambulante Engagement. Die bundesweite Regelung per Fallpauschale pro Behandlungsfall, stellt demgegenüber in anderen Bundesländern ein ökonomisches Hindernis dar.

Im Herbst 2006 wurden schließlich erstmalig Kinder und deren Familien ambulant durch den PED betreut.
Das ambulante Nachbetreuungskonzept sieht eine zeitliche Nachbetreuung von bis zu drei Monaten vor. Innerhalb dieser Zeit können Termine je nach Bedarf und im Ermessen zeitlicher Personalressour-

cen bis zu zwei Mal wöchentlich vereinbart werden (z.B. Elterntraining und Fußballgruppe).

Gemäß den Richtlinien der Dokumentation gilt, je detaillierter, individueller und konkreter der Betreuungsverlauf anhand der Aufzeichnungen nachvollziehbar ist, desto besser hält diese, im Sinne einer Kostenerstattung, einer etwaigen Prüfung durch den Medizinischen Dienst der Krankenkassen (MdK) stand. Dem Kostenträger muss die Notwendigkeit dieser ambulanten Maßnahme v.a. im Hinblick auf die Vermeidung zusätzlicher stationärer Kosten im Falle einer erneuten Krise bewusst gemacht werden. Hier gilt nach wie vor die im SGB-V geforderte Richtlinie: ambulant vor stationär.

Die effektiv vergütete Zeit ist abhängig von der Art der Betreuung. So kann die in der Einzelbetreuung aufgewendete Zeit beispielsweise in voller Höhe, in der Gruppenbetreuung differenziert nach Klein- oder Großgruppe anteilig (Faktor 0,3 oder 0,6) abgerechnet werden. Für die Betreuung der Familien sollte immer der jeweilige Bezugsbetreuer oder dessen Stellvertreter verantwortlich sein. Mindestens ein Familiengespräch unter der Teilnahme der zuständigen Ambulanzärztin ist aus Abrechnungsgründen zwingend erforderlich.

Ziele des Projekts

Vorrangig:
1. Vorbereitung und Stabilisierung eines nachhaltigen Behandlungserfolgs (SGB V, § 118),
   sowie:
   • Abbau von Hemmschwellen
     (durch vortagesklinische Informationstermine)
   • Reduktion von Informationsdefizit und Vorurteilen
     (durch Infotermine)

- Betreuung des sozialen Umfelds im Erhalt und Ausbau von Behandlungserfolgen im häuslichen Alltag
(durch Elterntrainings)
- Begleiteter Übergang in Familie, Schule, Kindergarten, Einrichtungen etc. (durch Elterntrainings und Hausbesuche)
- Emotionale Stabilisierung durch eine schrittweise Abnabelung vom klinischen Setting, d.h. bestehende Sozialkontakte und Bezugspersonen bleiben vorerst erhalten
(durch Gruppenteilnahme)
- Vermeidung von Hospitalisierung
(z.B. durch außenorientierte Elterntrainings)
- Kundenbindung
- Sicherung von Arbeitsplätzen
- Nutzung von Synergien durch die Teilnahme an bestehenden Gruppen
- Positionierung für die Zukunft bei
- sich verkürzenden Verweildauern
- Entlassungsmanagement

Implementierung und Inhalte der ambulanten Leistungsangebote und Einzelbetreuungsangebote

Informationstermine vor der tagesklinischen Behandlung

In ambulanten Vorgesprächen können interessierte Eltern bereits vor einer möglichen Aufnahme durch die Tagesklinik geführt und informiert werden.

Da auch während der tagesklinischen Behandlung der Kontakt zu den Eltern zumeist sehr intensiv gepflegt wird, ist es sinnvoll, den Eltern frühzeitig das Gefühl zu vermitteln ein wesentlicher Bestandteil der Behandlung zu sein.

Für das Team wiederum ist es eine gute Gelegenheit sich einen ersten Eindruck zu verschaffen und erste Informationen zu sammeln. Die Eltern und das Kind verbinden im Idealfall den Erstkontakt mit der Tagesklinik mit einem freundlichen Gesicht und entscheidenden Informationen, also einem guten Gefühl. Daraus resultierend verlieren viele Eltern ihre Vorurteile und damit die Hemmung ihr Kind behandeln zu lassen. Diese positive Grundhaltung kann beim Einstieg in die Behandlung/Diagnostik aufgegriffen und genutzt werden.

Elterntrainings

Ziele für die Eltern

Die Eltern entwickeln, unter Zuhilfenahme bestehender Erziehungsfähigkeit, alltagsbezogene Erziehungsfertigkeiten. Diese sind dem Störungsbild und den individuellen Ressourcen des Kindes angemessen und werden unter qualifizierter Anleitung und Feedback, eingeübt und stabilisiert

• Ein positives und sicheres Erziehungsverhalten
• Ein Bewusstsein für eigenes Wahrnehmen und Handeln.

Ziele für die Kinder

Die Kinder können das in der Behandlung erlernte Zielverhalten unter fachlicher Anleitung im sozialen Bezugsrahmen der Familie einüben und umsetzen. So z.B.:

• Angemessenes Sozialverhalten mit anderen Kindern, Erwachsenen oder allgemein (z.B. in Konfliktsituationen)
• Steigerung von Konzentration, Ausdauer, Frustrationstoleranz
• Erhöhung von Selbstwert und Selbstbewusstsein

Ziele für die Behandlung allgemein

• Erkenntnisse zur Verhaltensstruktur und zur Beziehungsdynamik zwischen Eltern und Kind
• Aufbau und Stabilisierung einer positiven Eltern-Kind-Beziehung

Wie oft und wie lange wird das Elterntraining angeboten?

* Ca. 1-2 mal wöchentlich
* 30-45 Minuten (zusätzlich Vor- und Nachbesprechungszeit)
* Bis zu drei Monate nach der Entlassung möglich

Wer nimmt teil?

* Behandeltes Kind
* Eltern und an der Erziehung beteiligte Personen (z.B. Großeltern, Erziehungsbeistand)
* Geschwister des Kindes
* Bezugsbetreuer/-in
* Bei Bedarf zuständiger Bezugstherapeut/-in
* Mitarbeiter aus Jugendhilfeeinrichtungen, geplante Pflegefamilien

Was sind die Vorteile?

* Erfassung diagnostischer Erkenntnisse zur Familiendynamik
* Eltern und Kinder lernen in der direkten Interaktion
* Praxisnahe Problembearbeitung mit den Beteiligten
* Nachhaltigkeit der Ergebnisse, da der Transfer in den Alltag begünstigt ist
* Gemeinsame Erfolge stärken die Gemeinschaft und schaffen Vertrauen
* Geschwister können ins Training mit einbezogen werden

Was sind die Inhalte?

* Anleitung zur positiven Verstärkung (u.a. Lob, Belohnung, Punktepläne, Verträge)
* Hausaufgabentraining (u.a. Anleitung, Strukturierung)
* Vermittlung sozialer Kompetenz
  - Kommunikation (Blickkontakt, Ansprache, Formulierung, Verständlichkeit, Sachlichkeit u.a.)
  - Regelbeachtung, Familienregeln (Regeln setzen, Notwendigkeit erkennen und vermitteln, Konsequenzen wählen, aussprechen und umsetzen u.a.)

- Spieletraining (Konfliktverhalten, Konzentration, Regelbeachtung)
- Training lebenspraktischer Fähigkeiten (u.a. Straßenverkehr, Einkauf, Schule, Kindergarten)
- Motivationsmöglichkeiten zur Förderung altersadäquater Fähigkeiten (kognitiv, kreativ, lebenspraktisch, motorisch)
- Aufbau von Selbstbewusstsein und Selbstvertrauen im erzieherischen Umgang mit den Kindern
  (gemeinsame störungsfreie, positive Zeit)
- Schärfung der Wahrnehmung für problematisches Verhalten
- Anleitung zur Selbstreflexion
- Unterstützung und Anleitung zur Alltagsstrukturierung
- Anleitung zum Umgang mit Aggressionen
- Entwicklung von angemessenem Nähe- und Distanzverhalten

Mit welcher Methodik wird gearbeitet?

Coaching:
- Betreuung (Beobachtung, Begleitung)
- Beratung
  (Unterstützung bei Zielformulierung und Maßnahmenauswahl)
- Anleitung (direkte pädagogische Intervention)

Wie sieht der allgemeine Trainingsverlauf in der Entwicklung aus?

Ähnlich der Pflegeplanung sollten, analog zum Pflegeprozess, auch die Aufträge, Ziele und Maßnahmen der ambulanten Nachbetreuung konkret, positiv, messbar und realisierbar erfasst, geplant, durchgeführt, überprüft und bewertet werden. Daraus ergibt sich folgender Ablauf:

Hilfebedarf

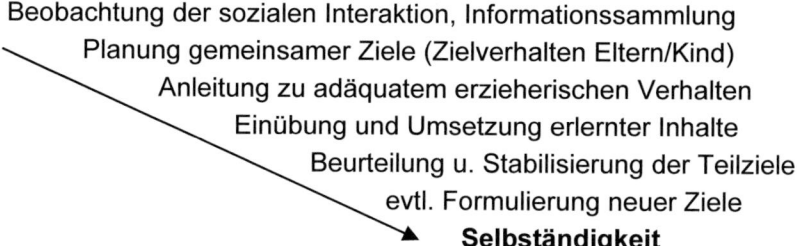

Beobachtung der sozialen Interaktion, Informationssammlung
Planung gemeinsamer Ziele (Zielverhalten Eltern/Kind)
Anleitung zu adäquatem erzieherischen Verhalten
Einübung und Umsetzung erlernter Inhalte
Beurteilung u. Stabilisierung der Teilziele
evtl. Formulierung neuer Ziele
Selbständigkeit

Multiprofessionelle Familiengespräche

Die Behandlungsmodalitäten sehen für die Familie des entsprechenden Kindes mindestens ein Familiengespräch vor. Hierbei anwesend
sind zumindest die zuständige Ambulanzärztin und die Bezugsbetreuer. Der zeitliche Rahmen richtet sich nach dem individuellen Bedarf der Eltern.

Hausbesuche

In eher seltenen Fällen kann es besonders im Zusammenhang mit
der Strukturierung des häuslichen Alltags produktiv sein, die Verhält-
nisse vor Ort zu besichtigen.
Beispiele hierfür sind u.a.:
* Strukturierung der Hausaufgabensituation
* Umgang mit Medien und Spielsachen

Gruppenbetreuungsangebote

„Raufen nach Regeln"

Rempeln, Raufen und Prügeln mit anschließendem Wehgeschrei ist
eine alltägliche und herausfordernde Situation, besonders ausgeprägt in der Behandlung von Kindern mit psychiatrischem Störungs-

bild. Viele Kinder haben Freude am körperlichen Kontakt, an der eigenen Kraft und an der Konfrontation. „Raufen nach Regeln" bedeutet einen kontrollierten Rahmen zu schaffen, der es den Kindern spielerisch ermöglicht sich ihrer Kräfte bewusst zu werden und sie zu messen. Sie lernen adäquat Aggressionen abzubauen, Respekt vor dem Gegner zu beweisen, mit Sieg und Niederlage umzugehen. Die Rituale und Regeln, die für die Spiele aufgestellt werden, wirken sich positiv im „Streitalltag" aus. Sie tragen zu einem klar strukturierten und konsequenten Umgang untereinander bei und fördern damit das Sozialverhalten spürbar.

Zeit:	- 14-tägig, montags 14:00-15:00 Uhr
Teilnehmer:	- Kinder der Tagesklinik (ca. 5-10)
	- Ambulant betreute Kinder
	- 2-3 Mitarbeiter des PED, evtl. Angehörige
Raum:	- Motopädieraum/Außenbereich der KJP

Ziele:
* Entwicklung der Sensibilität für die eigene Kraftanwendung
* Kontrollierter Abbau von Aggressionspotential
* Erlernen und Akzeptieren von Grenzen und Regeln
* Förderung von Grobmotorik und Koordination
* Vermittlung von Erfolgserlebnissen
* Förderung der Selbstakzeptanz
* Konfliktfreier Umgang mit Misserfolgen
* Einsatz und Ausbau von körperlichen Fähigkeiten

Inhalt:
* Spiele
  (Vertrauens-, Kommunikations-, Wettkampf- und Raufspiele)

Ablauf:

1. Begrüßungsrunde
   - Vorstellung neuer Kinder
   - Kurze Reflexion zur Stimmungslage
   - Einleitung in die Gruppe
2. Erarbeitung und Wiederholung der Regeln
   („Tu keinem weh", „Spielstopp", „Freiwilligkeit",
   `Schiedsrichterurteil`)
2. Erklärung und Durchführung der Spiele
3. Abschlussrunde mit Nachbesprechung

Entspannungsgruppe

Zeit:	- 14-tägig, montags 14:00-15:00 Uhr
Teilnehmer:	- Kinder der Tagesklinik (ca. 5-10)
	- Ambulant betreute Kinder
	- 2-3 Mitarbeiter des PED, evtl. Angehörige
Raum:	- Motopädieraum

Ziele:

- Entwicklung von Entspannungsfähigkeit
- Integration von Entspannung im Alltag
- Bewältigung von Stress, Angst und Ärger
- Körperwahrnehmung
- Wahrnehmung von Gefühlen
- Wissen und Wahrnehmung von Zusammenhängen zwischen Gefühlen und Körperempfindungen
- Willentliche Steuerung von Körperempfindungen und Gefühlen
- Konzentrationsfähigkeit und Fantasie
- Soziale Kompetenz und gegenseitige Akzeptanz
- Selbstakzeptanz und positives Körperkonzept
- Selbstkontrolle und Selbstwirksamkeit

Inhalte:

- Begrüßungsrunde
- Raumgestaltung je nach Methodik
- Durchführung der gewählten Methodik
  (PMR, Musik, Traumreise, Weitzmann)
- Aufräumen und Abschlussrunde

Fußballgruppe

Zeit: - Wöchentlich mittwochs 15.00-15.45 Uhr
Teilnehmer: - Kinder der Tagesklinik, mindestens zwei PED-
             Mitarbeiter und ein Ergotherapeut
            - Ambulante Kinder und interessierte Angehörige

Ziele:

- Sozialverhalten im Spiel
  (Gemeinschaftsgefühl, Rücksichtnahme, Frustrationstoleranz)
- Motorische Förderung (Ausdauer, Koordination)
- Förderung der Teamfähigkeit

Inhalt:

- Mannschaftseinteilung (demokratisches Wählen durch die
  Kinder), mindestens zwei Mitarbeiter des Pflege- und Erziehungs-
  dienstes als Mitspieler, ein weiterer am Spielfeldrand
- Regeleinweisung
- 2x20 Minuten Spielzeit
- Abschlusskreis (Reflektion)

Ausblick in die Zukunft

Bei ständig steigender Nachfrage nach kinder- und jugendpsychiatri-scher Leistungen zwingt sich - zumindest in Anbetracht bestehender Versorgungsstrukturen und deren offensichtlichen Lücken - vor allem im ambulanten Bereich die Überlegung auf, ob die spezialisierten und qualifizierten Behandlungsangebote der Kliniken für Kinder- und Jugendpsychiatrie diesen Auftrag annehmen und ausbauen solten. Hierbei stellen sich neben den genannten Zielen u.a. noch folgende grundlegende Fragen:

◆ Welchen langfristigen Effekt kann die Vor-/Nachbetreuung in Bezug auf die Kundenbindung haben bzw. wie ist der öffentlichkeitswirksame Aspekt zu bewerten?

◆ Wie greift die durch die Strukturgesetze vorgesehenen Maxime „ambulant vor stationär" in den Kinder- und Jugendpsychiatrien, wann werden die Kliniken dazu verpflichtet?

◆ Mit welchen Mehreinnahmen für die Kliniken kann gerechnet werden?

◆ Können Argumente, die sich aus der ambulanten Behandlung ableiten, die Verhandlungsposition mit den Krankenkassen bei steigendem Kostendruck stärken bzw. Verhandlungen über konkrete Verweildauern günstig beeinflussen (z.B. Kostenreduktion durch Vermeidung wiederholter stationärer Aufnahmen)?

Resümee und Fazit

Ambulante Leistungen im Rahmen tagesklinischer oder stationärer kinder- und jugendpsychiatrischer Settings anzubieten liegt aus einer Vielzahl an Gründen nahe, ist jedoch nur realisierbar, wenn strukturelle Rahmenbedingungen, z.B. personelle Ressourcen zur Verfügung stehen. Hierbei ist zu beachten, dass es nicht im Mittelpunkt des Interesses einer solchen Unternehmung stehen kann, einen möglichst hohen monetären Gewinn zu erwirtschaften. Der eigentliche Profit, der von einem ambulanten Leistungsangebot ausgeht, ist die Kundenbindung und die damit verbundene positive Außendarstellung der Klinik und des entsprechenden Behandlungsangebots.
Die Erfahrung der ersten Jahre hat Schwankungen in der aufgewendeten Zeit gezeigt. Dies wiederum lag weniger an personeller Ver-

fügbarkeit als vielmehr am Bedarf der aktuell behandelten Kinder und ihrer Eltern.

Das Feedback der Kinder und ihrer Familien fiel durchweg positiv aus, das gesamte Angebotsspektrum wurde sehr gut angenommen. Die beteiligten Mitarbeiter aus dem Team des PED äußern sich rückblickend auf die erste Zeit des Projekts sehr zufrieden. Bestätigt und getragen wird dieser Erfolg durch eine konstant hohe Motivation, diesen Behandlungsstandard stabilisieren und konstruktiv ergänzen zu wollen bzw. sich auf die permanente Unterstützung durch die pflegerische Leitung der Klinik und das multiprofessionelle Team verlassen zu können.

Zusammenfassend darf die Implementierung ambulanter Leistungen der psychiatrisch-pädagogischen Pflege als Teil der kinder- und jugendpsychiatrischen Institutsambulanz als voller Erfolg im Sinne interner und externer Erwartungen, sozialer Notwendigkeit und entsprechend hoher Nachhaltigkeit erreichter Ziele gewertet werden.

Literatur

Peplau, H. (1995):
    Interpersonale Beziehungen in der Pflege, Recom Verlag, Basel/Eberswalde

Dr. Steinmann, S., Küssner M. et al. (2008):
    Konzept ambulanter Behandlung tagesklinischer Kinder im Rahmen der
    Institutsambulanz, BKH Bayreuth

http://www.gesetze-im-internet.de/sgb_5/__118.html; Stand: 22.02.2010

Der lange Weg zum Erfolg - oder wie zähmt man einen Tyrannen
Das Beispiel einer kooperierenden Elternarbeit in der Viersener Tagesklinik für Kinder - betrachtet aus der jeweiligen Sicht der Beteiligten

S. Battré, O. Schmitz, Andreas u. Sabine L.

Einführung

Die Tagesklinik für Kinder der LVR-Klinik in Viersen ist Teil einer großen Kinder- und Jugendpsychiatrie an einem getrennten Außenstandort. Sie ergänzt die ambulanten und stationären Therapiemöglichkeiten der Klinik. Sie versteht sich als psychotherapeutisches Behandlungsangebot für Kinder von 6 bis 14 Jahren in schwerwiegenden psychischen Problemsituationen. Im tagesklinischen Rahmen bieten wir milieutherapeutische Begleitung in der Kleingruppe von zehn Kindern, systemische Familienarbeit und Elternberatung, unterstützte Eltern-Kind-Interaktionen, Video-Interaktions-Begleitung, sonderpädagogischen Schulunterricht, alltagsorientierte Entwicklungsförderung, verhaltenstherapeutische Maßnahmen, Einzel- und Gruppentherapien, auch in Kreativbereichen, bei Bedarf auch Logopädie.

Im Folgenden soll zunächst kurz die besondere Art unseres tagesklinischen Umgangs mit der ganzen Familie, besonders aber mit den Eltern, dargestellt werden. Den Schwerpunkt wird nach Darstellung unserer konzeptionellen Leitlinien das praktische Beispiel einer Familienarbeit bilden. Wir werden dabei einen Jugendlichen und seine Eltern selbst zu Wort kommen lassen.

Die konzeptionellen Leitlinien der Tagesklinik für Kinder in Viersen

Die systemische Konzeption unserer familientherapeutischen Arbeit stellt die gesamte Familie in den Mittelpunkt, auch wenn nur das Kind teilstationär aufgenommen wird. Sie konzentriert sich auf folgende vier konzeptionelle Eckpfeiler:

Autonomie der Familie stärken

Die Behandlung ist auf den in ihrem Alltag sich darstellenden Problemkontext fokussiert. Dabei ist der Dreh- und Angelpunkt die Souveränität und Verantwortlichkeit der Eltern, die es zu stärken gilt. Durch die Art unserer Fragen und entsprechenden Anforderungen wird Elterninitiative aktiviert, die ihre Aufmerksamkeit und Handlungskompetenz auf die Entwicklung des Kindes ausrichtet.
Diesbezüglich werden sie unterstützt und angeleitet, ihre Vorstellungen und Entscheidungen immer wieder als (Be-) Handlungsgrundlage zu nutzen und dabei die Wirksamkeit ihrer eigenen Ideen und Strategien im Umgang mit ihrem Kind zu erproben.

Re-/Aktivieren der familiären Problembewältigungskompetenz zur Überwindung von Handlungsblockaden

Die Eltern erfahren Wertschätzung für ihren bisherigen Einsatz und die geleistete Arbeit im Umgang mit ihrem Kind. Sie erhalten intensiven Beistand und Unterstützung bei der Überwindung ihrer erlebten Ohnmacht und Hilflosigkeit. Sie werden in ihrer Elternrolle und als Experten für ihr Kind mit allen Themen zum Fürsorge- und Orientierungsbedarf ihres Kindes konfrontiert und als Handelnde gefordert. Jeder Entwicklungsschritt geht auf ihre eigene Wirksamkeit und ihren Erfolg zurück.

Die Ausprägung der dabei an sie gestellten Handlungsanforderungen und die Intensität bei der Umsetzung orientiert sich an dem Fürsorgebedarf ihres Kindes, den es in den jeweiligen Problemkontexten, zu Hause als auch innerhalb des tagesklinischen Geschehens, zeigt.

Innerhalb des schutzbietenden Behandlungsrahmens erhalten die Eltern individuelle Unterstützung im Erkennen eigener Ressourcen und Kompetenzen, die ihnen bei der Konkretisierung und Abstimmung ihrer eigenen Handlungsstrategien hilfreich sein können.

Bewältigung von Alltagsanforderungen durch Erprobung von Wirksamkeit im Kontextwechsel zwischen Familie und Tagesklinik

Durch eine intensive Kooperationsstruktur wird sichergestellt, dass die Eltern ihre Verantwortlichkeit auch innerhalb der Klinik ausüben und das Verhalten ihres Kindes anleiten, unterstützen und überprüfen können. Deshalb agiert der Bezugsbetreuer innerhalb der Klinik als „verlängerter Arm" der Eltern gemäß den vereinbarten Zielen und Regeln und bezieht gegenüber dem Kind sein Handeln auf die Vorgaben der Eltern. In regelmäßigen Austauschzyklen, z.B. in Telefonaten, wird die Wirksamkeit der Vorgaben und Anleitung des Kindes bewertet und gegebenenfalls neuen Anforderungen entsprechend angepasst.

Dabei sollen die Eltern auch Beschreibungen aus dem häuslichen Bereich an den Betreuer weitergeben, die ihm bei der Unterstützung oder Beratung der Eltern hilfreich sind.

Auch die Gewährleistung von persönlicher Präsenz der Eltern, das Mitwirken auf der Station, ist eine wichtige Kooperationsform, die bei Bedarf durch den Bezugsbetreuer angefordert und auch helfend begleitet wird. So wird z.B. bei einer krisenhaften Entwicklung das Kind, wenn es im Rahmen der normalen Regeln und Absprachen vor Ort in der Klinik nicht mehr adäquat angeleitet werden kann, mit dem persönlichen Erscheinen seiner Eltern konfrontiert, die dann mit ihm klären, wie es sein Verhalten anpassen soll und was jetzt weiter geschieht.

So entwickeln die Eltern und Kinder allmählich eine aufeinander bezogene Routine zur Problembewältigung innerhalb der Alltagsanforderungen. Die Kinder erhalten durch ihre Eltern zunehmend differenziertere Orientierungsmöglichkeiten und Sicherheiten für ihr Handeln, die Eltern entwickeln dementsprechend eine vermehrte Sensibilität und Aufmerksamkeit für die erforderliche Begleitung ihres Kindes.

Herausstellen und Stärken von Selbstwirksamkeit zur Verfestigung der autonomen Problembewältigungsstrategien der Eltern

Für die Umsetzung der Zielperspektive konzentriert sich der Kooperationsprozess zwischen Eltern, Bezugsbetreuer und Therapeut auf die deutliche Herausstellung und Wahrnehmung eigener Autonomie und Wirksamkeit. Deshalb erhalten die Eltern stetig Rückmeldung darüber, welche ihrer Interventionen die angestrebte Entwicklung ihres Kindes unterstützen und es in seiner Eigenständigkeit fördern. Dazu kommen alle zu regelmäßigen familientherapeutischen Gesprächen zusammen, in denen eine gegenseitige inhaltliche Rückmeldung aus den verschiedenen Anforderungsbereichen erfolgt (Schule, Gruppe, Peergroup, Therapien, Elternhaus, Freizeitbereich), die Behandlungsstrategien gemeinsam überprüft, angepasst, verändert oder erweitert werden und der Fokus der Probleme, die Reaktionen der Erwachsenen auf kindliches Verhalten und die Form der Kooperation auf ihre Wirksamkeit hin überprüft werden.

Das Kind sowie auch seine Eltern werden dabei unterstützt, ihre jeweiligen Entwicklungsschritte innerhalb ihres Alltags danach zu erproben, inwieweit sie hilfreich und tragfähig sind. Wenn Eltern und Kind diesbezüglich zunehmend Sicherheit erlangen, können schließlich die Anforderungen bis auf das normale Maß erweitert werden.

Systemische Grundorientierung

Unser systemischer Ansatz ist dabei insbesondere ein struktureller, aber auch ein sehr lösungsorientierter: Tragen die Eltern Verantwortung für die Aufrechterhaltung der notwendigen familiären Hierarchie mit einer funktionierenden Eltern- und Kinderebene? Werden Kinder parentifiziert? In welcher Position befindet sich der identifizierte Patient? Gibt es bei den Eltern oder relevanten Erwachsenen einen Schulterschluss oder lädt ihre Uneinigkeit die Kinder ein, die Kinderebene zu verlassen und in eine nicht erwünschte Führungsposition zu gehen? Nehmen die Eltern wahr, wenn so etwas geschieht? Nehmen sie auch das positive Ausnahmeverhalten ihres Kindes wahr, kann dieses auch die elterliche Anerkennung spüren? Wo und wie behindern alte elterliche Muster das von ihnen selbst gewünschte Ziel? Wo sind sie nicht deutlich für ihre Kinder, wie können sie zeitnah und wirksam reagieren? Welches Kooperationsverhalten der Eltern fördert die Entwicklungsziele für ihr Kind?

Die Eltern lernen in diesem Zusammenhang z.B. eine oft neue, wirksame Kooperation mit der Schule, die eng mit unserer Familienarbeit verbunden wird durch gemeinsame Teams oder Kleinteams, teilweisen Einbezug des Lehrers in Familiengespräche, wöchentliche Lehrer-Eltern-Telefonate und Aufnahme aller notwendigen Schulabsprachen in die Behandlungspläne. So profitieren Schule, Eltern und Tagesklinik wechselseitig voneinander und bieten für das Kind ein orientierendes Gesamtsystem.

Dabei verstehen wir unsere Arbeit mit den Familien quasi als ein gut sortiertes Selbstbedienungsregal für Eltern, das die Mitarbeiter (Bezugsbetreuer aus Pflege- und Erziehungsdienst und Therapeuten) anbieten. Jeder Mitarbeiter muss sein „Regal" selbst füllen, die Eltern wählen aus, der Weg kann nicht verschrieben werden. So sind auch die weiter unten beschriebenen Bausteine, die der vorgestellten Familie von Nutzen waren, möglicherweise für andere Familien nicht passend und sollten nicht als Standardvorgehen missverstanden werden.

Das Kind/der Jugendliche selbst hat die Möglichkeit, in einer sehr strukturierten Umgebung zur Ruhe zu kommen, sich seiner positiven Möglichkeiten wieder bewusst zu werden, aus bisherigen Überforderungssituationen herauszutreten, seine unerfüllten Bedürfnisse zu benennen und einzufordern oder belastende Beziehungsgestaltungen mit professioneller Unterstützung zu überwinden, sowohl in der Familie, der Schule als auch der Peergroup.

Ambulante Kontaktaufnahme, Entscheidungsprozess und Weg zur Aufnahme

Der Erstkontakt erfolgt durch die therapeutische Leitung. Er ermöglicht eine erste Einordnung, ob das vorgestellte Problem ein kinder- und jugendpsychiatrisch behandlungsbedürfiges ist, wenn ja, ob es mit tagesklinischen Mitteln behandelbar wäre oder ob sich alternative Lösungen anbieten. Er dient einem ersten gründlichen, wechselseitigen Informationsaustausch, so dass auch die Familie eine Vorstellung gewinnt, welche Arbeit auf sie zukäme. Das zweite ambulante Gespräch vor Aufnahme (bei unklaren Situationen kann es dazwischen weitere ambulante Klärungsgespräche geben, bei längeren Wartezeiten auch ambulante Überbrückungskontakte) erfolgt immer mit dem Pflege- und Erziehungsdienst (PED), und zwar mit dem Bezugsbetreuer, der den nächsten freien Platz anbieten kann. Ein weiteres Gespräch führt die gesamte Familie vor Aufnahme mit dem zukünftigen Lehrer der Klinikschule. Ziel der Vorgespräche ist es, dass alle Beteiligten den Aufenthalt bejahen.

Die Rolle des Bezugsbetreuers innerhalb des Elterncoachings

Im Rahmen der Bezugsbetreuung ergibt sich durch die begleitende Unterstützung in der Alltagsbewältigung ein guter Einblick in das Entwicklungsverhalten des Kindes. In den jeweils unterschiedlichen Anforderungssituationen lernt der Bezugsbetreuer im intensiven Kontakt zum Kind dessen psychische und emotionale Besonderheiten und Nöte sowie seine damit verbundenen Schwierigkeiten im Verhalten kennen.

Dementsprechend erhalten die Eltern außerhalb ihres familiären Umfeldes durch die Beobachtungen und Bewertungen des Bezugsbetreuers eine differenzierte Darstellung der beschriebenen bzw. auftretenden Schwierigkeiten, aber auch der Kompetenzen und angemessenen Verhaltensweisen ihres Kindes. So erfahren sie z.B., welche Fähigkeiten es im Bezug auf seinen Entwicklungs- und Lernstand hat, welche Motivation es dabei zeigt; wie sich ihr Kind innerhalb der Kindergruppe verhält, welche sozialen Kompetenzen es hat, wie dominant oder auch rücksichtsvoll es in seinem Anpassungsverhalten ist. Darauf bezogen gibt der Bezugsbetreuer den Eltern Hinweise und Anregungen, eigene Handlungsstrategien zu entwickeln und zu erproben, mit denen sie ihr Kind bei der Bewältigung von Anforderungen wirksam unterstützen können.

Dieser kooperative Austausch bildet die Grundlage für ein Elterncoaching, das auf eine Hilfe zur Selbsthilfe abzielt und Eltern in ihrer Verantwortung und ihrem Selbstwirksamkeitsempfinden stärken soll. Der Bezugsbetreuer definiert deshalb seine Rolle den Eltern gegenüber als Angebot, das sich an ihrem Auftrag orientiert und sein Handeln sowie seinen Umgang mit dem Kind bestimmt.

Die Beschreibungen des Fallbeispiels

Ein konkretes Beispiel für den Verlauf eines Elterncoachings wird im Folgenden aus unterschiedlichen Perspektiven beschrieben.

Aus Sicht der Tagesklinik

Die Familie verfügte bereits über eine gute familiäre Struktur, die aber bei ihrem Sohn Philipp mit seiner Besonderheit ADHS nicht griff. Daher reichte es auch nicht, die Ziele zu benennen und Verabredungen über ihre Umsetzung zu treffen. Da die meisten Eltern mehr oder weniger starke Umsetzungsprobleme erleben, ist es die ständige Kooperationsarbeit des Bezugsbetreuers mit den Eltern die "Feineinstellung der Ventile" voranzutreiben. Er trägt die im täglichen Austausch erfahrenen Umsetzungsprobleme immer wieder in die Familiengespräche zurück und damit auch in die Hände der Eltern, so dass weitere therapeutische Reflexionsprozesse, Arbeit mit der Herkunftsgeschichte oder andere systemische Vorgehensweisen den Eltern beim Voranschreiten in der Umsetzung ihrer Wünsche an das Kind helfen.

Die Familie unseres Fallbeispiels besteht aus den leiblichen Eltern und zwei Söhnen, dem 14-jährigen tagesklinischen Patienten Philipp und seinem 11-jährigen Bruder. Beide Eltern arbeiten, die Mutter in Teilzeit. Bei Philipp hatte sich trotz hoher Dosierung mit Methylphenidat und Atomoxetin sowie intensiver Unterstützung durch die Jugendhilfe keine ausreichende Beeinflussbarkeit durch seine Eltern erreichen lassen. Er kooperierte in der Realschule nicht, so dass er sowohl sitzen blieb, als auch der Schulausschluss drohte. Zu Hause rebellierte und stritt er gegen alle Anforderungen, zeigte sich respektlos und aggressiv. Er eckte überall an und ging schließlich sogar in Wut auf den eingesetzten Heilpädagogen los. Philipp hatte häufig eine verzerrte soziale Wahrnehmung und fühlte sich fast ständig ungerecht behandelt, z.B. auch gegenüber dem 11-jährigen

Bruder, der in allen Belangen erfolgreicher war als er. Bei engen Regeln „rastete Philipp sofort aus".

Aus Sicht der Eltern: „Der lange Weg zum Erfolg - oder wie zähmt man einen Tyrannen?"

„Philipp ist unser erstes Kind und zeigte schon von Geburt an deutlich, „wo der Hase lang lief": Zunächst als Steißlage notwendigerweise eine Kaiserschnittgeburt, verlangte er uns auch in Bezug auf sein Schlaf- und Trinkverhalten viel elterliche List und Tücke ab. Gleichwohl war seine Entwicklung lange Zeit völlig unauffällig. Im Gegenteil, sowohl motorisch, als auch sprachlich entwickelte er sich sogar seinem Alter voraus. Bis zu seiner Einschulung hatten wir es zwar mit einem lebhaften, aber lustigen und meist gut lenkbaren Kerlchen zu tun.

Im Rahmen eines Konzentrationstests während einer kinderärztlichen Vorsorgeuntersuchung kurz vor seiner Einschulung fiel auf, dass Philipps Konzentrationsvermögen im Gegensatz zu den ansonsten positiven Entwicklungsschritten stand. Wir fielen aus allen Wolken! Klar hatte unser Kind im Kindergarten nicht zu den Kindern gehört, die ihre Eltern täglich mit kunstvoll gestalteten Basteleien oder Zeichnungen verwöhnten, aber das, was die Kindergärtnerinnen von ihm an Leistungen gefordert hatten, hatte er immer erbracht. Und auch sonst war dem Kindergartenpersonal nicht aufgefallen, dass Philipp in puncto Konzentrationsvermögen ein Defizit hatte. Auch im häuslichen Bereich war uns das nicht aufgefallen, aber rückblickend muss man sagen, dass bei uns auch immer Abwechslung möglich war: Im Falle von akuter Langeweile wohnte unser Opa noch mit im Haus, der gerne mit Philipp und seinem drei Jahre jüngeren Bruder spielte oder ihnen Bücher vorlas.

Aber nun, mit Beginn seiner Schulkarriere begann unser Dilemma. Das war vor allen Dingen ein häusliches Dilemma, denn fiel Philipp in der Schule durch motorische Unruhe auf, so entwickelte er zu Hause im Laufe der Jahre ein zunehmend aggressives Verhalten. Der Druck, dem Philipp in der Schule ausgesetzt war, wurde zu Hause 1:1 an seine Familie weitergegeben. Der Umgang mit ihm wurde immer schwieriger: Vor allen Dingen bestimmte der schulische Stress mit ihm unseren kompletten Alltag. Damit er in der Schule einigermaßen mitkam, mussten wir ihm ein enges Korsett an Hausaufgabenkontrolle und sonstigen Hilfestellungen zumuten. Im Unterricht eckte er immer öfter durch seine extreme Unruhe und Störungen an, und das, was er dadurch im Unterricht versäumte, musste an anderer Stelle wieder aufgearbeitet werden. In der Grundschule war das noch einigermaßen machbar und bedeutete für ihn noch keine große zeitliche Einschränkung, aber mit den gestiegenen Ansprüchen auf der Realschule sah das schon ganz anders aus.

Mittlerweile hatte diese Situation unser Verhältnis so weit überschattet, dass auch ganz alltägliche Situationen dazu führen konnten, dass Philipp völlig „ausrastete", wenn die Situation nicht zu seiner Zufriedenheit gelöst wurde. Das konnte dazu führen, dass er uns die Autoschlüssel klaute und sich hinters Steuer setzte und drohte, selbst zum Fußballtraining zu fahren, wenn wir ihn nicht sofort dorthin brächten. In anderen Situationen packte er seine Tasche und drohte abzuhauen. Spitzenreiter war jedoch eine Aktion, bei der er sich in so einer Situation aus seinem Kinderzimmerfenster stürzen wollte. Philipp hat seine Drohungen nie ausgeführt, und wir als Eltern sind auch in unserer Position standhaft geblieben, aber unser Familienleben war unerträglich geworden: Ständig lebten wir in der Angst, was wohl als nächstes passieren könnte, und seine Ausraster waren natürlich mit viel Geschrei und Palaver verbunden.

In dieser Situation half uns nur der Kinderarzt, den wir schon zu Beginn der Probleme konsultiert hatten. Nach langen Elterngesprächen, Ergotherapien, Diäten, homöopathischen Behandlungen und vielen anderen, nicht wirksamen Versuchen, Philipp und uns zu helfen, veranlasste die „Fenstersturzaktion" unseren Kinderarzt, uns eine medikamentöse Behandlung anzuraten. Mit gemischten Gefühlen stimmten wir zu. Dem schulischen Dilemma nahmen die Medikamente die Spitze, aber das häusliche Chaos setzte sich unvermindert fort. Wir machten die Beobachtung, dass alle Unruhe, die den Tag über durch die Medikamente gedeckelt wurde, spätestens dann ausgelebt wurde, wenn die Wirkung der Medikamente nachließ. Das wiederum führte dazu, dass Philipp immer höhere Dosen verordnet bekam. Eine Entwicklung, die wir mit äußerster Sorge betrachteten, für die wir aber gleichwohl noch keine Alternative gefunden hatten.

Mit Beginn der pubertären Phase bekam unser Chaos dann noch zusätzliche Brisanz. Wir als Eltern wollten uns zu Hause nicht die Butter vom Brot nehmen lassen und mussten uns mit Vehemenz gegen seine Versuche stemmen, unsere Autorität zu untergraben. Gleichzeitig brauchte er, um seinen Alltag meistern zu können, enge Rahmenbedingungen, an denen er sich festhalten konnte. Wer anderes als wir Eltern sollten ihm diese Grenzen aufzeigen? Aber Philipp empfand diese Hilfsangebote nur als Beschneidung seiner Rechte. Die Situation spitzte sich immer mehr zu. Philipp zog sich immer mehr von uns zurück. Unsere Einflussmöglichkeiten wurden immer geringer, und wir hatten Angst, dass er uns völlig entglitt.

Die Sorge um unseren Sohn wuchs, vor allen Dingen sein aggressives Verhalten in Konfliktsituationen war für uns nicht mehr tragbar. Gleichzeitig fühlten wir uns völlig hilflos, denn bisher waren alle unsere Versuche, unsere Situation zu verändern, gescheitert. Hinzu kam noch, dass für Außenstehende unsere Probleme völlig unverständlich waren. Philipp gab sich sowohl im Freundeskreis, als auch im Umgang mit anderen Familienmitgliedern als charmant, liebevoll, aufmerksam und hilfsbereit. Das wiederum waren Seiten, für die wir unseren Sohn liebten und an denen wir feststellen konnten, dass nicht alle Bemühungen einer Erziehung gescheitert waren. Aber warum gelang es uns nicht, diese positiven Eigenschaften auf unser Familienleben zu übertragen?

Aus dieser Lage heraus entschieden wir uns, einen nächsten Schritt zu tun und schalteten das Jugendamt ein. Dort erkannte man unsere Not und stellte uns im Rahmen der Jugendhilfe einen Familientherapeuten an die Seite. Er begleitete von nun an unser Familienleben. Nach einigen Monaten wurde der Therapeut Zeuge eines häuslichen Zwischenfalls, in dessen Verlauf Philipp uns mit einer Metallstange bedrohte. Diese Situation veranlasste ihn dann, uns die Behandlung in der Tagesklinik der LVR-Klinik Viersen vorzuschlagen.

Tagesklinischer Erstkontakt aus Sicht der Therapeutin

Im Erstkontakt mit der Therapeutin zeigt Philipp sich verweigernd und beleidigend, um die tagesklinische Behandlung zu verhindern. Daher kann sie zu diesem Zeitpunkt noch keine weitere Zusage zur Zusammenarbeit geben, macht aber deutlich, dass die Tür jederzeit offen sein würde, um den Faden erneut aufzugreifen. Erst ein halbes Jahr später besinnt sich Philipp. Er erkennt immer deutlicher, dass er das schulische Desaster aus eigener Kraft nicht aufhalten kann. Die Eltern erwägen eine vollstationäre Behandlung, wenn eine tagesklinische nicht zustande kommt, weil Philipps Verhalten zu schwierig erscheint.

Für das zweite Vorstellungsgespräch ruft Philipp sogar selbst an. Als er für seine Aufnahme jedoch sogar auf seinen Urlaub verzichten soll, ringt er mit der Mutter erneut, die aber sehr klar bleibt, so dass sie ihm damit seine plötzliche Zustimmung ermöglicht. Dennoch kommt es im Vorbereitungsgespräch für die konkrete tagesklinische Aufnahme (sog. Vorschaltambulanz) erneut zur Verweigerung. Philipp will die Bedingungen selbst diktieren. Er setzt seine Intelligenz gezielt in Machtkämpfen ein. Die Eltern scheinen hilflos und geraten regelmäßig in symmetrische Eskalationen. Dennoch ist gleichzeitig immer eine hohe Wertschätzung ihres ältesten, wenn auch sehr schwierigen Kindes, erkennbar. Die Eltern bleiben mit unserer Unterstützung auch bezüglich des für Philipp ausfallenden Urlaubs klar, so dass eine Aufnahme möglich wird.

Ambulanter Kontakt aus Sicht des Bezugsbetreuers

Innerhalb der sog. Vorschaltambulanz lernt der Bezugsbetreuer das jeweilige Kind und seine Eltern kennen. Der Bezugsbetreuer prüft dabei, ob er das Kind den Erwartungen der Eltern entsprechend betreuen und in die Kindergruppe einbinden kann. Dazu benötigt er ihre Beschreibung des problematischen sowie auch des zukünftig erwarteten positiven Verhaltens, den sogenannten Behandlungszielen. Darauf bezogen stellt er der Familie seine Arbeitsweise und die damit verbundenen Erwartungen an ihre Mitarbeit vor. Somit können beide Seiten beurteilen, ob für sie die Grundlagen für eine tragfähige Kooperation geregelt sind und sie eine vertrauensvolle Zusammenarbeit eingehen können.

Philipp wird von seiner Mutter und seinem Vater begleitet. Es entsteht das Bild, dass er nach erster erfolgloser Vorstellung in der TK mit Behandlungsverweigerung inzwischen mehr Verantwortung für sein Verhalten übernimmt und nun selbst die Initiative zur Behandlung ergreift. Nach seinem deutlichen schulischen Scheitern habe er jetzt eingesehen, dass er etwas verändern müsse. Seine Eltern haben sich mittlerweile für die Anleitung und Eingrenzung ihres Sohnes bis an ihre Belastungsgrenze aufgerieben und sehen in der tagesklinischen Behandlung die letzte Chance, ihren Sohn weiterhin in ihrer Familie integrieren zu können. Trotz Philipps einlenkendem Verhalten droht weiterhin das schulische „Aus" in Form eines Schulverweises. Zusätzlich seien seine täglichen Verhaltenseskalationen (v.a. im Kontakt zum jüngeren Bruder) für alle Familienmitglieder massiv belastend. Philipp ignoriere weiterhin die gut gemeinten Rat- und Verhaltensvorschläge des Vaters, mache was er wolle und verliere vor allem seine schulischen Aufgaben aus den Augen. Die Mutter fühlt sich vor allem durch die ständigen Einbeziehungen bei Eskalationen Philipps in der Schule oder im familiären Umfeld über die Maßen strapaziert und hilflos, weil bei ihm nichts mehr wirke. Der letzte Höhepunkt, der schließlich das Fass zum Überlaufen gebracht habe, sei seine aggressive, körperliche Attacke auf den pädagogischen Familienhelfer gewesen.

Bei den einzelnen Darstellungen der Familienmitglieder fällt auf, dass Philipp ständig dazwischenredet, den anderen das Wort abnimmt. Besonders seinen Vater verwickelt er immer wieder in Diskussionen, die schnell in ein zermürbendes „Beziehungspingpong" münden. Die Mutter fühlt sich demgegenüber absolut hilflos und zwischen den Stühlen sitzend. Trotz der hohen Belastung der einzelnen Familienmitglieder herrscht ein liebevoller Umgang miteinander, der von einer gegenseitigen Wertschätzung geprägt ist.

Bei der Frage nach den von den Eltern gewünschten Zielen hoffen sie zunächst auf die Einsichtsfähigkeit ihres Sohnes. Durch weitere strukturierende Fragen können sie zunehmend konkrete Anforderungen an das Verhalten ihres Sohnes formulieren. Darüber hinaus erklären sie sich bereit, sich aktiv einzubringen und auch vor Ort in der Tagesklinik Präsenz zu zeigen, wenn es das Verhalten ihres Sohnes erfordere. Sie äußern, dass sie sich mit ihrem Sohn durch das vorgestellte Konzept und dem Bemühen um gute Kooperation in der Tagesklinik gut aufgehoben fühlen. Die Anforderungen an ihre Kooperation wollen sie eingehen und die Möglichkeiten dementsprechend organisieren.

Philipp passt von seinem Alter sowie von seinem Verhalten gut in die aktuelle Kindergruppe. Sein beschriebenes Verhalten lässt erwarten, dass er sich in das teilstationäre Behandlungskonzept integrieren kann. Der Aufnahme Philipps steht dementsprechend nichts im Wege.

Behandlungsbeginn aus Sicht der Familie

„Mit dem Beginn der Behandlung in der Tagesklinik begannen für uns auch die in zweiwöchigem Abstand stattfindenden Gespräche mit dem Team *(gemeint sind hier Therapeutin und Bezugsbetreuer)* der Tagesklinik. Durch diese Elterngespräche wurden wir in unserer Position als Eltern deutlich gestärkt. Hatten wir die Behandlung aus einer Situation der Hilflosigkeit begonnen, so wurde uns schon im ersten Gespräch deutlich, dass <u>wir</u> als Familie „behandelt" wurden und dabei auf die ganz speziellen Probleme und Bedürfnisse unserer Familie eingegangen werden würde.

Natürlich stand Philipp im Mittelpunkt der therapeutischen Maßnahmen, denn er sollte sich wieder in unser Familiensystem einfügen und nicht wir als Eltern uns nach ihm richten müssen. Deutlich wurde jedoch, dass uns als Eltern auch weiterhin die Schlüsselposition in der Behandlung und Erziehung unseres Sohnes zugewiesen wurde. Es ging also von Anfang an nicht darum, uns als Eltern aus der Verantwortung zu nehmen, sondern ganz im Gegenteil sollten wir uns mit aller Kraft der Erziehungsverantwortung stellen. Die Therapeutin und der Bezugsbetreuer begleiteten uns auf diesem Weg und halfen durch gezielte Nachfragen, unseren Weg zu finden, und stellten vor allen Dingen für Philipp auch eine Verbindlichkeit dar, dem von uns vorgegebenen Weg zu folgen. Zu keinem Zeitpunkt seines Klinikaufenthaltes hatten wir das Gefühl, dass etwas mit uns oder unserem Sohn geschah, was wir nicht selbst wollten bzw. vorgegeben hatten. Alle Therapieschritte wurden von uns erarbeitet.

Anfangs fühlten wir uns in den Gesprächen teilweise überfordert, da wir uns die Behandlungsart anders vorgestellt hatten. Wir waren davon ausgegangen, dass wir unsere Problemsituation schildern würden und dann vom Therapeutenteam Lösungsvorschläge unterbreitet würden, welche wir dann gemeinsam umzusetzen versuchen würden. Aber zu Beginn sind wir nicht davon ausgegangen, diese

Lösungsvorschläge selbst zu erarbeiten. Insofern waren die Elterngepräche für uns oft anstrengend, aber immer auch von dem guten Gefühl getragen, wieder einen Schritt weiter zu einem „normalen" Familienleben zu tun. Anfangs war es sicher auch so, dass diese Gespräche für uns von der Angst vor Philipps Reaktion geprägt wurden. Wie sich auch in der Erziehung unseres zweiten Sohnes zeigte, hatten wir genaue Vorstellungen von Erziehung, aber Philipp hatte durch sein Dominanzverhalten diese Vorstellungen in Bezug auf seine Person zunichte gemacht.

Beschreibung der Aufnahmesituation durch den Bezugsbetreuer

Am Aufnahmetag werden durch die Eltern die wichtigsten Behandlungsziele festgelegt und darauf bezogen ihre Erwartungen an das Kind (Verhaltensanforderung) formuliert. Des Weiteren wird geklärt, wie die Eltern ihr Kind diesbezüglich unterstützen und anleiten wollen und wie der Bezugsbetreuer innerhalb der Tagesklinik in ihrem Auftrag ihr Kind unterstützen und betreuen soll. Darüber hinaus werden die Regeln für die enge Kooperation zwischen Eltern und Bezugsbetreuer festgelegt.

Philipp wird zur Aufnahme von beiden Eltern begleitet. Da sich seit dem Erstkontakt nichts Wesentliches verändert hat, können die Behandlungsziele ausgehend von den bisherigen Absprachen mit den Eltern erarbeitet werden. Der Hinweis auf die Ineffektivität der wechselseitigen Diskussionsverstrickungen zwischen Vater und Sohn (als „Ping-Pong-Spiel" markiert) nutzen der Vater sowie auch der Sohn als Anlass, dies ab sofort zu vermeiden. Beim Gespräch wird immer wieder die Dominanz des Jungen deutlich, der auch diesmal ständig das Gespräch unterbricht, den Eltern Vorschriften macht und wiederholt versucht, die Leitung des Gespräches zu übernehmen. Die Eltern werden durch die Therapeutin und den Bezugsbetreuer dabei unterstützt, ihren Sohn in seinem Verhalten einzugrenzen und ihre

Behandlungsziele sowie die Vorgaben für sein Verhalten zu bestimmen. Darüber hinaus legen sie für ihn auch Konsequenzen fest, falls er ihre Vorgaben ignorieren oder verweigern sollte.

Schließlich werden zwischen den Eltern und dem Bezugsbetreuer die erforderlichen Kooperationsgrundlagen geklärt (täglicher telefonischer Austausch über den jeweiligen aktuellen Verlauf zu Hause und in der TK, Procedere für die Einbeziehung der Eltern bei evtl. krisenhaftem Verhalten, Terminierung der Gesprächsintervalle, Angebot für die Eltern zur Hospitation innerhalb der Tagesklinik).

Zusammenfassung therapeutischer Behandlungselemente

Im Behandlungsverlauf gab es eine Reihe markanter Verlaufsbausteine.
Bereits im dritten ambulanten Gespräch war das bereits erwähnte „Ping-Pong-Spiel" zwischen Vater und Sohn erkennbar. Jede Äußerung, Forderung oder Bemerkung des einen führte zu einer Endlosschleife fruchtloser Erwiderungen des anderen ohne erkennbare Akzeptanz des Sohnes von Äußerungen, Anforderungen oder Hinweisen des Vaters. Die Sprache des Sportes erreichte sowohl Vater als auch Sohn aufgrund ihrer eigenen sportlicher Erfahrungen, so dass wir ihre Identität als Freizeitsportler in unserer Bildersprache nutzten. Sie wurden zu einem nützlichen **Narrativ** in dieser Familienarbeit. Wir markierten im Gespräch unsere Beobachtungen sofort mit dem Hinweis „Ping-Pong", was zur Folge hatte, dass das eingefahrene Muster sofort beendet wurde. Dadurch konnten die symmetrischen Eskalationen zwischen den Eltern, vor allem aber Vater und Sohn, allmählich abgebaut werden.

Gleichzeitig machten wir die Mutter immer wieder darauf aufmerksam, wie stark sie wiederholt in Gefahr geriet, mit dem Sohn zu koalieren, wenn es zwischen ihm und dem Vater „eng wurde". Allerdings geschahen diese Prozesse sehr versteckt. Oberflächlich gesehen war die Mutter in aller Regel durchaus fordernd und konsequent.

Die Narrative aus dem Sportbereich wurden immer wieder erweitert und benutzt. So markierten wir „Frühstarts" bei Philipp. Später erfanden die Eltern selbst das „Phrasenschwein" (für jede Phrase, zu denen Philipp neigte, musste jedes Familienmitglied, auch die Eltern, eine kleine Münze ins Phrasenschwein werfen) oder „Dieter Nuhr". Letzteres diente als Stichwort für Situationen, in denen Philipp nicht reden sollte, wenn es nichts zu sagen gab.

Der Bezugsbetreuer besprach mit Philipp folgende **Ressourcen** auszubauen: sein Abklärungsvermögen (sich einen strittigen Sachverhalt soweit erläutern zu lassen, dass er überhaupt sinnvoll reagieren konnte), sein Einlenkungsverhalten und seine Aufmerksamkeit im sozialen Kontakt. In allen Interaktionen wurde Philipp täglich auf diese seine Ressourcen hingewiesen. Auf diese Weise hatte er selbst die Möglichkeit, Eskalationen zu verhindern, wurde nicht inhaltlich korrigiert, sondern nur gebeten, diese notwendigen Ressourcen in jeder Konfliktsituation zu beachten und auszubauen. Diese Stichwörter brachten den Jungen nicht, wie inhaltliche Debatten es taten, in die nahezu automatische Eskalation, sondern er konnte innehalten und selbst überprüfen, ob er alle drei Ressourcen ausreichend anwandte. Dies veränderte bei Philipp allmählich die Selbstwahrnehmung.

Ein weiterer Fokus lag auf der **Familienhierarchie**. Wir markierten in jedem Gespräch, in jeder Interaktion oder Problemklärung, wenn Philipp die Kinderebene oder die Eltern die Erwachsenenebene verließen. Wir sprachen über die notwendigen und hilfreichen Unterschiede und unterstützten die Eltern darin, gemeinsam die Elternebene einzunehmen. Für die Mutter und den Vater galt stets gegenüber Philipp „Achte genau darauf, was wir dir sagen!". Wir differenzierten die familiäre Hierarchie: Wir halfen den Eltern zu erkennen, wo

sie Philipps Einladungen zu „Thekengesprächen" im „Kumpelton"
aufsaßen. Der Vater lernte, vermehrt Ich-Botschaften zu formulieren,
die Mutter fand ihre eigenen Leitsätze in einem Buch. Sie lauteten
„Wer ist der Chef?", „Was ist das Ziel?" und „Was ist die Konsequenz?". Diese Leitsätze wendete sie für sich in jeder einzelnen An-
weisung oder Anleitung ihres Sohnes an und erkannte damit klarer,
was das Wesentliche zur Umsetzung des gewünschten kindlichen
Gehorsams war.

Mit Philipp arbeiteten wir später an einem **Selbsthilfeplan zur Re-
gulierung seiner inneren Erregung**, seiner sog. "Drehzahl" (Narrativ „des zu hoch drehenden Motors"). Wir setzten Drehzahlbereiche
von 1 bis 5 fest, wobei ab 3 Handlungsbedarf bestand. Der Junge
lernte, regelmäßig das Ausmaß seiner Erregung festzustellen, dazu
halfen wir ihm mit entsprechenden Fragen. Je nach „Drehzahl" legte
Philipp vorher selbst fest, welche Maßnahme er zur Herunter-Regu-
lierung anwenden würde (verschiedene Stufen von Auszeiten). Damit lenkten wir regelmäßig seine eigene Aufmerksamkeit auf sein in-
neres Erregungsniveau und Philipp blieb wichtige Autonomie erhalten, nämlich Einfluss auf sich selbst nehmen zu können, ohne dass
dieser ausschließlich von anderen gefordert oder aufgezwungen
wurde. Philipp entwickelte auf diese Weise Ehrgeiz zur eigenen Beeinflussung und mehr Selbststeuerungsfähigkeit.

Schließlich konnten wir auch die **Medikamente absetzen**. Erst nachdem Philipp ein Gefühl der Selbstwirksamkeit entwickelt hatte, war er
bereit, auf die medikamentöse Unterstützung versuchsweise zu verzichten. Vorher hatte er sich selbst jede Selbststeuerungsfähigkeit
ohne Medikamente abgesprochen. Als der Junge mit Hilfe seines
Selbsthilfeplanes und seiner immer sicherer auftretenden Eltern fest-
stellte, dass er auch ohne Medikamente Einfluss auf sich selbst nehmen konnte, vereinbarten wir im letzten Behandlungsdrittel **verstärk-
te Anforderungen** an Philipp zu stellen. Dies geschah im Hinblick
auf zukünftige Kontexte, die komplexer und mit weniger Unterstüt-

zung und Hinweisreizen sein würden. Die Eltern fanden neue und immer wieder der Situation angepasste Konsequenzen, wenn Philipp den Anforderungen nicht nachkam.

Selbstverständlich spielte auch **soziale Verstärkung** eine durchgehende Rolle, doch verzichteten wir darauf, für Philipp einen verhaltenstherapeutischen Verstärkerplan zu entwickeln, der seinem Bestreben nach jugendlicher Autonomie eher zuwider gelaufen wäre.
In der letzten Phase, der Stabilisierungsphase, übertrugen die Eltern ihre neu gelernten Strategien auch spontan auf den jüngeren Sohn. Philipp versuchte immer wieder einmal, die neu gewonnene Familien-hierarchie durch seine alten Muster neu in Frage zu stellen. Die Eltern erkannten diese aber inzwischen ausreichend und begegneten ihnen immer sicherer mit ihren eigenen Mitteln.

Verlauf der Erprobungs- und Diagnostikzeit aus Sicht des Bezugsbetreuers

Innerhalb der ersten 4 bis 6 Wochen der Behandlung wird beobachtet, wie das Kind sich unter den festgelegten Rahmenbedingungen verhält, wie es die Vorgaben der Eltern umsetzt, welche elterliche Interventionen Wirkung zeigen, ob die Kooperationsvereinbarungen zwischen Eltern und Bezugsbetreuer greifen, ob und was evtl. noch ergänzt oder verändert werden muss.

Philipp ist in den ersten Wochen hoch motiviert, die Erwartungen seiner Eltern zu erfüllen, hält die ihm vorgegebenen Regeln meistens ein und hat keine körperlichen Wutausbrüche. Innerhalb der Tagesklinik gelingt es ihm mit anleitender Unterstützung der Betreuer, seine soziale Kompetenz und sensible Wahrnehmung im Kontakt mit den anderen Kindern und Erwachsenen zu beweisen. In diesem Zusammenhang werden auch seine kommunikativen Fähigkeiten deutlich, sich in seinem Vorgehen mit den anderen Beteiligten abzusprechen oder auch bei drohender Eskalation zugunsten der Kontakterhaltung einzulenken. Auf Wertschätzung und Anerkennung seines positiven Verhaltens reagiert er mit zunehmender Motivation.

Die Eltern sind zunächst über den positiven Verlauf und die damit verbundene Entlastung sehr erfreut. Einen großen Einfluss schreiben sie dem kleinen Klassenverbund der in die Tagesklinik integrierten Schule zu, der für Philipp sehr hilfreich sei.

Sowohl die Eltern, als auch Philipp sind der Überzeugung, dass er ohne Medikation nicht verantwortlich und verlässlich seine Aufgaben erledigen könne.

Gegenüber seinen Eltern, insbesondere seinem Vater, thematisiert er die ihm fehlende Wertschätzung und Anerkennung seiner Leistungen, vor allem auch im Vergleich zu seinem in allen Belangen erfolgreichen Bruder. Die Eltern nehmen die bisherigen Erkenntnisse engagiert auf, insbesondere der Vater intensiviert gegenüber Philipp seine Bestätigung und Anerkennung. Für zu Hause erweitern sie ihre Anforderungen, Philipp kann sich nun für „Ordnung halten" das Lob der Eltern verdienen. Die ersten Erfolge sind auch zu Hause spürbar, dennoch verwickelt Philipp seine Eltern weiterhin erfolgreich in Diskussionen.

Stärkung der Elternposition als Antrieb für die Entwicklung des Kindes aus Sicht des Bezugsbetreuers

Die Eltern werden dafür sensibilisiert, wie ihr Kind ihre Aufträge umsetzt, welche ihrer Interventionen sich dabei als wirksam erweisen, in welchen Bereichen es noch mehr Orientierung oder Unterstützung benötigt.

Nach den ersten Erfolgen und der zunehmenden Überzeugung, Philipp könne sein Verhalten kontrollieren, wagen die Eltern einen Absetzversuch der Medikation. Sie beraten sich diesbezüglich beim mit Lehrer und Bezugsbetreuer, wie sie ihn dabei unterstützen können.

Es entsteht die Idee, sein Verhalten in dieser Zeit genau zu beobachten und ihm intensive Rückmeldung sowie Wertschätzung für seine positive Umsetzung zu geben.

Darüber hinaus fassen Philipps Eltern Verhaltensregeln für den Schulunterricht noch enger und künden, für den Fall einer krisenhaften Entwicklung, ihr persönliches Erscheinen an. Unter diesem Regime gelingt es Philipp tatsächlich ohne große Schwierigkeiten von seiner langjährig gewohnten Medikation Abschied zu nehmen.

Absetzung der Medikamente aus Sicht der Eltern

„Für uns war ein wichtiger Punkt des Klinikaufenthaltes auch, die Absetzung der Medikamente zu versuchen. Hatten wir auch fünf Jahre zuvor diese Tabletten als einzige Hilfsmöglichkeit in der damaligen Situation akzeptiert, so waren wir von Anfang an nicht glücklich damit. Gleichzeitig war aber im Laufe der Zeit auch die Angst gewachsen, wie schlimm die Entwicklung von Philipp wohl ohne Tabletten verlaufen wäre. Trotzdem wollten wir unbedingt die Chance nutzen, ihn von dem Gefühl zu befreien, ohne Tabletten nichts „auf die Reihe" zu kriegen. Uns war bis dahin nicht aufgefallen, wie wichtig die Tabletten auch für Philipp selbst geworden waren.

Gemeinsam mit dem Team der TK (Therapeutin, Bezugsbetreuer, Ärztin und Lehrer) erarbeiteten wir einen Beobachtungsbogen. Anhand dieses Bogens, in dem wir Parameter für Philipps Verhalten festlegten, wollten die vier Parteien aus ihrer jeweiligen Sicht das Verhalten von Philipp beurteilen. Die befürchteten negativen Veränderungen blieben fast ganz aus. Auffällig wurde Philipp überwiegend im schulischen Bereich durch eine Steigerung seiner motorischen Unruhe. Da wir aber durch die ersten Behandlungsfortschritte gut gewappnet waren und wussten, dass eingrenzende Rahmenbedingungen Philipp hilfreich sein würden, sein Verhalten zu kontrollieren, gelang es allen Beteiligten, ihn durch schnelles Eingreifen in einer solchen Situation auf den Punkt und damit wieder zur Ruhe zu bringen.

Nach anfänglicher Sorge wuchs sowohl bei uns Eltern als auch bei Philipp das Gefühl, ohne die Medikamente genauso gut bzw. noch besser zurecht zu kommen. Für seine weitere positive Entwicklung war die Tablettenentwöhnung ein entscheidender Faktor. Zu oft hatte er sich in der Vergangenheit darauf berufen, gewisse „Fehlhandlungen" nur deswegen begangen zu haben, weil seine Medikamente nicht mehr wirkten. Das war sicherlich vor unserem Aufenthalt in der TK auch ein Grund, ihm von elterlicher Seite so manche Schandtat zu entschuldigen. Nun war er komplett für seine Handlungen verantwortlich und konnte sich nicht mehr auf die Wirksamkeit seiner Medikamente zurückziehen. Durch dieses zunehmende Maß an Eigenverantwortung bekam er aber auch das positive Gefühl, dass er sich auf sich selbst und im Notfall auch auf die Hilfemaßnahmen, die er mittlerweile erlernt hatte, verlassen konnte. Er war wieder er selbst und nicht fremdbestimmt durch Medikamente. Auf dem Weg, sich selbst richtig wahrzunehmen, war der Tablettenentzug ein wichtiger Schritt, der seinem Selbstwertgefühl deutlichen Aufschwung gegeben hat.

Veränderungsprozesse aus Sicht der Eltern

„Sein dominantes Verhalten zeigte sich beispielsweise durch das „Ausdiskutieren" bestimmter Situationen. In Konfliktsituationen tat er laut und deutlich seine Meinung zu dem Thema kund und duldete auch keine weiteren - schon gar nicht anderslautenden - Argumente seiner Eltern. In den Elterngesprächen lernten wir diese Situationen besser und schneller zu erkennen und vor allen Dingen, auch zu benennen! Natürlich war uns seine dominante Diskutierfähigkeit auch schon vorher aufgefallen, aber es war uns nicht gelungen, unsere Elternposition in diesen Momenten beizubehalten. Wir waren zwar in unserer Haltung standhaft geblieben, aber Philipp interessierte das nicht und machte doch, was er wollte, nahm dabei auch negative Konsequenzen in Kauf.

Das fruchtlose Diskutieren wurde als „Ping-Pong-Spiel" benannt. Gleichzeitig war mit dieser „Namensgebung" auch verbunden, dass Philipp in einer solchen Situation sofort die Diskussion zu beenden hatte, wenn wir Eltern den kurzen Einwurf „Ping-Pong" in das Gespräch brachten. Das heißt, Ergebnis eines jeden Elterngesprächs war, ein Problem zu erkennen, zu benennen und für die Zukunft ein Konzept zu entwickeln, Philipp von diesem Problemverhalten dauerhaft abzubringen.

Wir glaubten kaum, was geschah: Es funktionierte! Sobald wir in einer Diskussion das Schlüsselwort fallen ließen, verstummte unser Sohn und hörte erst mal zu, was wir zu sagen hatten. Vor allen Dingen legte er seine bisherige Marschroute, Konflikte notfalls mit Gewalt zu lösen, völlig ab. Es war sogar oft so, dass er sich nachfolgend unserer Haltung anschloss. Anfangs war es sicher so, dass er „klein beigab", ohne tatsächlich auch ehrlich dahinter zu stehen. Aber immerhin hatte er sein dominierendes Verhalten abgelegt und schien unsere Elternposition zunehmend wieder zu akzeptieren. Durch diese ersten Erfolge wurden wir Eltern in unseren Ansprüchen an Philipps Verhalten auch mutiger und selbstsicherer. So fanden wir im Laufe der Behandlung immer wieder einfache „Schlagwörter", die sowohl uns Eltern, als auch Philipp in Problemsituationen halfen, diese schnell und ohne Schaden zu meistern.

Beschreibung des Bezugsbetreuers:
Ausbau und Stärkung der elterlichen Souveränität und Selbstwirksamkeit sowie der Selbständigkeit des Kindes

Für die Stabilisierung des erreichten Verhaltens und einer positiven Perspektive auch nach dem Behandlungsende benötigen Eltern und

Kind die Zuversicht, auch im Alltag unter realen Bedingungen zu-
recht zu kommen.

Mit Hinblick auf die vermutlich höheren Anforderungen in der Heimatschule sorgen sich die Eltern, dass Philipps Verhalten unter der vermehrten Belastung einbrechen könnte. Die Eltern werden dabei unterstützt, ihre Anforderungen an ihn auf das Maß zu erhöhen, das sie zukünftig für ihn erwarten. Dabei wird deutlich, dass er bei der Ausführung dieser Aufträge wieder ins Diskutieren oder Verhandeln mit seinen Eltern verfällt. Die zusätzlichen schulischen Übungen am Wochenende erledigt er zunächst nur sporadisch und phlegmatisch. Die Eltern werden dabei unterstützt, ihre Anforderungen ihm gegenüber zu konkretisieren und Philipp zu einer dementsprechenden Ausführung verbindlich anzuleiten. Dabei untermauern sie ihre Verbindlichkeit mit zusätzlichen Kontrollen seiner Ausführungen und der konsequenten Haltung, bei unakzeptabler Ausführung Philipp zur Aufgabenwiederholung aufzufordern. Philipp lässt sich schließlich auf diesen verbindlichen Rahmen ein und erledigt seine Aufgaben zuverlässig. Zwischenzeitlich äußert er, dass er die durch seine Eltern erteilten Privilegien (z.B. innerhalb der Freizeit längere Ausgehzeit und mehr Freiraum) zu schätzen gelernt hat und nicht wieder aufs Spiel setzen möchte.

Die letzte Behandlungsphase aus Sicht der Eltern

Zum Ende des Aufenthaltes in der Tagesklinik hatten wir das Gefühl, mit dem Erlernten ein gutes Rüstzeug für die Zukunft zu haben, aber gleichzeitig auch die Angst, ob dieses Rüstzeug reichen würde.
Um die schulischen Anforderungen nicht zu hoch anzusetzen und Philipp durch Erfolgserlebnisse in Form von guten Noten wieder Spaß an der Schule zu vermitteln, hatten wir im Team entschieden, ihn auf eine Hauptschule zu schicken. Wie würde er sich auf der neuen Schule und in kommenden Stresssituationen verhalten? Würde Phlipp dann wieder in alte Verhaltensmuster zurückfallen?

Unsere Angst war unbegründet. Einerseits hatten wir die feste Zusage einer ambulanten Hilfe durch die TK im Falle eines Rückfalls, und andererseits zeigte sich, dass es immer ausreichte, Philipp an seine Hilfsprogramme der TK zu erinnern, um ihn wieder auf die richtige Bahn zu bringen. Meist reichten und reichen bis heute die „Schlagwörter" aus und er besinnt sich.

Abschließende Beschreibung aus Sicht des Bezugsbetreuers

Zur Stabilisierung der Situation zu Hause konzentrieren die Eltern sich zunehmend auf den hierarchischen Unterschied zwischen Eltern- und Kinderebene. Sie erlangen vermehrte Sicherheit darüber, welche Entscheidungen sie treffen wollen und welche Vorgaben ihr Sohn zu befolgen hat. Im Gegenzug sichern sie ihm, im Verhältnis zu seinem jüngerem Bruder, einen höheren Status in der Geschwisterkonstellation zu, der sich durch vermehrte Rechte aber auch Pflichten ausdrückt. Dies wirkt sich wiederum entspannend auf die Geschwisterrivalität aus und sorgt obendrein für ein verbessertes Verhältnis zum Bruder, dem er zunehmend fürsorglich begegnet.
Zum Behandlungsende nutzen die Eltern ihre gewonnene Sicherheit dazu, für Philipps Schulwechsel zur neuen Heimatschule mit dem dortigen Lehrer Kontakt aufzunehmen und einen Kooperationsrahmen abzusprechen, der Philipp bei der Eingewöhnung in die neue Klasse unterstützt.

Schließlich haben die Eltern ein sicheres Gefühl, ihren Sohn auch in problematischen Situationen anleiten und - wenn nötig - auch eingrenzen zu können. Der Junge beschreibt sich selbst als wesentlich glücklicher und entlasteter, die höheren Anforderungen, die er nun erfüllen müsse, seien zu dem, was er diesbezüglich hinzugewonnen habe, gut zu verschmerzen.

Abschließende Beschreibung aus Sicht der Eltern

Zusammenfassend sehen wir als Familie zum guten Gelingen dieses Klinikaufenthaltes, dass es allen drei Parteien wichtig war, diese Hilfsmaßnahme von Erfolg zu krönen. Wir waren bereit, uns auf dieses „Abenteuer" Tagesklinik einzulassen und trafen dabei auf ein Team, das uns als Familie geholfen hat, unsere Positionen in der Familienhierarchie wieder deutlich zu erkennen und auch wahrzunehmen. Durch das Konzept der Einbeziehung der Eltern in die Behandlung - einerseits als Handelnde und andererseits aber auch als Behandelte, die wieder handlungsfähig gemachten Säulen in der Erziehung eines Teenagers - war es dem Team der Tagesklinik gelungen, das Verhältnis zu unserem Sohn wieder auf ein gefestigtes Fundament aus gegenseitigem Vertrauen und Wertschätzung zu stellen.

Die Zeiten der Angst vor dem, was der Tag wohl bringen könnte, sind vorbei. Philipp hat seinen Platz in unserer Familie wieder gefunden: Wir leben heute das Leben einer ganz normalen Familie. Es gibt sie wieder, die Familienaktionen, an denen Philipp mit Freude teilnimmt und wir lassen ihn auch gerne an diesen Aktionen teilhaben. Natürlich gibt es auch Tage, an denen es mal wieder turbulent zu-geht und sich alte Verhaltensweisen einzuschleichen drohen. Aber bisher (seit Entlassung ist mehr als ein Jahr vergangen) ist es uns gut gelungen, diese - vielleicht nicht immer direkt, aber doch relativ zügig - zu erkennen und dann entsprechend einzugreifen. Dafür ist unseres Erachtens maßgebend, dass uns von Anfang an eine der Hauptrollen in dieser Maßnahme zugewiesen wurde. Nur dadurch kann eine dauerhafte Änderung in der Verhaltensweise aller Beteiligten erreicht werden. Die Identifikation und Akzeptanz mit den gefundenen Lösungswegen ist um ein vielfaches höher, wenn es sich dabei um eigene, speziell auf unsere Familie zugeschnittene Wege handelt. Das erhöht in unseren Augen die Verbindlichkeit der betroffenen Personen, sich auch zukünftig an diese Wege zu halten.

Dadurch, dass wir als Eltern gemeinsam beteiligt waren, haben wir jetzt auch zusammen die Möglichkeit, uns bei der Umsetzung der erlernten Maßnahmen zu helfen, denn wir sind weiter nicht ohne Fehler und merken manchmal selbst nicht, dass wir in eine „alte" Position hineinschlittern. Da ist es sicherlich hilfreich, dass mehrere Personen wissen, worum es geht und worauf jeder einzelne achten muss.

Mittlerweile können wir bei Philipp auch beobachten, dass er die früheren Problemsituationen heute reflektiert betrachtet. Wenn wir über frühere Zeiten sprechen, ist es ihm möglich, unsere Empfindungen von damals nachzuvollziehen, und wir sind mächtig stolz, dass er heute ehrlich sagen kann, dass ihm sein Verhalten von damals leid tut. Dieses „Danke Mama und Papa, dass ihr mir geholfen und zu mir gehalten habt. „Ich hab euch lieb!" entschädigt für alle Mühen und Sorgen!

Literatur

Berg, I. K. (1992):
  Familien – Zusammenhalt(en). Ein kurztherapeutisches und lösungsorientiertes Arbeitsbuch. modernes lernen, Dortmund

Minuchin, S. (1992):
  Familie und Familientherapie. Theorie und Praxis struktureller Familientherapie. Lambertus, Freiburg im Breisgau, 9. unveränderte Auflage

von Schlippe, A., Schweitzer, J. (1996):
  Lehrbuch der systemischen Therapie und Beratung. Vandenhoeck & Ruprecht, Göttingen

Schweitzer, J., Retzer, A., Fischer, H. R. (1994):
  Systemische Praxis u. Postmoderne. Suhrkamp, Frankfurt am Main, 2. Auflage

Walter, J., Peller, J. (1994):
  Lösungs-orientierte Kurztherapie. Ein Lehr- und Lernbuch. Verlag modernes lernen, Dortmund

Wirklich verrückt? - Kinder psychisch kranker Eltern im Kontext der Kinder- und Jugendpsychiatrie

A. Eggemann

Einleitung

Vielen Menschen ist nicht bewusst, wie stark die Psyche Körper und Geist beeinflussen kann. Wenn die psychische Stabilität aus dem Gleichgewicht gerät, kann der Mensch mit der Zeit erkranken. Dann ist nicht nur der Erkrankte belastet und betroffen, sondern auch die Angehörigen. Psychische Erkrankungen kommen in Deutschland sehr häufig vor. Sie werden von Fachärzten als solche diagnostiziert. In allen Schichten und in jedem Alter können sie beim Menschen auftreten und wirken sich unterschiedlich stark auf die einzelnen Personen aus. Je nach System und/oder sozialem Umfeld ergeben sich daraus für die Beteiligten besondere Belastungen, Aufgaben und Spannungen.

Dieser Artikel bringt die Kindheit von Kindern und Jugendlichen, die mit einem psychisch kranken Elternteil aufwachsen, manches Mal sind beide Eltern erkrankt, näher und sensibilisiert dafür. Diesen Kindern als Mitglieder des Familiensystems kommt eine besondere Rolle zu. Das Hauptaugenmerk richtet sich auf diese Kinder und die damit verbundenen Auswirkungen und Entwicklungseinschränkungen, sowie auf ihre stationäre Behandlung in der Kinder- und Jugendpsychiatrie und fragt nach: Wer ist hier „Wirklich verrückt? / oder was ist daran verrückt / ver---rückt?"

Der Artikel beginnt mit Fakten zum Thema und der Gefährdungseinschätzung zur Anfälligkeit von Kindern psychisch erkrankter Eltern selbst psychisch zu erkranken unter Berücksichtigung der Umwelteinflüsse und kindlichen Ressourcen und leitet zu möglichen Bewältigungsversuchen über. Anschließend wird die Problematik der Bedeutung der Erkrankung der Eltern im stationären Rahmen der Kinder- und Jugendpsychiatrie (im Folgenden KJP abgekürzt) erörtert und anhand eines Fallbeispieles aufgezeigt.

Den rechtlichen Ansprüchen und Pflichten folgt eine Auflistung möglicher, bestehender und bewährter Interventionsmaßnahmen sozialer und privater Träger. Daran schließen sich einige hilfreiche Unterstützungsmöglichkeiten des Pflege- und Erziehungsdienstes in der KJP aus Sicht der Autorin an.

Die Erkrankungen der Eltern werden nicht differenzierter betrachtet, es wird auf kein bestimmtes Krankheitsbild der Eltern Bezug genommen.
Im gesamten Textverlauf ist wegen der einfacheren Lesbarkeit auf eine geschlechterspezifische Differenzierung verzichtet worden. Eine spezifische Geschlechterzuordnung wird explizit ausgewiesen.

Forschungsergebnisse und Einschätzungen

Daten und Fakten

Erwachsene mit psychischen Erkrankungen bilden mit 30% von insgesamt 60 Millionen Erwachsenen in Deutschland eine Gruppe von ca. 18 Millionen Erkrankten. Angststörungen mit 14,5%, Depressionen mit 11,9% und somatische Störungen mit 11% bilden die häufigsten psychischen Erkrankungen. Nur 25% von ihnen wünschen eine Therapie und sind behandlungsbereit, was circa eine Zahl von 4,5 Millionen Menschen über 21 Jahren jährlich ergibt (Bundesgesundheitssurveys (RKI, BPtK-Newsletter, zit. n. Mattejat 2008, S.69f).

Angenommen wird eine höhere Gesamtzahl erkrankter Erwachsener, da viele aus verschiedenen Gründen eine Therapie ablehnen.
Von den 18 Mio. Menschen die jährlich psychisch erkranken, haben mehrere europäische Untersuchungen belegt, dass davon ca. 15%

der Patienten Mütter und Väter von minderjährigen Kindern sind. Insgesamt ergibt sich eine Schätzung von ca. drei Millionen in Deutschland lebender Kinder mit einem erkrankten Elternteil. Genaue Zahlenangaben über die betroffenen Kinder stehen allerdings nicht zur Verfügung.

Eine neuere Schweizer Studie kommt zu dem Ergebnis, dass - zu einem beliebigen Zeitpunkt betrachtet - 250.000 in Deutschland lebende Kinder einen psychisch erkrankten Elternteil haben und Hilfe in Anspruch nehmen (Gurny, Cassee, u.a, zit. in. Mattejat. 2008, S.75).

Stationäre Versorgungsdaten kommen zu einer Zahl von 175.000 Kindern und Jugendlichen (Berger, zit. in. Mattejat. 2008, S.75).
Die meisten dieser Kinder glauben, sie hätten ein Einzelschicksal. Nach den oben genannten Einschätzungen sind die Kinder nicht so alleine wie sie vermuten (vgl. Mattejat. 2008, S.74f).

Wenn die Väter erkranken, lebt die Familie häufiger als System weiter zusammen als bei betroffen Müttern. Die Erkrankung der Männer kompensieren die Frauen aus dem Blickwinkel des klassischen Rollenverständnisses, da sie meist die ersten Bezugspersonen für ihre Kinder sind. Alleinerziehende, erkrankte Väter kommen selten vor (vgl. Schone/Wagenblass 2002, S.76-79).

Gefährdungseinschätzung der Kinder

Das allgemeine Erkrankungsrisiko von Kindern psychisch kranker Eltern, eine psychische Auffälligkeit zu entwickeln, liegt bei etwa 60%. Dieselbe Krankheit wie die Eltern zu bekommen (das spezifische Erkrankungsrisiko), ist prozentual unterschiedlich. Bei einer Schizophrenie mit einem erkrankten Elternteil liegt das Risiko bei ca. 13%, (sind beide krank bei ca. 50%). Das ist im Vergleich zur allgemeinen Erkrankungswahrscheinlichkeit niedrig, aber im Verhältnis zur Gesamtbevölkerung hoch. Hier beträgt das lebenslange Risiko eine

Schizophrenie zu entwickeln 1%. Es bleibt anderes herum festzuhalten, dass rund 90% der Kinder nicht dieselbe Störung entwickeln, wie ihre Eltern.

Trotzdem stellen Kinder psychisch erkrankter Eltern eine bedeutende Risikogruppe dar, die nicht nur in der KJP eine besondere Aufmerksamkeit braucht (vgl. Mattjat 2008, S.76-79).

Der Unterstützungsbedarf von Kindern psychisch kranker Eltern hat sich erhöht, verursacht durch: gestiegene Belastungen und Verschlechterung von Einfluss nehmenden Faktoren, spätere Behandlungsbeginne bei psychotischen Eltern, kleinere Familiensysteme oder allein erziehende Eltern, vermehrte ambulante Therapien, usw.. Dies führt zu einer erhöhten Aufmerksamkeit für dieses Thema. Die Annahme, dass die Anzahl der betroffenen Kinder gestiegen sei, trifft nicht zu. In der KJP hat jedes dritte Kind psychisch kranke Eltern, im ambu-lanten Bereich sind es 25% (vgl. Beeck 2008, S.7).

Vererbbarkeit und Bedeutung von Umwelteinflüssen

Solche Zahlen müssen erstmal entmutigend für betroffene Menschen sein, die glauben, ihre Erkrankung sei genetisch bedingt, also nicht beeinflussbar.
In wissenschaftlichen Untersuchungen wurde belegt, dass die Verletzlichkeit (= Vulnerabilität), vererbt wird, allerdings nicht die Krankheit selbst.
Bei einer höheren Vulnerabilität ist das Grundrisiko zu erkranken höher. Ob die Krankheit tatsächlich ausbricht, ist zusätzlich von verschiedenen Umwelteinflüssen abhängig. Eine Gruppe mit einer hohen Vulnerabilität muss nicht unweigerlich erkranken. Für diese Gruppe ist es besonders bedeutsam, welchen Umweltbelastungen sie ausgesetzt ist. So sollten negative Einflüsse möglichst reduziert und die Positiven gestärkt werden (vgl. Mattejat 2008, S.79 -84).

Umwelteinflüsse und kindliche Resilienz

Häufen sich belastende Umwelteinflüsse, hat es eine betroffene Familie schwerer sie zu verkraften. Die Wahrscheinlichkeit, dass die Kinder Auffälligkeiten entwickeln ist gegeben, da viele negative Einflüsse sich wechselseitig verstärken und multiplizieren. Einzeln auftretende Belastungen können besser verkraftet werden.

Zu den **Belastungen** zählen:
* Ein niedriger sozioökonomischer Status
* Arbeitslosigkeit in der Familie
* Finanzielle Schwierigkeiten
* Ein Umzug in eine beengte Wohnung
* Häufige Streitigkeiten bis hin zu heftigen Auseinandersetzungen zwischen den Lebenspartnern, nachfolgend eine Trennung/Scheidung
* Der Verlust vor allem der Mutter, aber auch jeder anderen stabilen Bezugsperson (z.B. Tod der Oma)
* Alleinerziehende Elternteile, kein anderes erwachsenes Vorbild
* Erleben von Vernachlässigung, Kindesmisshandlungen und Sexuellen Übergriffen
* Art und Verlauf der Erkrankung, längere und häufigere Klinikverläufe

Umgekehrt belegen Studien über die Resilienz (= Widerstandsfähigkeit) von Kindern, dass diese sich selber gut entwickeln können, wenn bestimmte, protektive (=schützende) Faktoren vorliegen.

Diese **Schutzfaktoren** sind:
* Individuell: höheres Alter bei Krankheitsbeginn, Selbstbewusstsein, Bewältigungsstrategien, Temperament und Intellekt
* Das Wissen über die Erkrankung des Elternteils; das Wissen, keine Schuld daran zu tragen, das Wissen geliebt zu werden
* Ein sicheres und stabiles Zuhause

- Eine gefestigte Beziehung zu einem gesunden Erwachsenen und das Vorhandensein von Freunden
- Gerne zur Schule zu gehen und dort Erfolge zu haben
- Außerhäusliche Interessen und Hobbys verfolgen zu können
- Ein Krisenplan in Akutphasen und bei Klinikaufenthalten
- Unterstützende Hilfen z.B. eine Erziehungsbeistandsschaft

(vgl. Mattejat 2008, S.84-87)

Familiäre Lebenssituation der Kinder psychisch kranker Eltern

Die Situation der Eltern

Viele psychisch Erkrankte sind je nach Störung immer mal wieder stärker mit ihrer Erkrankung und sich beschäftigt. Sie erkennen, dass sie im Alltag überfordert sind und sehen ihre krankhaften Anteile in den gesünderen Krankheitsphasen klarer. Sie schämen sich dafür, was sie ihren Familienmitgliedern zumuten. Bis sie für sich selbst und die Familie Hilfe in Anspruch nehmen, vergeht meist wertvolle Zeit. Sie vermeiden sogar dementsprechende Hilfen in Anspruch zu nehmen, wenn keine bis wenig Krankheitseinsicht vorliegt (z.B. bei verzerrter Wahrnehmung - Psychose), sie Angst vor dem Entzug ihrer Kinder haben, Infor-mationsquellen und Hilfen schwer und kompliziert zugänglich sind oder persönliche Umstände wichtiger erscheinen.

Bleibt die Krankheitsbehandlung aus, wird eine Verschlechterung der gesamten familiären Lebenslage sehr wahrscheinlich sein. Als Folgen könnten sich der Verlust des Arbeitsplatzes, der finanzielle Probleme mit sich bringt, Versorgungsdefizite und eine Verschlechterung der Wohnverhältnisse ergeben. Es entstehen Spannungen in der Ehe, die zur Trennung und Scheidung führen können.

Der gesunde Elternteil hingegen bemüht sich nach Kräften alles „unter einen Hut" zu bekommen, die Versorgung des Erkrankten, die Arbeit, den Haushalt und die Erziehung der Kinder. Dabei werden meist die Töchter und Söhne vernachlässigt, da die Betreuung des erkrankten Partners einen großen Teil ihrer Zeit ausfüllt. Der gesunde Partner fühlt sich schuldig. Von psychischen Erkrankungen haben sie oftmals wenig Ahnung, was zu Unsicherheiten im Umgang mit der Erkrankung führt.

Zur Aufrechterhaltung der Normalität schafft er eine Menge, ist aber auf Dauer überstrapaziert. Er versucht dies auszugleichen durch das Einspannen der (älteren) Kinder, Abbrüchen von sozialen Kontakten, Erdulden von Arbeitsausfällen in akuten Krisen, Verdrängung, Einschränkung und Zurückstellung persönlicher Interessen. Sich um Unterstützung zu kümmern schafft er aufgrund der hohen Stressbelastung nicht, da er kaum Zeit und Ruhe zum vernünftigen Überlegen findet. Auch diese Spannungen, plus die Veränderungen in der Paarbeziehung, führen oft mittel- bis langfristig zur Trennung (vgl. Schone/ Wagenblass 2002, S.12-18).

Mögliche Auswirkungen auf die Kinder und Jugendlichen

Selbst die ganz kleinen Menschen bekommen sehr gut mit, wie es ihren Eltern geht und reagieren darauf. Kinder beobachten ihre Eltern, ahmen sie nach und lernen so von ihnen. Wenn jetzt ein Elternteil erkrankt, entgeht ihnen das nicht. Wie sich hier eine Welt verdreht, stellt im Folgenden ein allgemeiner Überblick dar. Kinder erkranken nicht automatisch, es gibt keine bestimmten Auswirkungen und Belastungen, die immer zu einer psychischen Erkrankung führen.

Die wichtigsten Umweltfaktoren für die Kinder sind: familiäre und soziale Beziehungen, der Kindergarten- und Schulbesuch und ihre Freizeitgestaltung. In diesen Lebensbereichen können sich direkte

Auswirkungen durch die Erkrankung der Eltern ergeben. Abhängend von diesen Umweltfaktoren und der Resilienz der Kinder wirkt sich die elterliche Erkrankung unterschiedlich auf die kindliche Entwicklung aus, auch schon in der pränatalen Phase.

Die Probleme werden in direkte und indirekte Beeinträchtigungen eingeteilt.

Direkte Auswirkungen der Erkrankung

Desorientierung

Mit der psychischen Erkrankung verändert sich das Verhalten der Eltern gegenüber ihren Kindern. Manchmal haben die Kinder nie eine „normale" Eltern-Kind-Beziehung erleben können, wenn die Erkrankung vor oder direkt nach der Geburt auftrat. Die Eltern wenden sich mit der Zeit von den Kindern und Jugendlichen ab, die ihre Zuwendung aber bräuchten. Unsichere und sehr angespannte Zeiten können zu Hause entstehen.

Die Ver*rückt*heiten der Eltern, wie extreme Stimmungsschwankungen, ordinäre Beschimpfungen, ver*rückte* Fragen und die Einbeziehung der Kinder in das elterliche Krankheitserleben (z.B. bei Wahn = Realitätsverlust) wirken sich sehr beängstigend und bedrohlich auf die Kinder aus. Zum Teil werden die Kinder von den Eltern selbst als krank bezeichnet. Traumatisierend können extreme Krisensituationen und Zwangseinweisungen der Eltern in Kliniken sein.
Die Kinder und Jugendlichen können dies nicht einordnen und verstehen und sind permanenten Grenzüberschreitungen von den Eltern ausgesetzt. Den Kindern fehlt eine klare Bezugsperson.

Schuldgefühle

Je jünger die Kinder sind, desto mehr suchen sie die Gründe bei sich. Die meisten Kinder wissen noch nichts über die Existenz von seelischen Erkrankungen, sowie den damit zusammenhängenden Symptomen. Jugendliche sind oder haben sich da eventuell schon informiert.

Für die Kinder gibt es keine Logik im ver-*rückten* Verhalten der Eltern. So glauben sie z.B. sich nicht genug um die Mutter oder den Vater gekümmert zu haben und durch ihr „falsches" oder „schlechtes" Benehmen Schuld an der Erkrankung zu sein. Manchmal wird dieser Glaube von der Familie bestärkt.
Jugendliche entwickeln diese Schuldgefühle, sobald sie sich von zu Hause ablösen wollen, um ihr Leben eigenständig auf die Beine zu stellen. Außerdem lässt ihre Erfahrungswelt sie glauben, dass in einer Familie nur begrenzt gute Dinge möglich sind, so dass sie dann Schuldgefühle entwickeln, wenn sie mehr Glück als ihre Eltern haben.

Tabuisierung

In der Gesellschaft wurden die Vorurteile gegenüber psychischen Erkrankungen in den letzten Jahren vermehrt aufgebrochen. Dennoch bestehen in der Öffentlichkeit Akzeptanz- und Verständnisschwierigkeiten. Wegen einer psychischen Krankheit bräuchte sich kein Betroffener zu schämen oder zu verstecken, denn sie könnte jeden treffen.

Die Erkrankten haben jedoch Angst, negative Konsequenzen erdulden zu müssen. Aus Furcht abgewertet und nicht ernst genommen zu werden - sie würden übertreiben - wird nicht darüber geredet; mit Freunden und Verwandten nicht und schon gar nicht mit Fachleuten.

Äußerlich ist das Stigma auf den ersten Blick nicht zu erkennen und somit ein großes Kommunikationshindernis.

Je kleiner die Kinder sind, desto mehr Sprachlosigkeit gibt es. Viele betroffene Eltern schämen sich und wollen durch das „Nicht-darüber-Sprechen" ihre Kinder vor den Beeinträchtigungen schützen. Diese elterliche Annahme schont die Kinder keinesfalls, sondern lässt den kindlichen Phantasien freien Raum für alle möglichen Erklärungsversuche.

Die Kinder behalten das Familiengeheimnis meistens für sich und würden es als einen Verrat ansehen, wenn sie sich an Außenstehende wenden würden. Teilweise wird ihnen verboten darüber zu sprechen.

Isolation

Durch dieses Kommunikationstabu haben die Kinder niemanden zum Reden. Gleichzeitig spüren sie die Verunsicherungen und Ängste ihrer Eltern.

Sie fragen nicht nach und durch das Zurückstellen ihrer eigenen Bedürfnisse und Gefühle schützen sie ihre Eltern. Es gibt niemanden, an den sie sich mit ihren eigenen Problemen wenden können. Sie sind und fühlen sich allein gelassen. Das Gefühl von Einsamkeit und Leere verstärkt sich während der Klinikaufenthalte der Eltern. Zukunftssorgen entstehen, ob Mama oder Papa zurückkehren.

Indirekte Probleme als Folge der Erkrankung

Betreuungsdefizite

Der erkrankte Elternteil weiß oftmals sehr genau, das er der Betreuung der Kinder nicht gerecht wird. Die Erkrankten fühlen sich überfordert und schämen sich dafür, keine gute Mutter oder kein guter Vater zu sein. Ihnen fehlt durch die Krankheit bzw. die Krankenversorgung Zeit für die Töchter und Söhne. Nicht selten befürchten sie deshalb, dass ihnen die Kinder entzogen werden, so dass auch aus dieser Angst heraus keine Hilfe erfragt wird.

Den Eltern ist es nicht möglich, den Töchtern und Söhnen genügend Aufmerksamkeit, Zuwendung, Führung und Anleitung zu geben. Auf die kindlichen Bedürfnisse kann nicht eingegangen werden, insbesondere bei (wiederkehrenden) Klinikaufenthalten. Die Kinder sind auf sich allein gestellt oder werden von anderen Bezugspersonen betreut. Wenn die Mutter erkrankt ist, wirkt sich dieses besonders stark auf die Kinder aus.

Parentifizierung und Überforderung

Kinder und Jugendliche sind auf die Führung und Unterstützung in ihrer Entwicklung auf die Eltern angewiesen. Aufgrund der psychischen Störung kann der erkrankte Elternteil seinen Erziehungsaufgaben nicht gerecht werden. Der Partner unterstützt und hilft und ist die wichtigste Ansprechperson für den Kranken. Die intensive Betreuung des Kranken und die Organisation des Familienalltags beschäftigen den Lebenspartner sehr, so dass auch ihm Zeit für die Kinder fehlt.
Die Kinder übernehmen mit der Zeit Haushaltsaufgaben oder sie werden ihnen übertragen. Außerdem kümmern sie sich mit um den Betroffenen und ggf. um die Geschwister. Ist der erkrankte Elternteil allein erziehend oder der Partner fällt weg, übernehmen nicht selten die Kinder Verantwortung, die sonst die Eltern tragen würden. Es kommt zu einer Verantwortungsverschiebung, die die Kinder auf Dauer überfordert.

Loyalitätskonflikte

Grundsätzlich lieben die Kinder ihre Eltern und umgekehrt und kennen zum Teil ihre Eltern in gesunden Phasen. Durch das Familiengeheimnis und die Rollenverschiebung kommt es zu einer ver*rückten*, gegenseitigen Abhängigkeit. Dieses symbiotische System bringt die

Kinder in Konflikte. Eine gesunde Distanz zum erkranken Elternteil kann nicht hergestellt werden. Das Kind kann kaum vertrauensvolle Erfahrungen machen und kein Selbstbewusstsein aufbauen. Eine gesunde Orientierungshilfe von außen fehlt.

Die Kinder übernehmen oft unbewusst verschiedene Rollen für die psychisch erkrankten Elternteile. Sie werden Ansprechpartner, Partnerersatz, Berater, Dolmetscher und Kontaktstelle zur Außenwelt. Es ist ihnen schrecklich unangenehm, wenn sich ihre Eltern in der Öffentlichkeit seltsam und peinlich verhalten. Sie wollen sie dann lieber nicht kennen. Bei den innerhalb der Familie bestehenden Ehekonflikten meinen die Kinder sich zwischen dem einen oder anderen Elternteil entscheiden und sich einer Seite anschließen zu müssen. So sind sie hin und her gerissen zwischen Distanzierung und Loyalität. Um das Familiensystem zu erhalten, müssen die Kinder diesen Loyalitätskonflikt aushalten.

Ausgrenzung

Trotz der Veränderungen in der heutigen Gesellschaft im Umgang mit psychisch Erkrankten herrschen immer noch Unwissenheit, Vorurteile und Unsicherheit im Umgang mit der Problematik. Kinder erleben, wie ihre Eltern ausgegrenzt und missachtet werden. Verwandte, Freunde, Bekannte und Nachbarn distanzieren sich von der Familie. Im Kindergarten, in der Schule und bei Freizeitaktivitäten geraten die Kinder in Außenseiterpositionen, da sie keine Freunde und Kameraden mit nach Hause bringen dürfen und wollen. Sie hören „blöde" Witze und Sprüche über psychisch Kranke, wodurch sie gekränkt werden.

Daraus ergeben sich weitere Belastungen, z B. dass sie ungern und unregelmäßig zur Schule gehen. Ohne Mithilfe von Erziehungspersonal machen sie keine positiven Gruppenerfahrungen und erhalten zu wenig Verständnis für ihre Lebenssituation. Die Kinder müssen sich mit dem Thema der Ausgrenzung auseinandersetzen, woraufhin sie „erwachsener" wirken (vgl. Beeck 2004, S.31-51; Mattejat 2008, S.88-89).

Mögliche Bewältigungsversuche

Die Kinder psychisch kranker Eltern bewältigen die Situationen auf unterschiedliche Weise. Während die Ältesten eher Verantwortung übernehmen, pflichtbewusst, frühreif und selbstständig wirken, reagieren jüngere Geschwister eher mit Rückzug, Einzelgängersein, Verschlossenheit und stiller Hinnahme. Dieses Verhalten macht in der Regel keine Probleme, es unterstützt das bestehende Familiensystem, es ist unauffällig und funktioniert vordergründig. Von diesen Kindern wird viel geleistet. Ihr Verhalten bringt sie erst später in Schwierigkeiten.

Eine andere Gruppe von Kindern agiert diese Spannungen nach außen und fällt dadurch auf. Vor allem Jungen zeigen ein eher auffälliges, negatives Verhalten und treten durch oppositionelles Gebaren und Aggressionen gegenüber anderen in Erscheinung. Wieder andere tragen zur allgemeinen Belustigung bei, sind „die Clowns" oder „das Maskottchen" der Familie (vgl. Beeck 2004, S.16f).

Die erwachsenen Kinder befreien sich auch mit ihrer Volljährigkeit nicht einfach aus ihrer Situation. Sie tragen noch einiges an nicht bearbeiteten „Altlasten" mit sich herum. Beispielsweise gelang ihnen während der Adoleszenz kein guter Ausgleich zwischen dem Verantwortungsgefühl gegenüber ihren erkrankten Eltern und der Eigenverantwortung für ihr Leben. Die Abhängigkeit vom Elternhaus ist ein großes Problem, da bei jedem Ablösungs- und Abgrenzungsversuch schnell wieder ein großes Gefühl von Trennungsschuld entsteht. Sie bleiben zeitlebens Kinder ihrer kranken Eltern und stellen sich die Frage: wer kümmert sich um diese und übernimmt Verantwortung nach dem Auszug? Von sozialstaatlicher Seite wird zudem versucht, Versorgung und Pflege von Erkrankten an Angehörige abzugeben,

so dass es wenig Entlastung für die erwachsenen Kinder gibt, vor allem wenn sie alleine mit dem Elternteil leben (vgl. Beeck 2008, S.52).

So versuchen alle auf ihre Art und Weise, die ihnen zur Verfügung
stehenden Mittel zu nutzen, um die Situation zu bewältigen.
Deutlich wird, dass eine Vermeidung der Auseinandersetzung mit
der Erkrankung der Eltern für eine konstruktive Bewältigung nicht förderlich ist.

Kinder psychisch kranker Eltern im stationärem Setting

Kinder und Jugendliche können sich in vielen Fällen Außenstehen-
den nicht anvertrauen und wissen nicht, was sie machen sollen.
Wenn ihre Verhaltensauffälligkeiten so „ausarten", dass sie nicht
mehr tragbar sind, wenn sie andere gefährden oder stetig aggressiv
sind, wird ein Bedürfnis nach Unterstützung deutlich. So gelangen
Kinder psychisch kranker Eltern auf direktem Weg oder über Umwe-
ge in die KJP, manchmal aus einer Krisensituation heraus.

Die Problematik der Diagnose

Die Kinder und Jugendlichen haben entweder eine feststehende psychiatrische Diagnose oder sollen aufgrund eines auffälligen Problem-
verhaltens beurteilt werden. Die Diagnose „Kinder psychisch kranker
Eltern" gibt es nicht. Diese Kinder fallen meist unter die Diagnose
„Störung des Sozialverhaltens und der Emotionen". Vom psychisch
kranken Elternteil ist erst mal nicht die Rede, da bei der Aufnahme
die Auffälligkeit der Kinder im Vordergrund steht. Eventuell wird im
Anamnesegespräch die Erkrankung der Eltern bekannt. Es wird
meistens nicht gezielt danach gefragt oder die Eltern geben es nicht
an, weil sie es unbedeutet finden, sich schämen, Angst haben, etc..
Für die Kinder ist es nicht immer nachvollziehbar, warum sie stationär behandelt werden müssen. Für sie ist ihr erkranktes Familiensystem normal.

In der weiteren Behandlung ist es abhängig von den Eltern, inwieweit diese sich auf eine Einbeziehung ihrer psychischen Krankheit einlassen können und dieses als ein beitragendes Problem erkennen. Wurde die Erkrankung bestätigt und eine elterliche Einwilligung erreicht, ist die Voraussetzung für eine gelingende Zusammen- und Aufarbeitung gegeben. Es sollte eine gezielte Themenheranführung mit den Eltern erfolgen.

Somit ist bei der Diagnose von Bedeutung, richtig abzuschätzen, welche Faktoren der elterlichen Erkrankung auf die Störung des Kindes Einfluss nehmen. Zu einer genaueren Abklärung sollten neben der ausführlichen Anamnese und Exploration der kindlichen und familiären Situation, noch spezielle, standardisierte Fragebögen, wie z.B. der CBCL 4-18, YSR, SSKJ, PFK 9-14, u.ä., herangezogen werden. Hierbei werden unter anderem die Stresssymptomatik, die Stressbewältigung und die personalen, wie familiären Ressourcen erfragt (vgl. Lenz 2008, S.79-83).
Der Quellenangabe kann eine Checkliste zur Risikoeinschätzung entnommen werden (vgl. Mattejat 2008, S.207-214).

Behandlungsverlauf am Fallbeispiel Silke

Dieser zusammengefasste Bericht von Silkes Behandlung in der KJP Osnabrück ist ein Beispiel für eine stationäre Behandlung eines Kindes psychisch kranker Eltern.

Die Familienanamnese

Silke ist 14 Jahre und Einzelkind. Die Eltern hatten sich vor elf Jahren scheiden lassen und trennten sich, als die Tochter ein halbes Jahr alt war. Sie lebt bei ihrer allein sorgeberechtigten Mutter und dem neuen, langjährigen Lebensgefährten in zwei kleinen miteinander verbundenen Wohnungen. Sie hatte ihr Zimmer in einer der Wohnungen. Daheim versorgt Silke die Meerschweinchen, chattet in ihrer Freizeit gerne und ausgiebig. Auf diesem Weg entstand vor einigen Monaten eine kurzweilige Beziehung zu einem älteren Mann. Sie mag Ballspiele, bastelt und kocht gerne, ist hilfsbereit. Zwei gute Freundinnen und das Hausmeisterpärchen sind ihre außerhäuslichen Kontakte. In der achten Klasse der Hauptschule fehlte sie im letzten Halbjahr häufiger, womit die Versetzung gefährdet war.

Die Mutter (41 Jahre) leidet an einer Depression, weshalb sie zuletzt Ende 2008 eine Reha-Maßnahme besuchte. Weiterhin nimmt sie ambulante Termine wahr. Von Beruf ist sie Bürofachkraft. Diesen Arbeitsplatz verlor sie ca. vor einem Jahr wegen Mobbings.

Der leibliche Vater (45 Jahre) arbeitet in Vollzeit als Kraftfahrer. Er ließ sich wegen einer Spielsucht vor zehn Jahren therapieren und hat noch Schulden. Die Kontakte zum Vater gingen nicht verloren, wobei Silke aber zwischen den Streitigkeiten der Eltern stand und diese über sie ausgetragen wurden. Heute wohnen sie ca. 20 km voneinander entfernt. Silke wünscht sich „Papa-Termine" und wollte einmal stressbedingt zu ihm ziehen.

Der Lebenspartner (ca. Ende 50) der Mutter hat ebenfalls seine Arbeit durch Mobbing verloren. Er ist beinamputiert und depressiv erkrankt. Er befand sich wegen eines Suizidversuches fast zur selben Zeit (2008) wie Silkes Mutter in Behandlung. Vorher trennten sich die beiden. Kontakt zu Silkes Mutter nahm er seitdem über Silke auf.
Bei der Oma mütterlicherseits diagnostizierten die Ärzte ebenfalls eine Depression und für Silkes Mutter war es ein großer Verlust, als sie starb. Weitere Freunde und Bekannte in der Familie gibt es nicht.

Genogramm

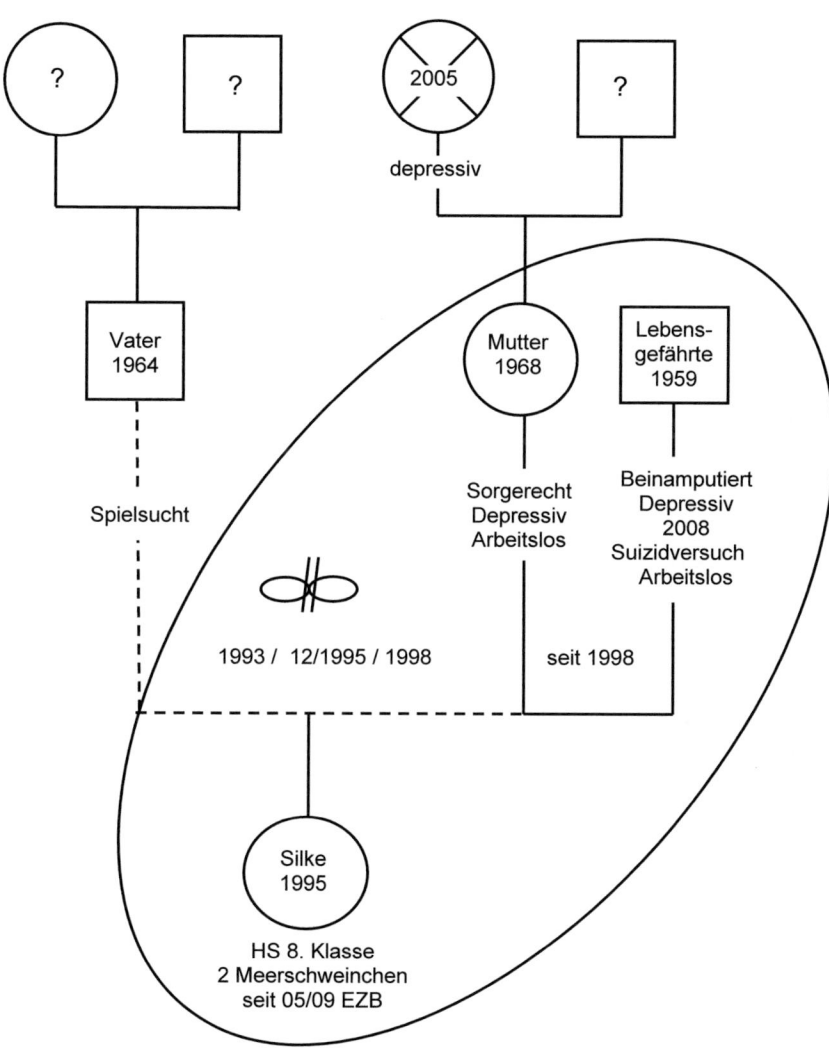

Der vorstationäre Verlauf

Den Namen der elterlichen Erkrankungen kennt Silke. Sie ist aber bisher nicht näher darüber aufgeklärt worden. Durch die Streitigkeiten der Erwachsenen steckt Silke immer wieder in starken Loyalitätskonflikten. Sie übernimmt verantwortungsbewusst verschiedene Aufgaben, ist aber insgesamt mit der Familiensituation überfordert. Durch das langjährige Miterleben ihrer psychisch kranken Eltern übernahm sie viele Verhaltensweisen von ihnen, z.B. „in den Tag hinein leben", stundenlang chatten, Vernachlässigung von Pflichten, Aufgaben und der eigenen Hygiene, Lustlosigkeit, Vermeidung von Konflikten, Verweigerung bei Auseinansetzungen, Neigung zur „Vermüllung" des Wohnraumes und Rückzug.

Silke hatte wiederholt Ärger mit ihrer Mutter über Alltagsbelange (z.B. aufräumen). Außerdem warf diese ihrer Tochter vor, zu lügen, ihr Geld zu entwenden, nicht zu zuhören und nur das zu machen, was sie wolle. Silke versteht ihre Mutter nicht, sieht die Dinge anders und versucht es besser zu machen. Sie leidet an Übergewicht und nahm schon an einem Programm für gesunde Ernährung teil.

Nach der Trennung der Mutter vom Lebensgefährten im Herbst 2008 verstärkten sich die Belastungen in der Familie wieder. Der Durchgang der gemeinsamen Wohnung wurde zugemauert und damit lag Silkes Zimmer nun im Wohnbereich des Lebenspartners. Sie hielt sich danach meist auf der mütterlichen Seite auf. Aktuell reagierte sie mit Bauchschmerzen, die körperlich nicht erklärbar waren und fehlte deshalb häufiger in der Schule. Die Mutter und der Ex-Lebensgefährte begangen Ende 2008 Therapien, worauf Silke allein zu Hause war. Ihr Vater wollte sich in dieser Zeit um sie kümmern, musste aber wegen einer akuten Darmoperation in die Klinik und fiel als Betreuungsperson aus. Ein Bekannter der Mutter sollte nun nach Silke sehen. Diese Situation wurde bekannt, da Silke in der Schule unentschuldigt fehlte und einer Freundin erzählt hatte, ohne Betreuung zu Hause zu sein. Der Kinder- und Jugendnotdienst wurde eingeschaltet und fand Silke allein, kränkelnd und in einem ungepflegten Zustand in der Wohnung der Mutter vor. Ihr Zimmer sah verwahrlost aus und in der Küche des Ex-Lebenspartners war es dreckig und stank. Silke war beim Arzt gewesen und hatte eine Krankschreibung bekommen, diese aber nicht weitergeleitet. Von Seiten der Schule wurde bestätigt, dass sie momentan mit andauernden Bauchschmerzen ausfiele. Vorher erntete sie häufiger wegen unangenehmen Körpergeruchs verletzende Kommentare von den Mitschülern. Sie selbst empfand dies als Mobbing, wodurch sich Fehlzeiten in der Schule ergaben.

Silke wünscht sich genau wie die Mutter eine Reha-Behandlung. Beraten durch den Sozialdienst, beantragte die Mutter eine Hilfe, mit der Silke einverstanden war und die im Februar 2009 bewilligt wurde. Der Erziehungsbeistand (= EZB nach § 30 KJHG) soll Silke bei ihrer Bedürfnisbefriedigung und Verselbständigung unterstützen, sowie bei den Entwicklungsproblemen helfen, unter Einbeziehung des sozialen Umfeldes. Silke versteht sich gut mit der EZB, die vier Stunden die Woche kommt.

Die Mutter und ihr Lebensgefährte fanden im April 2009 wieder zusammen. Silkes Mutter geht es gut. Sie bewirbt sich um eine Arbeitsstelle und zusammen suchen sie nach einer neuen Wohnung.

Stationärer Verlauf

Silke wurde Mitte Mai 2009 auf Initiative ihrer EZB als Notaufnahme auf der Akutstation aufgenommen, wegen wiederkehrender und zunehmender Suizidideen in Stresssituationen zu Hause und in der Schule. Ihre Stimmung war in der Vergangenheit weitgehend schlecht und sie dachte einige Male darüber nach, einen Abschiedsbrief zu schreiben. Aus der Krisenintervention, die nur wenige Tage dauerte und sich auf Silke sehr positiv auswirkte, konnte sie sich ein dreimonatiges Therapieangebot auf derselben Station vorstellen, was sowohl die Eltern als auch der EZB begrüßten.

Es wurde folgende **Pflegeplanung** erstellt.

Probleme und Ressourcen (abgekürzt mit R.):

1. Häufige Streitigkeiten vor allem mit der Mutter, bis zu Drohungen zum Vater zu ziehen
2. Mangelnde Körperpflege
3. Schulmeidende Tendenzen; Versetzung nicht geschafft
4. Loyalitätskonflikte, selbsttätiges Agieren zwischen den Eltern
5. Überforderung durch die Krankheit der Eltern; **R.:** Kontakt zum Jugendamt besteht, Silke hat einen Erziehungsbeistand
6. Betreuungsdefizite mit ungünstiger Übernahme von Umgangs-formen (z.B. Streitkultur, Vermeidungshaltung, Sauberkeit); allein erziehende Mutter; kaum Bekannte; **R.:** zwei Freundinnen, vier Meerschweinchen
7. Informationsdefizit über die elterliche Erkrankung; **R.:** Es ist kein Tabu in der Familie

Ziele:

1. Konfliktfreiere Beziehungsgestaltung zur Mutter unter Erarbeitung von angemessenen Umgangsweisen
2. Regelmäßige Körperpflege; Erleben von Wohlbefinden
3. Regelmäßiger Schulbesuch; Guten Anfang in der neuen Klasse finden
4. Klare Kontaktabsprachen; Emotionale Befriedung durch beide Elternteile spüren; Schutz vor Elternunstimmigkeiten
5. Entlastung spüren; eigene Bedürfnisse erkennen, in Handlung umsetzen; Hilfsangebote kennen lernen, evtl. weitere Hilfen ins-tallieren
6. Festigung der Eltern-Kind-Beziehung; Eltern über ihre Fürsorge-pflicht und die Gefährdung von Silke aufklären; weitere Unterstüt-zungsmöglichkeiten abklären und ggf. organisieren
7. Psychoedukation und Aufklärung durch PED, Therapeuten und Arzt; Informationsmöglichkeiten aufzeigen

Unterstützungsmaßnahmen (= M.):

1. Konflikte aufzeigen und auffordern sie anzugehen, ggf. schriftliche Problemanalyse; Gesprächsregeln aufstellen; Umgangsplan für Streitsituationen für zu Hause erstellen; Erarbeitung von Problemlösemöglichkeiten; üben Konflikte angemessen auszutragen ggf. mit Hilfe

2. Tgl. einmal duschen und Haare waschen und nach starkem Schwitzen; Anbieten von Wellnessbädern; Herstellung von Badesalz und Creme

3. Vor den Ferien fünf Stunden pro Woche zur Klinikschule; nach den Ferien Besuch der Regelschule mit komplettem Stundenumfang; vor Schulbeginn mit der Lehrerin Kontakt aufnehmen

4. Mit Mutter Kontakte abklären; Kontakte mit Vater absprechen; Gemeinsame Unternehmungen mit Mutter plus evtl. Lebensgefährten oder Vater planen; Silkes Agieren zwischen den Eltern unterbinden, ggf. in Einzelgesprächen ihr Handeln reflektieren

5. Ressourcenentwicklung und -förderung; Hilfe einfordern oder annehmen können; Einbeziehung vom EZB, Hilfen und Interventionsmaßnahmen von außen prüfen und evtl. erweitern

6. Individuelle Besuchs- und Telefonkontakte, Wochenendregelungen absprechen; regelmäßige Hospitationen mit Mutter planen und begleiten (z.B. Spielen, Backen, Werken), Mutters Erziehungskompetenz dadurch stärken; einen Krisenplan für Notfälle erstellen; Freundschaften pflegen - regelmäßige Verabredungen; Kontaktaufnahme zu Angehörigengruppe

7. Einverständnis zur Krankheitsaufklärung einholen; kurze Themengespräche führen und weiterhin Gesprächsbereitschaft signalisieren; Familiengespräche; im Internet nach Informationsquellen suchen, Broschüren und Büchertipps geben, evtl. zur Verfügung stellen

Veränderungen durch den stationären Aufenthalt

Die Therapiemaßnahmen konnten zum größten Teil positiv bewältigt werden. In der Zeit auf Station hat Silke viel an sich gearbeitet und für sich erfahren. Sie benötigte dabei kontinuierliche Betreuung und Kontrolle. Insgesamt wurde klar, dass sie eine stabile, erwachsene Bezugsperson zur Unterstützung, Orientierung, Stärkung und zum emotionalen Ausgleich in ihrem heimatlichen Alltag weiterhin brauchen wird. Das ist mit ihrem Erziehungsbeistand gegeben.

Das Problem, außerstationäre Sozialkontakte zu knüpfen und Konflikte anzugehen, gestaltete sich langwierig und endete häufig in Verweigerung. Enge Begleitung, Gespräche und viel Hilfe vom PED, sowie die Mitnahme einer wichtig gewordenen Mitpatientin, ermöglichten ihr, neue Kontaktversuche und Besuche von Gruppen und Aktionen. Zur neuen Klasse wurde eine Annäherung hergestellt, mit dem Ergebnis, dass Silke während des Klinikaufenthaltes wieder zur Schule ging.
Die Krankheitsaufklärung von den einzelnen Familienmitgliedern erfolgte nur ansatzweise durch den Arzt. Es fanden keine gemeinsamen Gespräche statt, womit es für eine erneute Akutsituation keinen Krisenplan gibt.

Die in der Pflegeplanung aufgeführten Probleme 4 bis 7 wurden in der Therapie noch nicht unter dem Gesichtspunkt dieses Artikels betrachtet. Sie wurden teilweise evaluiert, aber nicht dementsprechend bewältigt und angegangen. Das Beispiel zeigt deutlich auf, wie ungünstig sich die elterliche Erkrankung auf Silke ausgewirkt hat.
Die Klinikempfehlungen waren: Beibehaltung der Maßnahme, evtl. eine Intensivierung oder bei einer Verschlechterung der Situation ggf. stationäre Jugendhilfe.

Interventionsmaßnahmen und Unterstützungsmöglichkeiten

Die rechtliche Seite

Laut Grundgesetz ist festgelegt: „Pflege und Erziehung der Kinder sind das natürliche Recht der Eltern und die zuvörderst ihnen obliegende Pflicht. Über ihre Betätigung wacht die staatliche Gemeinschaft (GG, Art. 6, Abs. 2)".

Vielen psychisch kranken Eltern gelingt es nicht, den Erziehungsauftrag für ihre Kinder zu erfüllen. Sie haben einen Rechtsanspruch auf Hilfe. Diesen Anspruch auf Unterstützung durch den Staat können sie gem. § 27 Hilfe zur Erziehung, SGB VIII beantragen. Durch das Jugendamt werden die Sorgeberechtigten auf kindliche Gefährdungspotenziale hingewiesen. Eltern und Kinder werden über die möglichen Hilfen zur Erziehung beraten. Hilfen zur Erziehung (geregelt in den §§ 28 bis 35) können u.a. SPFH, Tagesgruppe oder Pflegefamilie sein. Die Familie ihrerseits hat das Recht, Wünsche zu äußern und eine Wahl zu treffen, gem. §§ 5 und 36 SGB VIII. Wenn die freiwillige Zustimmung der Eltern besteht, wird in einer Hilfeplanung die Form und Dauer der Unterstützung geregelt.

Schwierig wird es, wenn Eltern aus Scham, Angst, Vorurteilen und schlechten Erfahrungen mit dem Jugendamt diese Unterstützung nicht wollen und/oder es aus falscher Einschätzung ihrer Krankheitsprobleme und/oder Verwicklungen mit dem Partner nicht können. Obwohl eine stark belastete kindliche Lebenssituation besteht und es Mittel geben würde, sie zu verbessern, können Fachkräfte ohne Einwilligung und Mitarbeit der Eltern nichts installieren und haben nur die Möglichkeit zu versuchen, im Interesse der Kinder auf die Eltern einzuwirken. Sie haben kein Recht sich in die Familie einzuschalten, außer bei einer Gefährdung.

Kommt es zu einer Gefährdung der Kinder, ist der Staat gem. § 8a SGB VIII - Schutzauftrag bei Kindeswohlgefährdung - berufen zu handeln. In welchem Maße ein Eingriff in die elterliche Sorge geschieht, legt das Gericht unter Berufung des § 1666 BGB (Gerichtliche Maßnahmen bei Gefährdung des Kindeswohls) fest. Es ist das mildeste, geeignete Mittel zu wählen und an einer Rückführung der Kinder zu den Kindeseltern zu arbeiten. Der § 37 Abs. 1 SGB VIII verpflichtet die Pflegeeltern oder die Betreuer der Einrichtungen zu einer Zusammenarbeit mit dem Elternteil zum Wohl des Kindes oder Jugendlichen. Die Kinder und Jugendlichen können sich jeder Zeit an das Jugendamt wenden, sich ohne das Wissen ihrer Eltern eine Beratung in Krisen- und Notsituationen holen und sind nach § 8 Abs. 3 SGB VIII. am Verfahrensverlauf zu beteiligen.

Insgesamt entsteht ein Spannungsfeld, in dem das Jugendamt als ausführendes Organ, einerseits Unterstützer und Berater der Familien und andererseits Schützer des Kindeswohles ist (vgl. Schone, Wagenblass 2002, S.41-51).

Bestehende Interventionsmaßnahmen

Auf der Basis von Forschungsergebnissen und unter Berücksichtigung protektiver Faktoren sowie den verschiedenen Wünschen, Bedürfnissen, Sorgen und Ängsten von Eltern und ihrer Kinder wurden die heute existierenden Interventionsmaßnahmen entwickelt. Viele Maßnahmen werden aus privaten Finanzen gedeckt. Mit allen Projekten soll erreicht werden, die Familien soweit zu stabilisieren, dass sie ohne fremde Hilfen auskommen können, bzw. diese nur temporär erforderlich sind. Die Familien haben heute mehr Chancen, früher und effektiver individuelle Unterstützungsmaßnahmen zu ergreifen. Diese werden genutzt, weil das Thema öffentlicher und die ursprüngliche Scheu vor den Ämtern kleiner geworden ist.

Die verschiedenen Träger entwickeln weiterhin angemessene Netzwerke, die zum Austausch von Wissen und Informationen, zur ge-

geneitigen Unterstützung und zur besseren Zusammenarbeit dienen. Bei Betroffenen, die den sozialen Systemen aus den genannten Gründen zu spät auffallen oder nicht bemerkt werden wollen, spitzen sich mit der Zeit die Probleme zu und es geht oftmals auch um die Klärung des elterlichen Sorgerechtes.

Die folgende Ausführung zeigt einen Überblick, mit welchen Maßnahmen interveniert werden kann. Jeweils vor Ort muss geschaut und beraten werden, wie individuelle Hilfe aussehen wird.

Beratungsstellen

Für die vielfältigen Probleme der betroffenen Familien bieten Erziehungs- und Familienberatungsstellen gute Hilfsmöglichkeiten aus einer Hand. Es bedarf keiner Anträge oder Diagnosestellungen, um Hilfe zu erhalten. Hier fühlen sich die Familien weniger kontrolliert und durch die Schweigepflicht sicher. Da die Stellen familienorientiert ausgerichtet sind, können sie Kinder- und Erwachsenenperspektiven gut zusammenführen. Bei psychischen Krisen brauchen sie allerdings Unterstützung von psychiatrischen Einrichtungen. In Würzburg wird zurzeit an einem ganzheitlichen Konzept von Beratung und Therapie gearbeitet (vgl. Schrappe in Mattejat, Lisofsky, 2008, S.156-164).

Interaktionales Therapieprogramm

In diesem stationären Programm werden Mütter, die direkt nach der Geburt psychisch erkranken (meist Depression), mit ihren Säuglingen behandelt. Das Programm setzt sich aus fünf Modulen zusammen:

1. Medikamentöse und therapeutische Therapie zur Stabilisierung der Mutter
2. Begleitende Müttergruppe zur emotionalen Entlastung und Stärkung der Mutterrolle (durch Krankheitsinformation, Stressmanagement, Rollenklärung, usw.)
3. Mütterliche Sensibilisierung im Umgang mit dem Baby durch Videoaufnahmen plus Erkennen von eigenen unbewussten Verhaltensmustern und Gefühlen
4. Unterstützung der Mütter durch das Betreuungspersonal bei der Tagesplanung, den Aktivitäten, der Beaufsichtigung
5. Zusammenarbeit mit den Vätern und Angehörigen

Es findet Aufklärung statt, es wird geübt Konflikte zu lösen und Beziehungs- und Erziehungsverhalten wird trainiert. Dadurch verbessert sich vor allem die Mutter-Kind Beziehung. Die Mütter nehmen sich besser wahr, reagieren emotionaler und aktiver auf ihre Kinder (vgl. Hornstein in Mattejat, Lisofsky, 2008, S.14-155).

Das Heppenheimer Modell – Modell der Mutter-Kind-Behandlung

Es ist ein Präventionsmodell, das frühzeitig und stationär psychisch kranke Mütter mit ihren Säuglingen oder Kleinkindern bis zum sechsten Lebensjahr aufnimmt. Zu Beginn wird mit den Müttern der Problembereich angeschaut, gemeinsam die Zielsetzung der Behandlung formuliert und in regelmäßigen Abständen evaluiert. Der Therapieverlauf erstreckt sich auf zwei Ebenen und dauert durchschnittlich zwei Monate. Auf der ersten Ebene sollen die Mütter auf sich selbst und ihr Kind schauen und auf der zweiten Ebene nach genauen Anweisungen mit ihren Kindern in Interaktion treten. Hierzu werden Videos aufgenommen, die anschließend besprochen werden. So soll eine Verbindung zwischen erlernten Verhaltensmustern der Mütter aus ihrer Vergangenheit zum aktuellen Umgang mit dem Kind hergestellt werden. Am Behandlungsende können die Mütter ihr Verhalten reflektieren, den Gefühlszustand ihres Kindes wahrnehmen und die gewonnenen Erkenntnisse in den Alltag umsetzen (vgl. Hartmann in Mattejat, Lisofsky, 2008, S.140-147).

KIPKEL – ein ambulantes Präventionsprojekt
KIPKEL steht für **Ki**nder **p**sychisch **k**ranker **El**tern.

Das Präventionsprojekt berät und unterstützt die Familien, so dass die kindliche Persönlichkeitsentwicklung gefördert und „Kind sein" ermöglicht wird.
Nach dem stationären Aufenthalt von schizophrenen, persönlichkeitsgestörten oder bipolar erkrankten Eltern werden deren Kinder für mehrere Monate ambulant behandelt. Die Kinder und Jugendlichen sollen in ihrer Persönlichkeitsentwicklung gefördert, die Eltern-Kind Beziehung und die Kommunikation in der Familie vertieft werden.

Erste Kontakte zu den Eltern stellen Fachkräfte von KIPKEL im stationären/tagesklinischen Setting des erkrankten Elternteils her. So gewinnen sie Vertrauen, lösen Ängste und bestreben dort ein Einverständnis in die Betreuung der Kinder. Nach der Entlassung des Elternteils werden alle Familienmitglieder zu einem Gespräch eingeladen, bei dem sich langsam dem Thema genähert wird. Wird eine Weiterbetreuung gewünscht, beginnt die behutsame Arbeit mit der Familie. Über gestaltendes und spielerisches Tun werden Bilder, Gefühle und Phantasien der Kinder angesprochen und können mit der Zeit in Einzelgesprächen in Worte gefasst werden. Später vertiefen die Kinder in Kleingruppen ihr Wissen und ihre Erfahrungen. Fragen und Lösungsstrategien werden thematisiert. Die zeitgleiche Arbeit mit beiden Eltern über deren Probleme stabilisiert die Beziehung der Eltern, deren Erziehungskompetenz und Verantwortungsbewusstsein. Die Familiengespräche dienen dem Informationsaustausch über die elterliche Erkrankung, deren Verlauf und Behandlungsmöglichkeiten. Die Gespräche helfen bei der Schuldentlastung und dem Finden einzelner Ressourcen und Bewältigungsstrategien für die Familie. Zur Unterstützung in Krisen, zur Freizeitgestaltung und als Ansprechpartner soll eine Vertrauensperson gefunden werden, ggf. wird eine gestellt. Im Anschluss an das Projekt besteht für die Kinder sowie für die Eltern ein- bis zweimal monatlich das Angebot einer offenen Sprechstunde. Über ein großes Netzwerk hilft das Projekt den Familien, sich im Alltag zurechtzufinden. Es vermittelt Kontakte zu Ärzten, Jugendhilfe, therapeutischen Einrichtungen und kulturellen Angeboten (vgl. Staets in Mattejat, Lisofsky, 2008, S.164-177).

Beratungsstelle AURYN – Kinder stark machen

Den Namen Auryn haben Gruppen in verschiedenen Städten aus dem Roman „Die unendliche Geschichte" übernommen. Er ist eine Metapher für persönliche Kompetenz und Durchhaltevermögen. Auryn ist das Amulett aus der „Unendlichen Geschichte", das denjenigen, der es trägt, schützen und ihm Kraft und Mut für die Verwirklichung seiner Ziele geben soll.

Das niedrigschwellige Interventionsangebot ist optimal für betroffene Familien, da es die protektiven Faktoren von Kindern fördert und unterstützt, sowie mit geeigneten Hilfsmaßnahmen kombiniert. Es wird mit Einzelangeboten und in altersspezifischen Gruppen gearbeitet. Die Kinder und Jugendlichen erlernen Strategien und stärken ihre Kompetenzen, damit sie mit Stress und Problemen umgehen können. Es werden Entspannungstechniken erlernt und soziale Fähigkeiten trainiert, sowie über Gefühle und Gedanken gesprochen. Die Kinder erhalten eine schulische Unterstützung, Informationen über die Erkrankung und einen Krisenplan für den Notfall. Ebenso wird mit den Eltern gearbeitet, deren Paarbeziehung, Kommunikation und Erziehungskompetenz gefördert. Mit diesem Rüstzeug üben sie in gemeinsamen, angeleiteten Freizeit- und Familienangeboten, ungünstige Verhaltensmuster und bestehende Rollen zu ersetzen. Nach dem Gruppenabschluss bleiben die Klienten häufig im Kontakt mit der Beratungsstelle.

Selbstverständlich ist auch hier die Verbindung von Informationsaustausch, Weiterbildung und Beratung auf einfachen, schnellen Wegen vorteilhaft (Lägel, I.: 2008; S.790-800).

Patenschaftsmodell

In der ganzen Bundesrepublik gibt es einander ähnelnde Konzepte für Patenschaften. Die Modelle fördern den Familienerhalt und schützen die Kinder vor Entwicklungsstörungen und eigener psychischer Krankheit. „Pfiff e.V." aus Hamburg ist der Entwickler dieses Modells. Entsprechend den Voraussetzungen kann sich jeder als Pate melden und wird speziell auf die Aufgabe der Patenschaft vorbereitet. Die professionellen Anforderungen an die Paten, ihre Haltung den Eltern gegenüber und ihre Erziehungsmethoden werden genau geprüft und so soll die wechselnde Fremdplatzierung der Kinder vermieden werden. Sie sind eine zusätzliche Betreuung der Kinder und Jugendlichen und sollen ihnen lebenspraktische Erfahrungen vermitteln, ohne die elterliche Kompetenz zu ersetzen. Die Paten-Kind-Beziehung soll wohlwollend, fördernd, annehmend und wertschätzend sein. Regelmäßig stehen den Patenfamilien Gruppentreffen, Beratung und Supervision zum Austausch zur Verfügung. In einer schriftlichen Vereinbarung werden Fakten, Aufgaben, zeitlicher Umfang und die Dauer der Betreuung festgehalten.

Die regelmäßige Entlastung der Eltern durch die Paten wirkt sich positiv auf den elterlichen Krankheitsverlauf aus. In Krisensituationen wird eine Kurzzeitpflege verfügt, die vom Jugendamt bezahlt wird, so dass sich Eltern ohne Schuldgefühle und Sorgen um ihre Kinder auf eine stationäre Behandlung einlassen können. Die Kinder haben ein verlässliches und langfristiges Beziehungsangebot, indem sie Sicherheit und Geborgenheit erfahren, ohne in Loyalitätskonflikte zu kommen (vgl. Beckmann & Szylowicki in Mattejat, Lisofsky, 2008, S.189-197).

Unterstützungsmöglichkeiten in der KJP

Informationsvermittlung

Kindern etwas zu vermitteln über Krankheiten, die nicht sichtbar sind, unter denen Menschen leiden, ist eine sehr wichtige und nicht leichte Aufgabe. Psychische Erkrankungen sind nicht auf den ersten Blick zu erkennen wie z.B. ein gebrochener Arm. Kinder und Jugendliche müssen aufgeklärt werden, so wie es Eltern bei einer schweren, körperlichen Krankheit oder bei einer Trennung selbstverständlicher tun. Im günstigsten Fall setzen sich die Eltern selber mit den Kindern zusammen, es kann aber auch jede andere Bezugsperson der Kinder (Patentante/-onkel, Großeltern, Freunde der Familie, PED usw.) sein. Diese sollte vorher mit den Eltern abgesprochen haben, welche Informationen weitergegeben werden dürfen, damit es den Kindern keine weiteren Loyalitätskonflikte bereitet. In jedem Alter sollte mit den Kindern über die Krankheit gesprochen werden. Säuglinge und Kleinkinder verstehen zwar nicht die Worte, aber sie spüren, ob sie dazu gehören und angenommen sind. Jugendliche wollen u.a. die Frage der Vererbbarkeit psychischer Krankheiten beantwortet haben. Viele Erwachsene wissen nicht, wie sie eine Schizophrenie, Depression oder Phobie erklären sollen, denn oft genug haben sie selbst nur eine allgemeine Vorstellung von der psychischen Erkrankung und halten sich deshalb mit der Aufklärung zurück. Eine ernst gemeinte Informationsvermittlung besteht aus einer zeitnahen Erklärung mit Nennung des Krankheitsnamens, der Beachtung verdeckter Hinweise des Kindes und dem Eingehen auf dessen Fragen und Interessen (vgl. Wunderer in Mattejat & Lisofsky, 2008, S.123-128).

Bei der Psychoedukation geht es darum, nicht sachlich-informatives Wissen wie in einer Schulung zu vermitteln, sondern um einen Dialog mit den Kindern und Jugendlichen. Ein guter Ausgangspunkt sind diesbezüglich geäußerte Fragen und das Bedürfnis nach Informationen. Während der Unterhaltungen sollten die Anmerkungen und Er-

lebnisse der Kinder Raum und Beachtung finden. Das Informations-
bedürfnis ist sehr unterschiedlich, es hängt vom Alter und Geschlecht der Kinder, dem Familiensystem, dem Krankheitsverlauf
und der Behandlung ab. Psychoedukation trägt zu einer Orientierung, Aufklärung, Stärkung der kindlichen Resilienz, einem gewissen
Kontrollgefühl und zu positiven Zukunftsperspektiven bei.

Aus Angst und Unsicherheit über die Reaktion der Erwachsenen
schaffen es Kinder oftmals nicht, offen anzusprechen, was sie bewegt. Hinter den Sachfragen steckt vielmehr eine Antwortsuche ihres
emotionalen Erlebens (z.B. wird Mama wieder gesund? – habe ich
sie falsch behandelt?). Eltern/Bezugspersonen sollten offen und sen-
sibel für diese Anliegen sein. Eine altersentsprechende Aufklärung
sollte stattfinden und es muss nachgefragt werden, ob diese verstanden wurde. Auf die kindlichen Reaktionen sollte geachtet werden.
Kinder drücken in Gesprächen durch Mimik und Gestik gut aus,
wann sie vorerst genug Informationen für ihr Bedürfnis bekommen
haben.

Es sollte ihnen ermöglicht werden aktiv Informationsquellen im Internet zu nutzen. Es gibt dazu verschiedene Materialien und sogar ein
paar Kinderbücher, die in kindgerechter Sprache und einfühlsam das
Thema verständlich machen (vgl. Lenz 2008, S.143-151).
Eine Auswahl der verschiedenen Materialien befindet sich im An-
hang.

Der Krisenplan

In einer stabilen Phase des erkrankten Elternteils wird mit einem
schriftlich festgehaltenen Plan für Krisensituationen vorgesorgt. Beide Elternteile, falls vorhanden, füllen mit dem Kind den Plan aus und
bekommen Unterstützung durch Fachpersonal. Wenn es mehrere
Kinder gibt, sollten evtl. separate Pläne geschrieben werden. Für alle
Beteiligten gibt der Krisenplan Sicherheit und Entlastung.

Der erkrankte Elternteil übernimmt dadurch Verantwortung für sich und sein Tun. Die Elternwünsche werden berücksichtigt, die Elternrolle gefestigt und es besteht eine Identifikation mit dem Plan. Mit der Gewissheit, dass ihre Kinder versorgt sind, kann der psychisch erkrankte Elternteil einer Behandlung ohne Schuldgefühle begegnen und der gesunde Elternteil ist entlastet.

Die Kinder wissen, an welche Person(en) sie sich wann wenden können, und welche Unterstützung diese dann leisten. Es muss darauf geachtet werden, dass die Maßnahmen für die Kinder durchführbar sind. Ihre Ängste und ihr Schamgefühl werden so schneller überwunden und sie geraten nicht in so große Loyalitätskonflikte (vgl. Mattejat & Lisofsky, Lenz 2008, S.99-100; Beeck 2008, S.56).

Ein möglicher Plan befindet sich in der Broschüre „Netz und Boden" (Katja Beeck, 2008, S.57-60). Jede Familie für sich muss entscheiden, wie ausführlich der Krisenplan festgehalten wird. Zu hoffen ist, dass der Plan sich irgendwann eingespielt hat und überflüssig wird.

Die Bezugsperson

Alle Kinder und Jugendliche brauchen eine Bezugsperson. Sie benötigen sie zur Orientierung, zum Reden und als Ansprechpartner für alle Belange, für die die Eltern nicht zur Verfügung stehen. Das Kind soll lernen, dass es jemanden gibt, auf den es sich verlassen kann.
Dieser Kontakt sollte während des Klinikaufenthaltes hergestellt werden. Der PED kann dies unterstützen. Optimal ist eine Vertrauensperson, die zu jeder Uhrzeit erreichbar ist. Sie sollte in den Notsituationen bereit sein, sich Zeit für das Kind zu nehmen, zuzuhören und mit dem Kind zusammen eine Lösung zu überlegen.
Falls keine Person gefunden wird, weil es Tabus, Zeitmangel oder ähnliche Schwierigkeiten gibt, sollte den Kindern auf alle Fälle eine alternative Telefonnummer weitergegeben werden.

Hier einige Nummern, die auch anonym angerufen werden können:

- Kinder- und Jugendtelefon – Nummer gegen Kummer
  (0800/1110333)
  Diese kann deutschlandweit kostenlos, auch vom Handy aus,
  Montag bis Freitag von 15 bis 19 Uhr angerufen werden
- Kinder- und Jugendnotdienstes (030/610061);
  Ist jederzeit erreichbar
- Telefonseelsorge -0800/1110111 oder 0800/1110222,
  Tag & Nacht kostenlos über Festnetz und Handy zu erreichbar
- Nummer der behandelnden Klinik
- Nummer des Deutschen Kinderschutzbundes

Schlussfolgerung

Es wurde deutlich gemacht, wie die psychische Erkrankung der Eltern das Verhalten und die Entwicklung der Kinder beeinflusst und unter ungünstigen Umwelteinflüssen zu einer psychischen Erkrankung des Kindes führen kann.

Eine Berücksichtigung und Einbeziehung der elterlichen Erkrankung in die Therapie des Kindes ist eine notwendige Voraussetzung für eine effektive Bewältigung der kindlichen Erkrankung. Nur der offene Umgang mit der psychischen Erkrankung der Eltern kann zum Erfolg führen. So können die direkten und indirekten Auswirkungen der Erkrankung der Eltern auf das Kind gezielt behandelt werden. In einzelnen Maßnahmen in der Kinder- und Jugendpsychiatrie kann dann vieles geleistet werden.

Eltern und Kinder erfahren, dass sie Hilfe in Anspruch nehmen dürfen. Eltern lernen, wieder Verantwortung in ihren Belangen zu übernehmen und müssen den Kindern den Kontakt zu einer anderen erwachsenen Bezugsperson gestatten. Dies erlaubt ihren Söhnen und Töchtern ihre kindlichen Anteile auszuleben.

Für einen positiven Behandlungsverlauf in der KJP ist ein tragendes Vertrauensverhältnis zwischen Eltern, Kind und PED-Mitarbeitern notwendig, damit offen über die Krankheit der Eltern gesprochen werden kann. Dieses zu etablieren, ist u.a. die Aufgabe der Bezugsperson des PED. Auf dieser Basis können PED-Mitarbeiter den Tagesablauf für das Kind gestalten, der sie Kontinuität, Sicherheit und Normalität erleben lässt. All das konnten besagte Kinder zu Hause nicht erfahren. Orientierung wird gegeben durch die Struktur im Stationsalltag, das Vorhandensein von Regeln, Verpflichtungen und Grenzen, sowie das Erleben von anderen Erwachsenen. Die räumliche Distanz zu den Eltern gibt Ruhe und mit der Zeit kann sich innere Entspannung einstellen. In den Einzel- und Gruppenkontakten mit Gleichaltrigen kann das kindliche Gefühl der Unbeschwertheit geweckt werden und dies gibt den Kindern die Möglichkeit, Emotionen auszudrücken. Zusammen mit den Kindern werden deren Ressourcen entdeckt, ausgebaut und gestärkt. Diese unterstützen das Selbstwirksamkeitsgefühl. Die Wiederaufnahme von früheren oder neuen Freundschaften und Freizeitaktivitäten kann aus der erfahrenen Ausgrenzung und Isolation heraus führen.

Der Kontakt der Kinder zu beiden Elternteilen sollte beibehalten werden und muss in Intensität und Dauer, je nach Erkrankungsphase des Elternteils, überdacht und gestaltet werden. Bei getrennt lebenden Paaren muss geklärt werden, inwieweit ein Kontakt zum anderen Elternteil gewünscht wird und möglich ist. Ein Krisenplan gibt den Kindern und der Familie Sicherheit.

Für die Zeit nach einer Interventionsmaßnahme ist es meist erforderlich einen Kontakt zum Jugendamt herzustellen, um weitere ineinander greifende Unterstützungsmaßnahmen zu planen. Ebenso sollte z.B. die Teilnahme an einer Angehörigengruppe überdacht werden, damit auch weiterhin eine Auseinandersetzung mit der eigenen und der Erkrankung der Eltern stattfindet.

Meine intensive theoretische Auseinandersetzung mit dem Thema „Kinder psychisch kranker Eltern" hat mir diese Problematik näher gebracht und in meiner Berufstätigkeit erlebe ich ihre Auswirkungen bei betroffenen Kindern und Jugendlichen sowie deren Eltern jetzt viel bewusster. Anzeichen, Äußerungen und Verhalten, die im Zusammenhang mit der Erkrankung der Eltern stehen, fallen mir momentan viel schneller und eindeutiger auf als früher. Es ist wichtig, die Problematik der psychischen Erkrankung der Eltern besonders zu beachten, weil ansonsten die eingeleiteten Maßnahmen nicht ausreichend zur Gesundung der Kinder beitragen.

Mit dieser speziellen Eltern-Kind-Beziehung im stationären Setting umzugehen ist leichter, wenn Eltern um ihre Erkrankung wissen oder Einsicht zeigen und so erkennen können, dass Zusammenhänge mit den auffälligen Verhaltensweisen der Kinder bestehen. Es braucht Einfühlungsvermögen, Geduld, Mut und Kraft, mit diesen Familien offen zu arbeiten. Eine Zusammenarbeit in akuten Krankheitsphasen des Elternteils ist schwierig. In diesen Phasen ist eine Mithilfe und ein gegenseitiger Austausch mit der Erwachsenenpsychiatrie vorteilhaft. Die Erwachsenenpsychiatrie sollte ihrerseits den Fokus auf die Kinder ihrer Patienten richten und sie einbeziehen.

Meine Möglichkeiten als Pflegekraft im Stationsalltag darauf einzugehen sehe ich bei der Informationsvermittlung, der Beziehungsarbeit und –gestaltung, der individuellen Ressourcenstärkung und Problembewältigung mit den Kindern, der Erstellung eines Krisenplanes und der Begleitung von Planungen und dem Wiederaufbau von außerfamiliären Kontakten. Das alles ist nur unter Einbeziehung der Eltern möglich. Diese Chance zu nutzen, kann nur Gewinn bringend für alle Beteiligten sein, wenn Offenheit, Zutrauen und Wertschätzung bestehen.

Die Weitergabe und Sensibilisierung des Themas ist nötig, damit meine Kollegen und alle anderen Personen, die mit solchen verrück-

ten Wirklichkeiten zu tun haben, einen veränderten Blick auf diese Familiensysteme bekommen und nicht über das zusätzliche Problem stöhnen.

Literatur

Beeck, K. (Hrsg.) (2004):
Ohne Netz u. ohne Boden. Situation Kinder psychisch Eltern, Berlin

Beeck, K. (2008):
Netz und Boden. Unterstützung für Kinder psychisch Eltern, Berlin

Lägel, I. (2008):
Präventive Arbeit mit Kindern psychisch kranker Eltern in:
Praxis der Kinderpsychologie und Kinderpsychiatrie 10, S. 790-800,
Vandenhoeck & Ruprecht, Göttingen

Lenz, A. (2008):
Interventionen bei Kindern psychisch kranker Eltern. Grundlagen, Diagnostik
und therapeutische Maßnahmen, Hogrefe Verlag, Göttingen

Lenz, A., Jungbauer, J. (Hrsg.) (2008): Kinder und Partner psychisch kranker
Menschen. Belastungen, Hilfsbedarf, Interventionskonzepte.
dgvt-Verlag, Tübingen

Mattejat, F., Lisofsky, B. (Hrsg.) (2008):
Nicht von schlechten Eltern. Kinder psychisch Kranker.
Neuauflage, Balancebuch + medien Verlag GmbH & Co. KG, Bonn

Schone, R., Wagenblass, S. (2002):
Wenn Eltern psychisch krank sind … Kindliche Lebenswelten und institutionelle
Handlungsmuster, Votum Verlag, Münster

Deutscher Bundestag (2002): Grundgesetz unter (19.08.2009)
http://www.bundestag.de/parlament/funktion/gesetze/Grundgesetz/index.html

Dejure.org: § 1666 BGB.
Gerichtliche Maßnahmen bei Gefährdung des Kindeswohls unter (19.08.2009)
http://dejure.org/gesetze/BGB/1666.html

Kindex Kinder- und Jugendthemen: KJHG.
Das aktuelle Kinder- und Jugendhilfegesetz unter (03.10.2009)
http://www.kindex.de/pro/index~mode~gesetze~value~kjhg.aspx(19.08.2009
http://psychiatrie.de/data/pdf/5e/08/00/Tagungsbericht_Stolpp_BApK_081211.pdf

Einige Informationsmaterialien und Internetadressen

- **Sonnige Traurigtage** (2006) von Schirin Homeier, Mabuse Verlag (ab 6 J.); Illustriertes Buch über ein neunjähriges Mädchen und ihre depressive Mutter; hinten mit einem Informationsteil für Angehörige

- **Flaschenpost nach irgendwo** (2008) von Schirin Homeier, Mabuse Verlag (ab 8 J.); Illustriertes Buch mit Informationsteil für Angehörige, über das Leben eines Jungen mit seinem alkoholabhängigen Vater

- **Annikas andere Welt** (2011) von Sigrun Eder, Petra Rebhandl und Evi Gasser, Edition Riedenburg (ab 6 J.); Eine Geschichte von einer depressiven Mutter und ihrer Familie, zusätzlich enthält das Buch Sachinformationen für die Kinder, Erwachsenen und Fachleute, sowie zahlreiche Arbeitsblätter

- **Mamas Monster** (2008) von Erdmute von Mosch, Balance buch + medien (3-6 J.); ein Bilderbuch, das einfühlsam Depression erklärt

- **Fufu und der grüne Mantel** (2004) von Vera Eggermann und Lina Janggen von Astra Zeneca (3-6 J.); Erzählt von der plötzlichen schizophrenen Erkrankung des Vaters

- **Warum ist Mama immer traurig?** (2010) von Susanne Wunderer, Mabuse Verlag (2-5 J.); Bilderbuch zum Vorlesen, erklärt auf kindgerechte Art die Depression

- **Mit Kindern redet ja keiner** (2005) von Kirsten Boie, Fischer Verlag (ab 10 J.); Erzählt von Charlottes Familienalltag mit einer depressiv erkrankten Mutter nach Suizidversuch und Klinikeinweisung

- **Eichhörnchenzeit oder Der Zoo in Mamas Kopf** (2004) von Brigitte Minne; Sauerländer Verlag (ab 8 J.); Ein Mädchen versorgt ihre manisch-depressive Mutter, z.T. mit ihrem jüngeren Bruder und möchte gleichzeitig gerne in eine Fußballmannschaft aufgenommen werden

- **Die Bettelkönigin** (2003) von Irene Stratenwerth & Thomas Bock, Balance Verlag (ab 9 J.); Eine Geschichte von zwei Kindern, die eine psychotische Erkrankung am Beispiel einer „Wahloma" näher bringt

- **Fliegen ohne Flügel** (2005) und **Robbi und sein ungezähmter Vater** (Fortsetzung, 2005), von Peter Mannsdorf, Shift (Selbst) Verlag (Jgdl. und Erw.), Ein Roman über den neunjährigen Robbi, der mit seinem verwirrten Vater in den Dschungel fahren muss und sich in zweiten Teil fragt, was aus ihm wird, als sein Vater in der Klinik ist

- **Leben zwischen den Seiten** (2007), Corinna Soria, Wieser-Verlag, (ab 13 J.), Erfahrungsberichtet der Kindheit eines Mädchens zwischen der Beziehung zur verrückten Mutter und dem Leben in der Pflegefamilie

- **Film: About a boy** (2002), von Nick Hornby

- **Informationshefte für Kinder, Jugendliche und Eltern,** die ihnen allgemeine Erklärungen geben und wichtige Fragen beantwortet; Diese sind beim Familien-Selbsthilfe Psychiatrie-Verein (BApK e.V.), Oppelner Straße 130, 53119 Bonn zu bestellen

- **Info-Karten für Bezugspersonen**, von der Beratungsstelle des Landkreises Cuxhaven (8-14 J.); in Lenz & Jungbauer (Hrsg.) 2008, dgvt-Verlag

- **Broschüre Ohne Netz und ohne Boden** von Katja Beeck, (Jugendliche und erwachsene Kinder); Situationsberichte von Kindern psychisch kranker Eltern

- **www.BApk.de**: Bundesverband der Angehörigen psychisch Kranker

- **www.bag-kipe.de**: von der Bundesarbeitsgemeinschaft für Kinder psychisch kranker Eltern

- **www.netz-und-boden.de**: von der »Initiative für Kinder psychisch Kranker«; Information, Austauschmöglichkeiten und Adressen

- **www.kipsy.net**: Infos, Unterstützung und konkrete Hilfe für betroffene Kinder, Jugendliche und Eltern, sowie Fachleute

Ver … rückte Kindheit
Perspektiven für Kinder psychisch kranker Eltern

F. Gschwendtner, B. Kramer, B. Kreiner,
M. Meyer, C. Schellong

In Deutschland leben über zwei Millionen Kinder und Jugendliche, deren Mutter und/oder Vater vorübergehend oder chronisch psychisch erkrankt sind.

Psychische Erkrankung gilt immer noch als Stigma und ist in der Gesellschaft tabuisiert. In vielen Fällen wird versucht, die psychische Erkrankung als Familiengeheimnis zu wahren. Die Tabuisierung der psychischen Erkrankung erschwert den Umgang mit der Problematik. Häufig werden Überforderung und innere Not der Kinder erst dann offenbar, wenn sie selbst Verhaltensauffälligkeiten zeigen und kinder- bzw. jugendpsychiatrischer Behandlung bedürfen.

Eine psychische Erkrankung bzw. eine psychisch herausfordernde Situation der Eltern stellt für alle Familienmitglieder eine belastende und krisenhafte Lebenssituation dar.

Wie diese Krise bewältigt und verarbeitet wird, hängt einerseits von den individuellen, familiären und sozialen Ressourcen ab, andererseits von den gesellschaftlichen, politischen und institutionellen Rahmenbedingungen.

In Bremen wie auch in vielen anderen Städten Deutschlands hat sich in den letzten zehn Jahren viel getan. Die sogenannten **„vergessenen Kinder"** werden von den Fachkräften immer sensibler und differenzierter in den Blick genommen. Im Einzelfall wie auch bezogen auf die Zielgruppe als solche („Kinder psychisch kranker Eltern") finden Fachleute zu Hilfesystemen und Arbeitsgruppen zusammen.

Nachdem in den letzten Jahren hilfreiche Angebote entwickelt wurden, geht es jetzt darum, diese Hilfsangebote engmaschig zu vernetzen, um die Versorgung der Kinder und ihrer Familien lückenlos zu gewährleisten.

In dem vorliegenden Artikel wird die inhaltliche Arbeit und die damit verbundene Grundhaltung den Kindern und ihren Familien gegenüber stellvertretend von den Mitarbeiterinnen dreier Hilfsangebote vorgestellt. Daran schließt ein Ausblick auf anstehende stadt- und trägerübergreifende Prozesse an.

Soziale Netzwerke knüpfen – Wie FamilienpädagogInnen in Familien mit psychisch kranken Eltern arbeiten

Sozialpädagogische Familienhilfe (SPFH) ist eine gesetzlich fest-geschriebene ambulante Hilfe zur Erziehung nach §27 und §31 SGB VIII. Sie ist in erster Linie ein Hilfeangebot zur Unterstützung von Familien, wenn wesentliche Aufgabenbereiche in der Versorgung und/oder Erziehung der Kinder durch die Eltern nicht mehr verantwortungsvoll wahrgenommen werden können. Sie ist eine aufsuchende Hilfe, setzt die Bereitschaft und Motivation der Eltern an der Veränderung ihrer Situation voraus und hat den Auftrag **„Hilfe zur Selbsthilfe"** zu organisieren.

FamilienpädagogInnen in Bremen arbeiten entweder fünf Stunden (entspricht ein bis zwei Kontakten pro Woche) oder zehn Stunden (entspricht bis zu vier Kontakten in der Woche) in den Familien. Ziel ist es, die Familie zu befähigen, ihren Alltag wieder allein und ohne größere Krisen bewältigen zu können.

Zum wesentlichen **fachlichen Handwerkszeug** der FamilienpädagogInnen gehören:
* Die sozialpädagogische Diagnostik
* Die handlungsorientierte Zieldefinition gemeinsam mit der Familie
* Das ressourcen- und lösungsorientierte Arbeiten in der Familie

Familien mit einem psychisch erkrankten Elternteil gehören seit zehn Jahren mit zur Klientel der SPFH. Der Anteil der Eltern, die bereits über ambulante oder stationäre Erfahrungen im psychiatrischen Therapiebereich verfügen, steigt stetig, und der Anspruch an die professionellen HelferInnen ebenso. Die Krankheitsbilder, denen Familien-PädagogInnen in ihrer Arbeit begegnen, sind Depression, Borderlineerkrankung, Angststörung und in Einzelfällen Schizophrenie oder paranoide Psychose.

Die Anlässe für den Einsatz einer FamilienpädagogIn sind unterschiedlich. Das Amt für Soziale Dienste (AfSD) geht davon aus, dass bei diesen Diagnosen die Sicherheit und Förderung der Kinder möglicherweise nicht gewährleistet sind. Allerdings darf die Erkrankung der Eltern für die Bewilligung einer SPFH nicht im Vordergrund stehen. **Anlässe** für SPFH in Familien mit einem psychisch kranken Elternteil sind:

* Schulprobleme eines Kindes
* Verwahrlosung und/oder Vernachlässigungstendenzen
* schwierige Kooperationen zwischen Kindergarten, Schule und Elternhaus
* Soziale Isolation der Familie
* Suchtprobleme der Erwachsenen
* Rückführung eines oder mehrerer Kinder in die Familie.

Die **Herausforderung** in diesen Familien besteht darin, dass eine Verknüpfung zwischen dem Leistungsangebot „Hilfe zur Selbsthilfe" und dem Einrichten eines Krisenmanagements erfolgen muss. Dies geschieht, indem gemeinsam mit den Eltern ein tragfähiges soziales Netz geknüpft wird, Kinder und Eltern an Angebote herangeführt werden, die die Familie in psychischen Krisen unterstützen, zusätzlich therapeutische Unterstützung organisiert wird und – wo noch nicht vorhanden – an einer Krankheitseinsicht gearbeitet wird. Auf diese Weise wird angestrebt, dass eine psychische Krise nicht zur

Kindeswohlgefährdung und damit zum Auseinanderbrechen der Familie führt. Damit bewegt sich die SPFH häufig im **Spannungsfeld** zwischen Unterstützung und Kontrolle.

Fragt man FamilienpädagogInnen, worin der Unterschied der Arbeit mit Familien mit einem psychisch kranken Elternteil oder mit Familien mit Vernachlässigungs- oder Verwahrlosungstendenzen liegt, dann wird häufig an erster Stelle, die notwendige intensivere **Netzwerkarbeit** genannt, die von Beginn an von der SPFH aufzubauen ist. Die Aufgaben der FamilienpädagogIn sind hier Kommunizieren – Koordinieren – Kooperieren.

Die FamilienpädagogIn kommuniziert, indem sie mit der Familie Zieldefinitionen erarbeitet und innerhalb und außerhalb der Familie für einen guten Austausch und regelmäßige Verständigung sorgt. Sie koordiniert, indem sie die unterschiedlichen Hilfsangebote zeitlich und inhaltlich in einen für die Familie annehmbaren Rahmen stellt und sie kooperiert, indem sie die Aufgabenverteilung abspricht, Arbeitsbündnisse schließt und die Wirksamkeit überprüft.

Fallbeispiel

Zum aktuellen familiären Kontext der Familie A. gehören die allein erziehende Mutter Karla A. und die zweijährige Miriam. Die fünf älteren Kinder leben nicht mehr bei der Mutter (u. a. Pflegefamilie, Kinderheim, Vater des einen Kindes). Vor Beginn der jetzigen Maßnahme erfolgte der Einsatz eines Krisendienstes als Clearing. Die Kindesmutter hatte in der Vergangenheit bereits eine SPFH. Miriam war zuvor fremd untergebracht. Ein gerichtspsychologisches Gutachten stellte die eingeschränkte Erziehungsfähigkeit der Mutter fest.

Die aktuelle SPFH wurde mit zehn Stunden pro Woche für zwölf Monate bewilligt. Die Kindesmutter und ihr Kind werden von einer Sozialpädagogin betreut. Anlass für den Einsatz einer Familienpädagogin war die Meldung des Sozialpsychiatrischen Dienstes des Gesundheitsamtes. Frau A. wurde im Behandlungszentrum ambulant in der Tagesklinik betreut, war dort in Begleitung ihres Kindes erschienen und hatte sich nicht wieder gemeldet. Ihr wird im Gutachten eine „Persönlichkeitsstörung mit den Kriterien für eine instabile Persönlichkeit" bestätigt. Seit Beginn der SPFH zeigt Frau A. Krankheitseinsicht und lässt sich im Gesundheitsdienst besser auf Beratung und Therapie ein. Die Kindesmutter ist sich ihrer Verantwortung für ihr Kind bewusster und möchte weitere Beziehungsabbrüche für das Kind vermeiden. Die Versorgung und Erziehung des Kindes gelingt ihr im Alltag die meiste Zeit über. Trotzdem kommen immer wieder Zweifel an der eigenen Kompetenz auf. Der Erfahrungshintergrund mit den anderen fünf Kindern wirkt sich in krisenhaften Zeiten oder in Überforderungssituationen negativ auf ihre psychische Verfassung aus. Das ihr zur Verfügung stehende Netzwerk ist ihr Halt und gleichzeitig empfindet sie es als kontrollierend und einschränkend. Es gibt Versuche der Mutter, die Helfer und Fachkräfte zeitweise gegeneinander auszuspielen.

Der Fokus der Hilfeleistung SPFH liegt auf dem Kind. Die Einbindung von weiteren Institutionen ist unerlässlich, damit in akuten Krisenzeiten des erkrankten Elternteils die Versorgung und Betreuung des Kindes durch stabile Betreuungspersonen außerhalb des familiären Beziehungssystems für das Kind gewährleistet ist. Der Kreis der involvierten Fachkräfte lässt sich in folgenden **Kategorien** darstellen:

1. Sicherung der Wohn- und Einkommenssituation (Wohnungsbaugesellschaft als Vermieterin), BAgIS (Bremer Arbeitsgemeinschaft für Integration und Soziales als Träger ergänzender Hilfe zum Lebensunterhalt)
2 Sicherung der physischen und psychischen Gesundheit (Hausarzt der Mutter, Frauenärztin, niedergelassener Kinderarzt, Sozialpsychiatrischer Dienst und Nervenarzt)
3. Unterstützung der Erziehungssituation (Familienhebamme, Sozialpädagogischer Spielkreis, Tagesmutter)
4. Sicherung des Kindeswohls (Amt für soziale Dienste, SPFH).

In der direkten Arbeit mit der Kindesmutter geht die FamilienpädagogIn kleinschrittig und konkret vor. Sie kommuniziert mit der Kindesmutter in kurzen und klaren Sätzen. Die Alltags- und Erziehungsthemen werden in ihrer Aktualität sofort bearbeitet. Die Planung der Woche und der Termine geben der Mutter eine Übersicht und die Beschreibung der erforderlichen Aufgaben hilft ihr, den Überblick zu behalten. Es erfolgt keine Biografiearbeit. Der Schwerpunkt liegt auf den **aktuellen Anforderungen.**

Die FamilienpädagogIn achtet auf die eigenen Emotionen, verhält sich kongruent und transparent und bietet der Mutter kaum Interpretationsmöglichkeiten. Gefährdungssituationen für das Kind werden an die Kindesmutter herangetragen, Überforderungssituationen mit ihr geklärt. Sobald die Einbeziehung der MitarbeiterIn des AfSD notwendig ist, wird mit der Kindesmutter das gemeinsame Gespräch gesucht. Es kümmern sich unterschiedliche Professionen um die Familie, die die Entwicklung und Förderung des Kindes im Blick haben. Auch die Kooperation mit der psychiatrischen Fachkraft wird transparent und gemeinsam mit der Kindesmutter gestaltet. So wird Spaltungstendenzen schon im Vorfeld begegnet. Die Chancen für die Kindesmutter und für das Kind zusammenzubleiben steigen, je stärker das oben genannte Netzwerk die familiäre Situation mitträgt und unterstützt. Die FamilienpädagogIn ist in ihrer Rolle als AnsprechpartnerIn der Mutter im Netzwerk eine wesentliche Schnittstelle, über die die Risikoeinschätzung zum Kindeswohl regelmäßig koordiniert wird.

Einen besonderen Schlüsselfaktor im Verlauf des Hilfeprozesses stellt die **Krankheitseinsicht** der beteiligten Eltern dar. Häufig ist zu Beginn einer Hilfe bei den Erwachsenen keine Krankheitseinsicht vorhanden, folglich gibt es auch keine ärztliche oder therapeutische Diagnose. Die Fachkräfte sind ausschließlich auf die Wahrnehmung und Einschätzung der real stattfindenden Kommunikation mit den Eltern und Kindern angewiesen. Erschwerend kommt hinzu, dass sich eine psychische Erkrankung häufig in Schüben äußert. Ein Kontakt mit der Familie kann über Wochen unauffällig sein und sich dann plötzlich ändern.

Die FamilienpädagogInnen bewegen sich bei ihren Kontakten mit der Familie immer wieder in einer Grauzone zwischen Vermutungen und Erfahrungen. Die Frage nach einer möglicherweise vorhandenen bzw. diagnostizierbaren psychischen Erkrankung zieht sich häufig durch die gesamte Laufzeit der Maßnahme.

Einfacher ist es, wenn bei den Eltern bzw. einem Elternteil eine Krankheitseinsicht vorhanden ist. Dann kann im Rahmen der SPFH eine Unterstützung erfolgen, um sich mit der Erkrankung konstruktiv auseinanderzusetzen, eine medikamentöse oder andere therapeutische Behandlung zu beginnen und kontinuierlich fortzusetzen.

Die Familienpädagogln hat die **Aufgabe**, mit den verschiedenen Kooperationspartnern eine gemeinsame Einschätzung der Situation in der Familie herbeizuführen, indem sie die Perspektive der Kinder einnimmt, diese thematisiert und Absprachen zur Arbeitsaufteilung im Helfernetz einfordert. Das Netz der Fachkräfte hat dabei regelmäßig die gesundheitliche Situation der Erwachsenen, deren Versorgungs- und Erziehungskompetenzen, den individuellen Förderbedarf der Kinder und die Einbindung der Familie in ihr jeweils individuelles, soziales Netz zu berücksichtigen.

Insgesamt gilt: Die Kommunikation, Kooperation und Koordination innerhalb des Netzes der Fachkräfte muss intensiver als in anderen Maßnahmen der SPFH erfolgen.

"Von der Raupe zum Schmetterling"
KOKON - ein Wohnangebot für Menschen mit psychischer Erkrankung und ihre Kindern

Das „Wohnangebot für Menschen mit psychischer Erkrankung und ihre Kinder" – KOKON" hat im Frühjahr 2007 zum ersten Mal seine Türen für eine psychisch kranke Mutter und ihren zweijährigen Sohn geöffnet. Sie war infolge einer drogeninduzierten psychotischen Episode über einen längeren Zeitraum nicht mehr in der Lage, ihren Sohn adäquat zu versorgen. Um eine Fremdplatzierung des Kindes zu verhindern, nahm die Mutter das gemeinsame Wohnangebot sehr gerne an. Ihre Krise dauerte ca. ein halbes Jahr, dann konnte sie – deutlich stabilisiert – in ihre alte Wohnform zurückziehen.

Ausgangspunkt von KOKON war, die **Versorgungslücke** für psychisch kranke Erwachsene, die mit ihren Kindern trotz ihrer Erkrankung zusammen leben möchten, zu schließen. Diese Lücke sollte durch das Kooperationsprojekt KOKON der Bremer Werkgemeinschaft (BWG) und der Caritas-Erziehungshilfe gGmbH geschlossen werden. Unter einem Dach finden sowohl das Betreute Wohnen für psychisch erkrankte Elternteile als auch die Sozialpädagogische Familienhilfe statt.

Der Name KOKON weist einerseits auf den geschützten Rahmen zur Entwicklung und Entfaltung hin, andererseits markiert er einen lebendigen und dynamischen Veränderungsprozess, dessen Ziel die Eigenständigkeit und Unabhängigkeit der BewohnerInnen ist. Der Wohngemeinschaftscharakter spielt in dem Projekt eine wichtige Rolle. Die BewohnerInnen können von ihren jeweiligen Erfahrungen (Erziehung der Kinder, Umgang mit Krisen etc.) lernen, nach Wunsch zusammen den Alltag teilen (Haushalt, Kinderbetreuung) und sich auf diese Weise gegenseitig unterstützen.

Ziel des Wohnprojektes KOKON ist es, den BewohnerInnen Halt und Struktur in psychischen Krisen zu bieten, den Kindern Entwicklungschancen zu sichern, mögliche Beziehungsabbrüche zu vermeiden und beim Aufbau einer tragfähigen Beziehung zwischen Eltern und Kindern zu helfen. Langfristig zielt das Hilfsangebot darauf ab, die Mütter und Väter zu unterstützen, außerhalb stationärer Einrichtungen zusammen mit ihren Kindern leben zu können.

Für KOKON gibt es zwei **Zugangswege**: zum Einen können betroffene Eltern sich an das Jugendamt wenden, wo der Bedarf für Sozialpädagogische Familienhilfe nach § 31 SGB VIII und in diesem Rahmen ein zusätzlicher Bedarf nach intensiverer Betreuung festgestellt wird. Der/die zuständige CasemanagerIn setzt sich dann mit dem KOKON-Koordinationsteam in Verbindung und veranlasst die weiteren Schritte.

Zum Zweiten kann eine Mutter/ein Vater über den sozialpsychiatrischen Dienst, die behandelnde Nervenärztin, das Fachpersonal der behandelnden Klinik u. a. auf das Wohnprojekt KOKON als mögliche Betreuungsform hingewiesen werden und einen Antrag auf diese Form des Betreuten Wohnens bei der Bremer Werkgemeinschaft stellen. Nach dem Erstellen einer Diagnose kann im Rahmen von SGB XII §53ff Abs. 4 sowie SGB II ein Antrag auf die Betreuung durch KOKON gestellt werden.

Zu den Bedingungen für die Aufnahme in das KOKON-Projekt gehört neben der Diagnose einer psychischen Erkrankung und des festgestellten Bedarfs an Familienhilfe ebenfalls die Kündigung der bisherigen Wohnung. Die Mietkosten für das Appartement im KOKON werden bei Hartz-IV-Bezug (Arbeitslosengeld, Sozialhilfe und Grundsicherung) von der BAgIS bzw. dem Sozialamt übernommen.

Bei der **Zielgruppe** für die KOKON-Nutzung handelte es sich bislang überwiegend um

- Junge (werdende) psychisch kranke Mütter, die bei den Eltern, beim Freund oder in eher prekären Wohnverhältnissen lebten und direkt nach einem stationären Aufenthalt in der Psychiatrie noch während ihrer Schwangerschaft oder direkt nach der Entbindung ihres Kindes in das Wohnprojekt KOKON überwechselten oder um
- Familien, bei denen das Kind bzw. die Kinder infolge einer akuten psychischen Krise der Mutter oder des Vaters kurz oder selten auch längerfristig fremdplatziert wurde/n und die Einrichtung KOKON als Klärungsmöglichkeit für eine Rückführung genutzt werden konnte

Vorstellbar sind aber noch sehr viel mehr Situationen, in denen eine kurz- oder auch langfristige Aufnahme im KOKON-Projekt sinnvoll und notwendig erscheint. Der Verweildauer im KOKON ist dabei keine Grenze gesetzt, von drei Monaten bis zu drei Jahren oder mehr wäre - je nach Bedarf - alles möglich.

Die Unterstützung und Begleitung durch die Sozialpädagogische Familienhilfe erfolgt im KOKON mit dem Ziel, den Eltern trotz psychischer Erkrankung die Beziehung zum Kind zu ermöglichen sowie eine Fremdplatzierung und den damit verbundenen Beziehungsabbruch für das Kind zu vermeiden. Schwerpunkt der Arbeit ist daher die Unterstützung beim Aufbau und bei der Aufrechterhaltung einer vertrauensvollen, der Entwicklung des Kindes wie des Elternteils förderlichen Beziehung.

Folgende Aspekte sind dabei von zentraler Bedeutung:

* Sicherstellung des Wohles des Kindes
* Unterstützung bei der Wahrnehmung der elterlichen Pflichten
* Sensibilisierung der Eltern für die Bedürfnisse des Kindes
* Verselbständigung der Erwachsenen in den Bereichen Lebenspraxis, Gesundheit und Hygiene, Kultur und Freizeit
* Berufliche Rehabilitation
* Früherkennung und Umgang mit Krisen

Die eingesetzten **Methoden** in der Arbeit sind vielfältig und erstrecken sich über das Lernen am Modell, die Familienkonferenz, das Video-Home-Training hin zu reflektierenden Gesprächen, praktischer und ressourcenorientierter Erziehungsberatung, Biografiearbeit u.v.m. Auch die Einbindung in Gruppenangebote (Gesprächsgruppe für psychisch belastete Mütter, Elterntraining, Kochkurs, Kindergruppe für Kinder aus psychisch belasteten Familien etc.) ist gerade im Sinne der Enttabuisierung von psychischen Erkrankungen ebenfalls ein fester Bestandteil der Arbeit mit der Familie.

Die 19-jährige Frau M wurde das erste Mal bei einem Kranken-hausaufenthalt auffällig. Sie machte auf das Personal dort einen derart desolaten Eindruck, dass dieses sofort das zuständige Behandlungszentrum sowie - Frau M. war zu dem Zeitpunkt im 4. Monat schwanger - das Amt für Soziale Dienste in Kenntnis setzte. Zu dieser Zeit lebte Frau M. auf dem Land nahe Bremen in einer sehr karg möblierten Wohngemeinschaft. Sie bewegte sich in einem Milieu, in dem nicht nur der massive Konsum von Alkohol und anderen Drogen, sondern auch lautstarke und z. T. aggressive Auseinandersetzungen zum Alltag gehörten. Ihr Freund forderte von ihr die Abtreibung, drohte mit Trennung und versuchte sie so unter Druck zu setzen. Frau M. wollte aber trotz anfänglicher Ängste gerne ihr Baby bekommen und begann zusehends, sich von diesem Milieu zurückzuziehen. Da Frau M. neben ihrer psychisch extrem labilen Verfassung infolge einer Persönlichkeits-störung noch zusätzlich unter Absencen litt, die wegen unregel-mäßiger Medikamenteneinnahme nicht richtig behandelt werden konnten, wurde mit ihrer Kenntnis das Familiengericht dazugezogen und ihr kurz vor Geburt des Kindes das Sorgerecht entzogen. Es gab für sie zwei Möglichkeiten: der Aufenthalt in der Wohnge-meinschaft KOKON oder die Fremdunterbringung ihres Babys sofort nach der Geburt. Im Krankenhaus zeigte sich, dass Frau M. einen guten Kontakt zu ihrem Baby aufbauen konnte und überwie-gend in der Lage war, dessen Bedürfnisse wahrzunehmen und zu beantworten. Im neuen Zuhause KOKON empfand Frau M. den schützenden Charakter der Einrichtung anfänglich als sehr wohltu-end. Sie war daher weiterhin in der Lage, ihre Tochter unter kundi-ger Anleitung der Nachsorge-Hebamme, der Familienhebamme, der Kinderärztin, der Familienpädagogin u.a. relativ gut zu versor-gen. Für sich selbst konnte sie die psychosoziale Betreuung durch die Fachkräfte der Bremer Werkgemeinschaft gut nutzen.

Der Wohngemeinschaftsaspekt kam ihr sehr zugute, da die zweite Bewohnerin größere Kinder hatte und sie so von deren Erfahrung profitieren konnte. In den wöchentlichen WG-Besprechungen wurden alle anfallenden Belange (Abwasch- und Putzplan, Konflikte wegen verschwundenem Haushaltsgeld, Auseinandersetzungen über unterschiedliche Lärmgrenzen u.ä.) angesprochen und versucht zu klären. Der Freund von Frau M. konnte seine Schwellenangst überwinden und wurde als verantwortungsvoller Vater gerne in der Einrichtung gesehen und willkommen geheißen. Trotz dieser relativ guten Entwicklung gab es weiterhin Auflagen vom Jugendamt (Übernachtung nur im KOKON-Projekt; kein Kontakt zum alten Umfeld und damit auch zu Alkohol, Drogen und Gewalt; keine Betreuung des Kindes durch unbekannte Dritte etc.), die Frau M. mit fortschreitender Stabilisierung als zunehmend einengend empfand.

Im Kontakt mit ihrer kleinen Tochter fühlte sie sich zwar zusehends sicherer und wirkte ihr gegenüber überwiegend gelassen, ruhig und liebevoll, gleichzeitig fühlte sie sich aber auch hier durch die Fülle von Terminen bezüglich ihrer Tochter und letztendlich durch die Verantwortung ihr gegenüber stark überfordert.

Die Entscheidung, ihre Tochter in eine Pflegefamilie zu geben - und das heißt, die eigene Überforderung und die eigenen Grenzen zu sehen und zu akzeptieren - kam von daher nicht überraschend und konnte von allen Beteiligten des Hilfesystems sehr wertgeschätzt und gewürdigt werden. Frau M. zeigte mit diesem Schritt einen überaus verantwortlichen Umgang mit ihrer damaligen Lebenssituation und vor allem ihrer Tochter gegenüber. Da sie durch das KOKON-Projekt den Raum zur Verfügung hatte, diese Entscheidung zwar schweren Herzens, aber selbstverantwortlich zu fällen, gelang es ihr und ihrem Freund, einen liebevollen Abschied von ihrer Tochter zu gestalten: die Eltern machten Fotos von sich und ihrer Tochter, schrieben eine Liste für die neuen Betreuungspersonen, um wichtige Dinge (Einnahme von Medikamenten, bestimmte Befindlichkeiten und Vorlieben ihrer Tochter etc.) mitzuteilen und konnten so ihre Tochter den neuen "Eltern" der Übergangspflege relativ beruhigt anvertrauen.

In den meisten Fällen gelingt es den Müttern, sich im KOKON soweit zu stabilisieren, dass sie mit ihren Kindern in ihr altes Wohnumfeld zurückziehen können.

Zur Zeit wird KOKON von zwei Familien bewohnt, einer jungen Mutter mit Säugling und einer Mutter mit drei Kindern im Alter von zwölf, zehn und zwei Jahren. Beide bilden jeweils die oben erwähnten Zielgruppen ab: die Mutter mit Baby kam wegen ihrer Angststörung noch während ihrer Schwangerschaft nach einem Klinikaufenthalt in das KOKON-Projekt; bei der anderen Familie handelt es sich um eine Rückführung mit dem Ziel der Stabilisierung der psychisch erkrankten Mutter und dem - erneuten - Aufbau einer tragfähigen Beziehung zwischen ihr und ihren Kindern.

In jedem Fall konnte KOKON bisher den nötigen Schutzraum für die Bewohnerinnen bieten und sie in psychischen Krisen auffangen und begleiten. Dazu tragen neben der intensiven Betreuung durch das Team des Betreuten Wohnens und der Sozialpädagogischen Familienhilfe sowie der Rufbereitschaft zu jeder Tages- und Nachtzeit auch die Bewohnerinnen der Wohngemeinschaft KOKON einen wesentlichen Teil bei: sie unterstützen sich gegenseitig im Alltag und können so, ganz nebenbei, wichtige soziale Kompetenzen entfalten.

"Darf ich mal erzählen...?"
Die Gruppe Kinder psychisch kranker/belasteter Eltern
der Caritas Erziehungshilfe gGmbH in Bremen

Im Gruppenraum ein roter Teppich mit vielen bunten Kissen. In der Mitte steht eine Kerze, drum herum liegen viele verschiedene Fingerpüppchen, eine Klangschale, ein Zauberstab. Auf den Kissen sitzen die Kinder der wöchentlich stattfindenden Gruppe der Caritas Erziehungshilfe „Kinder psychisch kranker Eltern" und die beiden Gruppenleiterinnen. Wie jede Gruppenstunde beginnen wir mit einem **Ritual** unsere Anfangsrunde – ebenso wie wir die Stunde mit einer Abschlussrunde beenden. Die Kinder wählen sich für ihre aktuelle Situation und Befindlichkeit aus den Fingerpuppen einen „stillen Begleiter", der ihnen in dieser Gruppenstunde zur Seite stehen und sie an Schönes und Stärkendes erinnern soll.

Die Situation der Kinder, die in die Gruppe kommen, ähnelt sich und ist doch sehr individuell. Sie alle leben in einer Familie, in der ein Elternteil psychisch krank oder psychisch beeinträchtigt ist. Die Familie wird durch eine FamilienpädagogIn im Rahmen Sozialpädagogischer Familienhilfe (SPFH) unterstützt, und häufig besuchen die Mütter parallel eine Gruppe der Caritas Erziehungshilfe für Mütter mit psychischen Beeinträchtigungen.

Alle haben die **„Erlaubnis"** ihrer Eltern, in diesem geschützten Rahmen der Kindergruppe über ihre Situation zu Hause mit einem psychisch kranken Elternteil sprechen zu dürfen. Diese Erlaubnis ist nicht zu unterschätzen, da die psychische Erkrankung häufig mit einem Tabu belegt ist, und die Kinder außerhalb ihrer Familie kaum die Möglichkeit haben, von sich und ihrer Situation zu erzählen. Für die teilnehmenden Kinder ist selbstverständlich auch ein eigenes Interesse an diesem Gruppenangebot wichtig - für manche Kinder sind Angebote von Sportvereinen oder allgemeinen Gruppenangeboten in einem Freizeitheim oder der Gemeinde ebenso wertvoll und wichtig, da sie auch „Normalität" bedeuten und oftmals andere Kanäle der Bewältigung und Ressourcenstärkung bieten.

Wir treffen uns mit unserer Gruppe "Kinder psychisch kranker Eltern" ein Mal wöchentlich für eineinhalb Stunden in den Räumen der Caritas Erziehungshilfe, Dependance West. Die Kinder sind zwischen neun und zwölf Jahren alt, dies kann aber je nach aktueller Gruppenzusammensetzung entsprechend verändert und angepasst werden. Geleitet wird die Gruppe von zwei sozialpädagogischen Fachkräften, davon eine mit familientherapeutischer Zusatzausbildung.

In der **Anfangsrunde** berichten die Kinder von ihrer aktuellen Situation, wie es ihnen im Moment zu Hause, in der Familie oder in der Schule geht. Methoden wie die „walking scale" helfen den Kindern, auf spielerische Art zum Ausdruck zu bringen, wie es im Moment um sie steht, wo es gute und schlechte Zeiten in der vergangenen Woche gab und wie sie positive Erfahrungen und erlebte Stärken für künftige Zeiten für sich nutzen können.

In der Arbeit mit der Gruppe legen wir sehr viel Wert auf die Stärkung der Kinder in der Wahrnehmung ihrer eigenen Gefühle und ihrer altersentsprechenden Bedürfnisse. Im Gruppenalltag zeigt sich an verschiedenen Stellen deutlich, wie sehr Kinder von psychisch kranken Eltern es gewohnt sind, „ihre Antennen auszufahren", um die jeweilige Befindlichkeit der anderen wahrzunehmen und dann eventuell eigene Bedürfnisse und Gefühle zurückzustellen.

Nach der Anfangsrunde, in der wir auch die Vorhaben und die Planung der aktuellen Gruppenstunde besprechen, gibt es meist eine erste kleine Pause mit Keksen, Obst und Getränken, um danach in den **„Hauptteil"** einzusteigen.

Hier ist es uns als Gruppenleiterinnen wichtig, den Kindern Raum und Möglichkeit zu geben, zu erzählen, gestärkt zu werden in der **Wahrnehmung eigener Gefühle und des Selbstwerts**, die Erfahrung zu machen „ich bin in meiner Situation nicht allein", soziale Kompetenzen zu fördern sowie einfach Spaß miteinander zu haben. Auch die kindgerechte Aufklärung über psychische Erkrankungen und der Austausch mit anderen Kindern, deren Eltern psychisch erkrankt sind, sind wesentliche Bausteine.

Wir arbeiten dabei u.a. mit folgenden Methoden:

* Themenbezogene Einheiten
* Erlebnispädagogische Zugänge bzw. Freizeitgestaltung
* Kommunikations- und Kooperationsübungen
* Ressourcenstärkende Brettspiele
* Kreatives (Malen und Basteln)
* Rollenspiele
* Gruppengespräche
* Entspannungsübungen
* Einzelgespräche mit den Kindern (bei Bedarf)

Das **Konzept** unserer Gruppenarbeit mit Kindern psychisch kranker Eltern ist auf Stabilisierung und Stärkung der Kinder angelegt. Wir arbeiten prozessorientiert, d.h. nach jeder Stunde werten wir aus, was in dieser Stunde für die Kinder hilfreich und wichtig war und entwickeln so die Themen und Inhalte der nächsten Stunde. Wir orientieren uns an den Anliegen der Kinder. Dringende Bedürfnisse, Erkenntnisse oder belastende Gefühle haben in den einzelnen Stunden Vorrang.

Die Erfahrungen aus der Arbeit mit den Kindern in der Gruppe zeigen sehr deutlich, wie wichtig und wertvoll ein solches Angebot gerade für Kinder psychisch kranker Eltern ist. Wir bieten die Gruppe als einen Baustein der Angebotspalette im Rahmen der Sozialpädagogischen Familienhilfe an. Dies ist eine große Chance, auf unterschiedlichen Ebenen mit dem gesamten Familiensystem sowie mit den einzelnen Familienmitgliedern zu arbeiten. Das Thema „psychische Erkrankung" wird **enttabuisiert**. Eine Kollegin, die nicht in der Gruppe mitarbeitet, arbeitet als Familienpädagogin direkt mit der Familie, während zusätzlich die Kinder die Gruppe besuchen können.

Da es uns wichtig ist, den Kindern einen geschützten Rahmen zu bieten, in dem sie ihre Themen besprechen und ihre Fragen stellen können, läuft die Arbeit mit den Eltern oftmals „über Eck" – der Austausch über die aktuelle Situation in der Familie und wie das Kind in der Gruppe erlebt wird, erfolgt im kollegialen Rahmen mit der für die Familie zuständigen Familienpädagogin. Dabei findet jedoch unbedingt die innerhalb der Kindergruppe vereinbarte **Schweigepflicht** Berücksichtigung, d.h. wir verdeutlichen den Kindern, dass wir nichts aus der Gruppe ohne ihr ausdrückliches Einverständnis an die Eltern oder Familienpädagogen weitergeben werden. Auch die Kinder untereinander verpflichten sich, nichts von anderen Kindern aus der Gruppe mit deren Namen weiterzuerzählen. Die Kinder sollen so die Sicherheit haben, alle Wünsche, Gefühle und Erlebnisse äußern zu können, ohne Angst zu haben, dass jemand außerhalb der Gruppe davon erfährt.

Sollten wir von akuter Kindeswohlgefährdung erfahren, lassen wir uns nach Möglichkeit von den Kindern von der Schweigepflicht entbinden, würden (wenn nötig) aber auch auf jeden Fall zum Schutz des Kindes tätig werden.
Der direkte Kontakt mit den Eltern besteht in den Hol- und Bring-Situationen oder telefonisch.

Die Gruppe „Kinder psychisch kranker Eltern" ist im Dezember 2004 im Rahmen eines gemeinsamen Projekts zwischen der Caritas Erziehungshilfe und dem Fachbereich Soziale Arbeit der Hochschule Bremen entstanden. Zunächst arbeitete im Rahmen des Projektes eine Sozialpädagogin/ Familientherapeutin als Fachkraft des Trägers gemeinsam mit Studentinnen höherer Semester. Mittlerweile wird die Gruppe alleine vom Träger als Angebotsbestandteil im Rahmen der Sozialpädagogischen Familienhilfe mit eigenen Fachkräften angeboten.

Anfragen aus anderen Stadtteilen oder MitarbeiterInnen anderer Träger, die für Kinder ein solches Gruppenangebot passend fänden, machen den Bedarf deutlich. Für die Zukunft bleibt zu wünschen, dass es auch in anderen Regionen Bremens ein solches Gruppenangebot für Kinder psychisch kranker Eltern geben wird.

Ausblick: Engmaschige Vernetzung zur optimalen Versorgung der Kinder psychisch kranker Eltern

Nachdem in den letzten Jahren in Bremen vielfältige Angebote für die Zielgruppe Kinder psychisch kranker Eltern entwickelt wurden und das Fachwissen und die Sensibilität im Umgang mit den Kindern und ihren Familien deutlich gestiegen ist, geht es nun darum, ein engmaschiges Netz der Kooperation zu knüpfen.

In Duisburg wurden von Trägern der Gemeindepsychiatrie und der Jugendhilfe seit 2003 „Handlungsempfehlungen zur Netzwerkbildung für Kinder psychisch kranker Eltern" entwickelt und erfolgreich umgesetzt (vgl. http://www.psag-duisburg.de/downloads.htm). Diese Handlungsempfehlungen bilden die Grundlage für die Netzwerkgründung in Bremen.

Der **Netzwerkbildung** liegen folgende Gedanken zugrunde:

* Den Kindern und den betroffenen Eltern kann man nur durch eine aktive Zusammenarbeit der Systeme „Kinder- und Jugendhilfe", „Kinder- und Jugendpsychiatrie" und „Erwachsenenpsychiatrie (ambulant und stationär)" gerecht werden
* Begegnung und Kooperation der Systeme „Kinder und Jugendhilfe", „Kinder- und Jugendpsychiatrie" und „Erwachsenen-Psychiatrie" sind nicht Ziel, sondern Bestandteil der Netzwerkbildung
* Respekt und Wertschätzung gegenüber der Sichtweise der jeweils anderen Systeme unterstützen Kooperation und Engagement
* Bisherige Erfahrungen im Umgang mit der Zielgruppe, schon vorhandene Projekte und Modelle werden genutzt

◆ Die Entwicklung aus bestehenden Strukturen und die Integration in die bestehenden Strukturen sichern Konstanz und Nachhaltigkeit

Langfristiges Ziel der Netzwerkbildung ist es, dass jedes Kind, dessen Betroffenheit in einem sozialen Kontext bekannt wird, die **bestmögliche Versorgung und Unterstützung** erhält. Hier geht es zum einen darum, Strukturen der Kooperation aufzubauen (Wer trifft sich wann mit wem? Wer spricht wann mit wem, um eine bestimmte Hilfeleistung zu gewährleisten?). Zum anderen appelliert die Netzwerkbildung daran, die beteiligten Einrichtungen und die dort arbeitenden Fachkräfte im Sinne einer Selbstverpflichtung zu einem verbindlichen Engagement zu motivieren.

Konkret heißt das zum Beispiel:
Wenn ich als Mitarbeiterin in einer Tagesklinik für Kinder- und Jugendpsychiatrie mitbekomme, dass ein Elternteil eines Kindes psychisch krank ist, bin ich dafür verantwortlich, zu klären, wie das Kind zu Haus versorgt und betreut wird und welche Unterstützungsmöglichkeit es gegebenenfalls geben muss. Ich fühle und zeige mich so lange verantwortlich bis ich die Klärung und Gewährleistung der Hilfsangebote verbindlich übergeben habe (z.B. Einschaltung des Jugendamtes).

Aktuell arbeiten in Bremen die Fachkräfte von etwa 30 Institutionen aus den Bereichen „Kinder- und Jugendhilfe", „Kinder- und Jugendpsychiatrie" und „Erwachsenenpsychiatrie" zusammen an einem engmaschigen Netzwerk. In Arbeitsgruppen und im Plenum orientieren sie sich zunächst an folgenden **Zielen**:

1. Jede beteiligte Netzwerkinstitution benennt einen Ansprechpartner
2. Neue Gruppenangebote für die Zielgruppe Kinder psychisch kranker Eltern werden eingerichtet

3. Die Verantwortlichkeit für die Organisation der Hilfsangebote wird lückenlos geregelt
4. Verbindlichkeiten werden geschaffen

Wenn man den Prozess mit ein bisschen Abstand beobachtet, kann man feststellen, dass die Seile des Netzes allein durch das gemeinsame Tun schon stabiler und fester geworden sind. Man kann Freude, Begeisterung und ein Stück Aufbruchsstimmung beobachten. Was da entscheidend wohl wirkt, ist die Prämisse der „intrinsischen Motivation", die der Netzwerkbildung voransteht: ohne Druck von außen, ohne Verpflichtung von oben engagieren sich die Menschen, die aktuell Zeit und Kraft zur Verfügung haben und einbringen können.

Literatur

Lenz, A. (2005):
    Kinder psychisch kranker Eltern, Hogrefe Verlag, Göttingen

Mattejat, F./Lisofsky, B. (2001):
    Nicht von schlechten Eltern, Psychiatrie-Verlag, Bonn

Minne, B. (2004):
    Eichhörnchenzeit oder Der Zoo in Mamas Kopf, Sauerländer Verlag, Düsseldorf

Schone, R./Wagenblass, S. (2002):
    Wenn Eltern psychisch krank sind ..., Juventa Verlag, Weinheim

Impulse für den Einstieg in die Elternarbeit

Elternarbeit – Wie machen wir uns auf den Weg?

P. Dellermann, M. Kaeppel, K. Pscheidt, K. Schlenk

Hinführung

„Wir haben unsere Tochter Paula in die Kinder- und Jugendpsychiatrie bringen müssen. Dies ist uns nicht leicht gefallen, aber Paulas Zustand machte es erforderlich. Erleichtert hat uns die Situation, dass wir uns vor der Aufnahme die Station ansehen und dabei auch einige Mitarbeiter kennenlernen konnten. Das Verhalten der Mitarbeiter und die Transparenz des zukünftigen Aufenthaltes gaben uns das nötige Vertrauen, dass unser Kind hier gut aufgehoben ist."

Dieser kurze Erlebnisbericht macht deutlich, dass die Mitarbeiter der KJP unbedingt in irgendeiner Form mit der Familie oder den Bezugspersonen des Kindes zusammenarbeiten sollten. Das Vertrauen der Eltern durch die Beziehungsarbeit mit der Grundhaltung des Miteinanders zu erlangen und zu erhalten, ist ein wesentlicher Bestandteil, ohne den eine sinnvolle Elternarbeit nicht auskommt, vor allem unter Berücksichtigung des Umstandes, dass fast jeder Einweisung in die KJP eine Krise im familiären Umfeld vorausgeht. Hinzu kommen Schuldgefühle der Eltern und ein unnatürlicher Ablösungsprozess, der durch eine gute Elternarbeit aufgefangen werden kann.

Dies betrifft insbesondere den PED, der die alltäglichen Aufgaben der Eltern im Stationsalltag übernimmt, wie beispielsweise das Wecken am Morgen, die Körperpflege, die Essenssituationen, die Freizeitaktivitäten, die Alltagskonflikte, das Zu-Bett-Bringen, u.v.m. Dazu benötigt der PED viele Kontakte, um die Kinder und auch die Eltern während des Aufenthaltes begleiten zu können. Eine bessere Strukturierung und Systematik der Arbeitsformen und Methoden der Elternarbeit würde dies erleichtern.

In diesem Artikel werden neben der Darstellung themabezogener Theorien und praxisbezogener Probleme der Ist-Zustand der Elternarbeit im stationären Setting des Klinikums Nürnberg untersucht, Ansätze der Elternarbeit des PED entwickelt und Bedingungen für die Umsetzung in die Praxis kritisch beleuchtet.

Schwerpunktsetzung

In der Praxis macht sich sehr schnell bemerkbar, dass die Elternarbeit des PED in der KJP hauptsächlich aus ungeplanten Kurzkontakten besteht. Es gibt somit wenig Struktur und Methodik in der Familienarbeit des PED, da sie nicht geplant und nicht vorhersehbar ist. Meist beinhaltet sie nur oberflächliche Kontakte, die zufällig entstehen oder aktiv von den Eltern ausgehen. Ein geplantes Angebot seitens des PED, mit den Eltern in Kontakt zu kommen, ist nicht ersichtlich. Auch wenn „Tür- und Angelgespräche" zum Beziehungs- und Vertrauensaufbau für wichtig erachtet werden, wünschen sich doch gerade Eltern mehr Beratung und Informationen in Erziehungsfragen. Dies beinhaltet auch den alltäglichen Umgang zwischen Eltern und Kindern zu den anstehenden Beurlaubungen und der Zeit nach der Entlassung.

Diese Erkenntnisse wurden im Rahmen der Fachweiterbildung „Psychiatrische Pflege" (CeKIB, Klinikum Nürnberg) durch eine Ist-Analyse in Form einer Umfrage unter den Eltern gewonnen. Es ging u.a. auch darum zu evaluieren, inwieweit die Arbeit des PED bei den Eltern unserer Patienten transparent ist.
Bei diesen Interviews wurden den Eltern Fragen hinsichtlich ihres Kontaktes zum PED gestellt. Es wurde erfasst, was sie während der Behandlung ihres Kindes in der Klinik als nützlich empfanden und was sie sich wünschen.

Hierbei wurde deutlich, dass die befragten Eltern großen Wert auf Vertrauen und freundliche Kontaktaufnahme legen sowie auf positive Kommunikation und gute Kooperation. Sie möchten in Erziehungsfragen beraten werden, Gespräche zur Nachbetreuung führen. Weiterhin wünschen sie sich die Einbeziehung von Freunden und Verwandten sowie Ratschläge für zu Hause. Ein fester zeitlicher Rahmen für den Austausch zwischen PED und Eltern sollte vorhanden sein.

Aufgrund dieses Befunds hält die Projektgruppe drei geplante Elterngespräche des PED während des Aufenthaltes eines jeden Kindes für sinnvoll. Die Gespräche sollen in den Pflegeprozess integriert werden. Sie finden zwischen der Bezugsperson, den Eltern und dem Kind statt.

- Erstes Gespräch: zur Aufnahme (Pflegeanamnese)
- Zweites Gespräch: zur Vorstellung der Pflegeplanung
- Drittes Gespräch: in Vorbereitung auf die Entlassung

Begründung

Betrachtet aus der jeweiligen Perspektive der „Akteure" ergibt sich ein unterschiedlicher Nutzen. Im Folgenden soll erörtert werden, wie sich die Elternarbeit für die Beteiligten positiv auswirken kann, wenn es zu gut geplanten und strukturierten Gesprächen entlang der Pflegeplanung kommt.

Aus Sicht der Kinder

Ein Vorteil für die Kinder besteht darin, dass sie merken, dass die Eltern und der PED zusammen arbeiten. Die Elterngespräche können auch wieder einen Beginn gegenseitiger Achtsamkeit innerhalb der Familie bedeuten. Ein offener Austausch und gute Kommunikation zwischen PED, Eltern und Kind verringern die Gefahr eines Loyalitätskonfliktes des Kindes (Kuchenbecker, 2002).

Aus Sicht der Eltern

Die Eltern werden aktiv in die Pflege eingebunden und sehen anhand des Pflegeprozesses die Entwicklung ihrer Kinder während des Aufenthalts. Die Probleme und Ressourcen der Kinder werden für die Eltern deutlicher, die Ziele transparenter und die Maßnahmen schlüssiger. Dadurch können sie für die Zeit nach der Entlassung die umsetzbaren Maßnahmen übernehmen und gewinnen innerhalb des Familiensystems an Kohärenzgefühl.

Die Einbeziehung der Eltern verhindert den Eindruck, dass die Verantwortung für die Kinder von ihnen genommen wird. Die Eltern werden in ihrem Recht bestärkt, Sorge für sie zu tragen.

Weiterhin lernen die Eltern den Bezugsbetreuer ihres Kindes auf eine umfassendere Weise kennen und haben einen konkreten Ansprechpartner. Der Beziehungs- und Vertrauensaufbau wird dadurch gestärkt. Die Eltern können ihre Ängste und Vorbehalte ablegen und es kann ein offenerer Austausch an Informationen entstehen. Auftretende Missverständnisse können schneller abgebaut werden. Außerdem können durch geplante Kontakte Fragen der Eltern beantwortet und Bedürfnisse der Eltern befriedigt werden.

Aus Sicht des PED

Für den PED schafft dieser Ansatz ein umfassenderes Bild des Familiensystems, einschließlich seiner Rituale und Werte. Dies führt zu einem ausgeprägteren Grundverständnis für die jeweilige Familiensituation. Die Grundhaltungen der Wertschätzung, der Akzeptanz und der Echtheit nach C. Rogers ermöglichen einen vertrauensvollen Beziehungsaufbau zu Eltern und Kindern.

Anhand der Aktivitäten des täglichen Lebens (ATL) werden Eltern in den Pflegeprozess einbezogen, es kommt zu einer ausführlicheren Pflegeerhebung. Die tatsächlichen Probleme und Ressourcen werden klarer, dadurch können realitätsnahe Ziele formuliert und geeignete Maßnahmen eruiert werden. Dieses Vorgehen integriert das häusliche Umfeld in den Pflegeprozess.

Die Abgrenzung zu den anderen Berufsgruppen geschieht durch die Anlehnung an die ATL mit Hilfe der Pflegeplanung. Der PED wird durch die Transparenz seiner Arbeit herausgefordert und sein Tun gewinnt an Wertigkeit.

Aus Sicht der Klinik KJPP

Auch die Klinik profitiert, da man sich durch das Konzept eine kürzere Verweildauer erhofft. Der „Drehtüreffekt" kann durch neue Erziehungskompetenzen der Eltern verringert und die Außendarstellung der Klinik durch ein vorzeigbares Konzept der Elternarbeit verbessert werden. Die Qualität wird bei gleichem Personalbedarf durch größere Kontinuität und Verbindlichkeit in der Planung und deren Durchführung gesteigert.

Überlegungen zur Umsetzung

Grundvoraussetzung für die Umsetzung dieses Konzeptes ist, dass der Pflegeprozess in der Klinik angewandt wird. Ist dies nicht der Fall, sollten eigene Überlegungen zur Umsetzung entwickelt werden, um eine möglichst realistische, praxisorientierte Methode zu finden.
Um das vorliegende Konzept nach dem Pflegeprozessmodell umsetzen zu können, sind die wertschätzende Haltung des PED sowie das Wissen um bestimmte Pflege- und Kommunikationsmodelle unerlässlich.

Kommunikation

Die jeweilige Bezugsperson benötigt wesentliche Kenntnisse der Kommunikation zu den vier verschiedenen Aspekten des Sendens und Empfangens von Nachrichten (Schulz von Thun, 2008).

Bereits im Erstkontakt ist es von Bedeutung, dass der PED eine wertschätzende Grundhaltung einnimmt. Wenn die Pflege- und Erziehungskräfte sich Eltern und Kindern gegenüber empathisch verhalten, selbst kongruent wirken, vorurteilsfrei und akzeptierend in Beziehung treten, schaffen sie eine gute Basis für Kommunikation.
Bei der Gestaltung der Beziehung tauscht der Mitarbeiter auf der Sachebene mit den Eltern wichtige Informationen aus und vereinbart mit ihnen Absprachen.

Beim Zuhören achtet er auch auf versteckte Botschaften, die die Eltern bewusst oder unbewusst senden. Auch einen gewissen Appellcharakter von Seiten der Eltern gilt es wahrzunehmen.
Während eines Gesprächs achtet der Mitarbeiter auf das Senden von Ich-Botschaften, um sein eigenes Empfinden über eine konkrete Situation auszudrücken, ein Ziel oder eine Grenze zu formulieren und die Eltern nicht zu bevormunden.

Erziehung

Jeder Mitarbeiter in der Kinder- und Jugendpsychiatrie sollte sein eigenes Verhalten gegenüber Kindern reflektieren und sich seines Erziehungsverhaltens bewusst sein.
Durch differenziertes Beobachten, Wahrnehmen und Zuhören findet der PED heraus, welchen wesentlichen Erziehungsstil die Eltern gegenüber ihren Kindern praktizieren. Das Wissen darüber ermöglicht dem Mitarbeiter, wie er in Kontakt mit den Eltern treten kann und beeinflusst seine Interventionen.

Pflegeprozess in der Psychiatrie

Unter Berücksichtigung der ATL unterstützt der PED den Patienten in der Strukturierung und Bewältigung des Alltags im stationären und familiären Bereich. Die Aufgabe des Mitarbeiters besteht darin, der Familie und deren Mitgliedern im Einzelnen dabei zu helfen, verschiedene Beziehungs- und Problemlösungen zu finden.

Laut Fichter und Meier (1988) wird dabei methodisch nach einem Sechs-Schritte-Modell gearbeitet. Es schafft eine Basis des gemeinsamen Handelns durch strukturiertes Vorgehen. Unter Berücksichtigung gesammelter Informationen, Ressourcen und Problemen entwickelt der Mitarbeiter mit der Familie **Ziele** und **Maßnahmen** und plant eine mögliche **Durchführung**.

Soziotherapie

Dörner/Plog (1996) beschreiben die Soziotherapie als fördernde Maßnahme, die sich am normalen, regelhaften, allgemeinen, alltäglichen, gesunden und nicht an Krankheit gebundenen Zustand des Einzelnen orientiert.

Die soziotherapeutischen Maßnahmen entwickeln sich aus vorhandenen Ressourcen des Patienten und fördern seine Selbstständigkeit und Unabhängigkeit.

Während des Elterngespräches gilt es, bereits entwickelte Maßnahmen mit den Eltern zu besprechen und mögliche Übereinstimmungen in Bezug auf die Situation zu Hause zu finden. Ziel ist es, mit den Eltern gemeinsam eine umsetzbare Problemlösungsstrategie mit soziotherapeutischem Hintergrund für zu Hause zu entwickeln.

Pflegemodell familien- und umweltbezogene Pflege

Den Pflegeprozess grundsätzlich an den Entwicklungszielen der Familie auszurichten ist ein wesentlicher Aspekt, an dem sich der PED im Elterngespräch orientieren kann, auch wenn das Pflegemodell nicht komplett übernommen wird.

Es ist grundsätzlich von Bedeutung im Gespräch mit der Familie wahrzunehmen, ob sie zum Ziel ihrer Entwicklung die Systemerhaltung oder eine Systemänderung, ihre Kohärenz oder den Individuationsprozess jedes einzelnen bevorzugt, um ihre Kongruenz als Familie im gesellschaftlichen Rahmen wieder zu erlangen.

Praktische Umsetzung der geplanten Elterngespräche

Zur Aufgabe des PED bei der Umsetzung eines Elterngespräches gehört, wie bereits betont, eine professionelle Gesprächsführung. Die Bezugsperson übernimmt diese und achtet dabei auf Strukturierung und inhaltlichen Aufbau. Sie behält den „roten Faden" im Blick und lenkt das Gespräch. Wesentliche Punkte fasst sie zusammen und hält diese schriftlich fest.
Um ein effektives Elterngespräch durchführen zu können ist es wichtig, dass im Vorfeld organisatorische Aspekte geklärt sind:

- Festlegung des Bezugsbetreuers
- Terminabklärung mit Kollegen und Eltern
- Festsetzen eines geeigneten Zeitrahmens
- Auswahl und Reservierung eines geeigneten Raumes
- Inhaltliche Vorbereitung und Planung des Elterngesprächs

Das Gespräch kann vor oder nach der Besuchszeit durchgeführt werden, damit die Eltern keine zusätzlichen Anfahrtswege haben.

Entlang des Pflegeprozessmodells finden dann drei geplante Elterngespräche statt.

Erstes Gespräch zur Aufnahme (Pflegeanamnese)

Das erste Gespräch kann bei der Aufnahme des Patienten oder zeitnah durchgeführt werden. Neben dem Kennenlernen, der Informationsweitergabe und dem Beziehungs- und Vertrauensaufbau zwischen Kind, Eltern und PED dient es einer ausführlichen **Pflegeerhebung**.

In diesem Aufnahmegespräch ist eine ausreichende Sensibilität im Hinblick auf die Problemlage und die Lebenssituation der Familie, die auch das Wertesystem und den jeweiligen Erziehungsstil der Eltern berücksichtigt, erforderlich.

Wahrscheinlich zweifeln viele Eltern an ihren Erziehungskompetenzen, wenn sie ihr Kind in der KJP aufnehmen lassen. In diesem ersten Gespräch gilt es, besonders einfühlend und wertschätzend den Eltern ihre Erziehungskompetenzen zuzusprechen und eine Haltung einzunehmen, die ihnen die Verantwortung für ihr Kind lässt.

Zweites Gespräch zur Vorstellung der Pflegeplanung

Im zweiten Gespräch (Mitte des Aufenthaltes) stellt der Bezugsbetreuer den Eltern die **Pflegeplanung** vor und bespricht diese mit ihnen. Dabei geht er inhaltlich auf die konkreten **Probleme** des Kindes im Alltag ein, erörtert mit ihnen vorhandene **Ressourcen** des Einzelnen und die der Familie als Ganzes. Die Suche danach kann sich dabei schwierig gestalten, da häufig nur noch die Probleme im Vordergrund stehen. Die Aufgabe des Bezugsbetreuers besteht darin, die vorhandenen Ressourcen (Begabungen, Interessen und Hobbys) des Kindes bei den Eltern wieder bewusst zu machen. Daraufhin werden festgelegte **Ziele** überprüft und weitere mögliche **Maßnahmen** besprochen. Vorschläge und Einwände der Eltern werden aufgenommen und einbezogen.

In Hinblick auf anstehende Beurlaubungen kann der Bezugsbetreuer gemeinsam mit Eltern und Kind erste Überlegungen für den Umgang mit bisher schwierigen Situationen zu Hause entwickeln.
Außerdem gibt die Bezugsperson Rückmeldung über den bisherigen Verlauf der Behandlung und beantwortet diesbezüglich aufkommende Fragen.

Während dieses Gesprächs obliegt es dem Bezugsbetreuer darauf zu achten, die Interaktion von Eltern und Kind zu beobachten und gegebenenfalls darauf einzugehen.

Im Folgenden wird ein kurzes Beispiel gezeigt, wie eine Pflegeplanung anhand der ATL „Ruhen und Schlafen" – besprochen mit Eltern und Kind - aussehen könnte. Die hier gezeigte Pflegeplanung könnte als Grundlage für ein mögliches Elterngespräch dienen.

Beispiel-Pflegeplanung

KJP / Station / Pflegeplanung / Name Max / Alter 10 Jahre

15.09.2009 ATL Ruhen und Schlafen

P1 Max geht nicht zu Bett, hat Einschlafschwierigkeiten, kommt nicht zur Ruhe	NZ Max bleibt zu den Schlafenszeiten im Zimmer	M1 Geschichte erzählen (Ritual)
R1 Max ist gut motivierbar	FZ Max kann alleine schlafen	M2 Trinken, Toilette, Zahnputzkreis
R2 Max zeigt Interesse an Neuem		M3 Max ins Bett begleiten
		M4 Nachtlicht brennen lassen

Drittes Gespräch in Vorbereitung auf die Entlassung

Das dritte Gespräch kann auch als **Abschlussgespräch** bezeichnet werden. Dabei soll der Bezugsbetreuer mit den Eltern zusammen die erreichten oder nicht erreichten Pflegeziele und Maßnahmen, die eine Wirkung zeigten, reflektieren und weitere Möglichkeiten der Umsetzung für zu Hause erarbeiten.

Die ersten Erprobungsphasen im häuslichen Bereich haben während der Behandlung bereits in Form von Beurlaubungen stattgefunden. So gilt es, im Gespräch ganz spezifisch auf die neu aufgetretenen Probleme und Konflikte einzugehen und mit allen Beteiligten weitere Maßnahmen zur Lösungsklärung zu entwickeln. Das Erfragen von positiven Erfahrungen in der Eltern-Kind-Interaktion ist besonders wichtig. Diese gilt es zu bestärken und an sie anzuknüpfen. Eine derartige wertschätzende Haltung bestärkt die Eltern in Ihrer Erziehungsfunktion und in ihrer Rolle. Ihr Selbstbewusstsein als Eltern wird gestärkt und sie können wieder verantwortlich ihre Position in der Familienhierarchie einnehmen.

Inhaltliches Vorgehen soll prozessorientiert sein und somit immer neu an die Gegebenheiten angepasst werden.
Die Elterngespräche sollen im Pflegebericht dokumentiert und regelmäßig im Team vorgestellt werden.

Zusammenfassung und Perspektiven

Die nach diesem Ansatz geplanten Elterngespräche sollten als **ein** Baustein der Elternarbeit des PED verstanden werden, der an die bisherige Elternarbeit anknüpft. Es ging darum, ein realistisches, umsetzbares Konzept für die Praxis zu entwickeln, das die aktuelle Situation der bestehenden Elternarbeit in Erlangen und Nürnberg berücksichtigt.
Die Methode des Pflegeprozesses muss nicht neu erfunden und integriert, sondern „nur" für die Eltern transparent und zugängig gemacht werden.
Die Elternarbeit des PED könnte zukünftig aus verschiedenen Formen bestehen, die sich ergänzen, um Kindern und Eltern den größtmöglichen Nutzen im Alltag zu bringen. Die Resultate dieses Konzeptes können zudem die Qualität der Arbeit des PED steigern, indem praxisnahe Elemente, wie die Pflegeplanung, einbezogen werden.

Dieser am Pflegeprozess orientierte Ansatz der Elternarbeit lässt sich als ein fortlaufendes Projekt beschreiben, das nach erfolgreicher Umsetzung in die Praxis weiter entwickelt werden kann und sollte.

Die geplanten Elterngespräche des PED sind ein erster Schritt in Richtung Elternberatung. Die Elternberatung stellt die pädagogische Arbeit mit den Kindern und den Eltern in Gesprächsform dar. Der PED muss hierfür differenziert geschult werden und eine hohe Fachkompetenz entwickeln. Diese Art der Elternarbeit setzt aber organisatorische Aspekte voraus, insbesondere zeitliche Ressourcen und eine Regelmäßigkeit der Gespräche.

Den tatsächlichen Effekt wird man erst in der Umsetzung dieses Projektes erkennen. Dabei werden Stärken und auch Schwächen des Modells zu Tage treten. Im weiteren Verlauf müsste dieses durch ständige Überprüfung in der Praxis modifiziert werden.

Literatur

Dörner, K., Plog, U., Teller, C., Wendt, F. (2007): Irren ist menschlich, 3. Auflage

Kuchenbecker, A. (Hg.) (2002):
    Pädagogisch-pflegerische Praxis in der Kinder- und Jugendpsychiatrie, Verlag modernes lernen, Dortmund

Rogers, C. (1973):
    Entwicklungen der Persönlichkeit, Ernst Klett Verlag, Stuttgart

Rogers, C. (1996):
    Therapeut und Klient, 32.-34. Auflage, Fischer Verlag, Frankfurt/Main

Schnieders, G. (2005):
    Ver-rückte Kinderwelten, 1. Auflage, IBICURA Verlag, Unterostendorf

Schulz von Thun, F. (2008):
    Miteinander Reden 1, Störungen und Klärungen, 46. Auflage, Rowohlt Taschenbuch Verlag, Hamburg

Die Integration stationärer Elternarbeit im Team

T. Tyblewski

Die Elternarbeit in der Kinder- und Jugendpsychiatrie ist mit das wichtigste Bindeglied zwischen der Arbeit mit den Patienten und den Eltern als sogenannte „Auftraggeber". Im Wandel der modernen Kinder- und Jugendpsychiatrie gewinnt dieses Aufgabenfeld zunehmend an Bedeutung. An diesem Punkt sehen sich viele Mitarbeiter des klinischen Bereichs vor wichtigen Fragen: Wie sieht gute Elternarbeit aus? Wie überzeugt man ein Team, Elternarbeit im stationären Setting zu integrieren?

Im Folgenden wird der Frage nachgegangen, welche Voraussetzungen und Bedingungen geschaffen werden müssen, um stationäre Elternarbeit im Team zu integrieren. In Form eines Stufenmodells soll der Weg von der Idee, Elternarbeit zu etablieren bis zu deren Umsetzung aufgezeigt werden. Das hier beschriebene Stufenmodell ist nur eine von mehreren Möglichkeiten, stationäre Elternarbeit einzuführen.

Stufenmodell zur Integration stationärer Elternarbeit

Die erste Stufe beinhaltet das Thema der Teamsensibilisierung.
In der zweiten Stufe wird erläutert, wie ein Elternarbeitskonzept mit dem Team erarbeitet werden kann.
Anschließend soll die dritte Stufe Aufschluss darüber geben, wie das erarbeitete Konzept umgesetzt werden kann.
Die vierte Stufe befasst sich mit den Möglichkeiten der Reflexion.

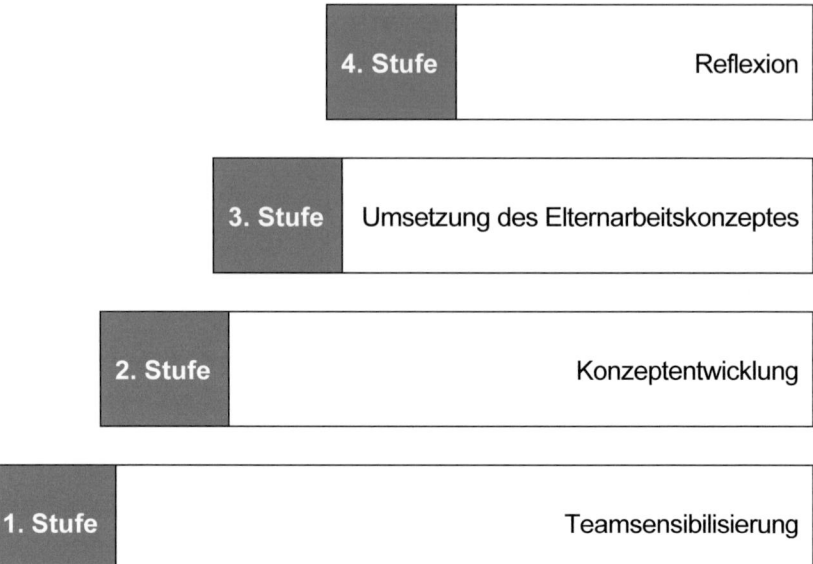

Abschließend wird daraufhin hingewiesen, welche Probleme in diesem Kontext entstehen können und wie sich diese durch Anregungen konstruktiv bewältigen lassen.

In jedem Team gibt es Mitarbeiter, denen die oben genannte Bedeutsamkeit der Elternarbeit bewusst ist, die jedoch bei dem Vorhaben, Elternarbeit langfristig zu integrieren, immer wieder auf Widerstände im Team stoßen. Die Reihe der Argumente, warum sich Elternarbeit nicht umsetzen lässt, ist lang. Es heißt oft „dafür haben wir keine Zeit, ... wir sind personell nicht gut genug ausgestattet, ... unsere Eltern sind viel zu schwierig und anspruchsvoll, ... uns fehlen die Gesprächsführungskompetenzen, ..."

Diese Widerstände entstehen aber vor allem aus der Angst und Unsicherheit heraus, sich zu überfordern oder nicht gut genug auf diese Herausforderung vorbereitet zu sein. Eltern werden oft als schwierig eingeschätzt, verbunden mit Berührungsängsten und Vorbehalten.

Stufe der Sensibilisierung im Team

Wie also sensibilisiert man ein Team für dieses zentrale Thema? Die so genannte Stufe der Sensibilisierung scheint hier die Wichtigste zu sein: Nur ein von der Idee überzeugtes Team wird sich auch auf die weiteren Stufen einlassen können.

Im Folgenden werden einige **Sensibilisierungsmöglichkeiten** aufgezeigt. Es ist von großer Bedeutung, informative Gespräche mit den Mitarbeitern zu führen. Dies kann im Rahmen einer Teambesprechung geschehen. Hierbei sollen die Vor- und Nachteile diskutiert werden, einzelne Erfahrungen mit der Elternarbeit können an dieser Stelle bereits ausgetauscht werden.

Einzelgespräche mit den Mitarbeitern sind ebenso hilfreich, da in diesem Rahmen Befürchtungen und Vorbehalte besprochen werden können. Es gilt in jedem Fall deutlich zu machen, dass die Argumente für die Elternarbeit stärker sind als die Argumente dagegen. Über die Gesprächsangebote haben die Mitarbeiter die Möglichkeit, sich intensiv mit dem Thema auseinanderzusetzen.

Vorteile der Elternarbeit, die zu diesem Zeitpunkt erarbeitet werden sollten sind zum Beispiel:

* Abbau der Ängste und Vorbehalte der Eltern gegenüber dem stationären Aufenthalt
* Möglichkeit, die stationäre Arbeit für die Eltern transparenter zu gestalten; sich mit den Eltern über den Verlauf auszutauschen, Organisatorisches zu besprechen
* Sich Zeit für die Bedürfnisse der Eltern zu nehmen und dadurch Vertrauen aufzubauen
* Eltern über die Elternarbeit stärker in den Behandlungsprozess mit einzubinden, wovon letztlich die Eltern und die Kinder profitieren

- Gut betreute Eltern sind immer auch zufriedenere Eltern
- Eltern Anregungen zu Erziehungsstrategien geben, die im Umgang mit ihrem Kind im stationären Alltag erfolgreich scheinen, auch zu Hause anzuwenden

Im Weiteren besteht die Möglichkeit, eine Fortbildung zum Thema stationärer Elternarbeit in der Einrichtung stattfinden zu lassen, die auch sehr deutlich die Vorteile und Nachhaltigkeit der stationären Elternarbeit hervorhebt. Eine interne Fortbildung dient ebenfalls dazu, erste Ideen der Umsetzung stationärer Elternarbeit vorzustellen und zu diskutieren. Finden zudem teambezogenen Fortbildungsveranstaltungen statt, so ist dies ein Vorteil für eine umfassende gemeinsame Information und darauf aufbauenden Einführungsstrategien. Informationen erhält man auch im Rahmen verschiedener Fachtage oder im Austausch mit anderen Fachkliniken.

Auf der Stufe der Sensibilisierung sollte vor allem die Informationseinholung und Aufklärung über das Thema Elternarbeit im Vordergrund stehen. Denn je mehr Wissen und Erfahrung ausgetauscht wird, desto stärker setzen sich die Mitarbeiter mit dem Thema auseinander. Erst die aktive Auseinandersetzung mit einem Thema baut erfahrungsgemäß Ablehnungen und Befürchtungen ab.

Die Phase der Sensibilisierung lässt sich zeitlich schwer eingrenzen. Je nach Ausgangssituation der jeweiligen Stationen, lassen sich die Mitarbeiter schneller oder langsamer überzeugen und ermutigen. Bei guten Voraussetzungen kann diese Phase nur ca. zwei bis drei Wochen dauern. Teams, die viele Vorbehalte und Befürchtungen in sich tragen, brauchen länger, um das Thema zuzulassen. Hier bedarf es einer fundierten und längeren Aufklärungsphase sowie weitere unterstützender Fortbildungsangebote. Bestehen Bedenken bezüglich bevorstehender Elterngespräche wäre in diesem Fall eine Fortbildung zum Thema „Gesprächsführungskompetenzen" denkbar. Solche Fortbildungen können aus Kostengründen intern abgehalten werden, z.B. von Psychologen, die sich mit der Thematik vertraut fühlen, aber auch von motivierten Kollegen, die sich für das Thema interessieren.

Stufe der Konzeptentwicklung

Ist ein Team überzeugt und bereit, sich auf das Thema einzulassen und Elternarbeit in das stationäre Setting zu integrieren, geht man in die Stufe zwei. Hier geht es darum, ein Konzept zur Elternarbeit mit dem Team zu erarbeiten.

Elternarbeitskonzepte können sehr unterschiedlich gestaltet werden, ohne dass sie sich qualitativ voneinander unterscheiden müssen. Wichtig ist hierbei die Bedingungen, Ressourcen und Umstände der jeweiligen Station zu berücksichtigen, um ein individuelles Konzept zu entwickeln, das sich den bestehenden Strukturen anpasst ohne den Stationsalltag stark zu verändern oder sogar einzuschränken.
Eine erste gemeinsame Teambesprechung muss erfolgen, um zu erarbeiten, welche Formen der Elternarbeit vom Team favorisiert werden.

Folgende **Formen der Elternarbeit** können zur Diskussion stehen: Themenspezifische Elternabende, Einzelgespräche zwischen den Eltern und den jeweiligen Bezugsbetreuern, ein regelmäßig stattfindender Elterntreff/Elterncafé, Hausbesuche, gemeinsames Basteln oder Backen mit den Eltern und ihren Kindern.
Dies ist nur eine mögliche Auswahl von Formen der Elternarbeit. Das Team sollte sich mehrheitlich für eine oder mehrere Varianten entscheiden.

Steht die Teamentscheidung einmal fest, geht es im weiteren Verlauf darum, das Feinkonzept zu erarbeiten. Dabei muss bedacht werden, welche Form der Vorbereitung, aber auch der Nachbereitung, zum Einsatz kommen und in welchen Abständen die Elternarbeit erfolgen soll. Einzelgespräche zwischen Eltern und Bezugsbetreuern können im Abstand von ein bis zwei Wochen, themenspezifische Elternabende hingegen im Abstand von ca. vier Wochen stattfinden. Das Elterncafé empfiehlt sich alle zwei Wochen stattfinden zu lassen.

Die **Möglichkeit der Vor- und Nachbereitung** der gewählten Form der Elternarbeit sollte im Elternarbeitskonzept unbedingt berücksichtigt werden. Kompetentes Auftreten und Arbeiten mit den Eltern setzt eine gute Vorbereitung voraus. Die Form der Vorbereitung wird abhängig von der gewählten Form der Elternarbeit festgelegt.
Die Nachbereitung hilft dem Mitarbeiter, Informationen der Eltern festzuhalten sowie eigene Gedanken zu reflektieren.

Entscheidet sich ein Team z.B. für regelmäßig stattfindende Gespräche zwischen dem Bezugsbetreuer und den Eltern des Kindes, so ist es hilfreich, sich im Rahmen der Vorbereitung die Akte des Kindes durchzulesen und sich bei dem fallführenden Therapeuten/Arzt, den Funktionstherapeuten sowie bei den Kollegen des PED Informationen einzuholen, um sich aus allen Blickwinkeln den stationären Verlauf des Kindes deutlich vor Augen zu führen. Weiterhin sollte man sich vor dem Gespräch über die Stärken und Schwächen des Kindes im Klaren sein, um mögliche Ziele zu formulieren, die mit den Eltern diskutiert werden können. In der Nachbereitung werden die Gesprächsergebnisse festgehalten. Dies dient zugleich im Hinblick auf die Folgegespräche als Vorbereitung.

In dieser Phase der Konzepterstellung müssen außerdem die **Rahmenbedingungen und Inhalte** geklärt werden.

Unter den Rahmenbedingungen versteht man die Anzahl der Mitarbeiter, die die Elternarbeit durchführen, den zeitlichen Gesprächsrahmen sowie Ort- bzw. Raumfestlegung. Zudem sollte die Form der Vor- und Nachbereitung gewählt werden, ebenso wie die Form der Reflexion während der Durchführung.

Hat sich ein Team für **Einzelgespräche** (Eltern – Bezugsbetreuer) entschieden, müssen mögliche Inhalte festgelegt werden. Dabei ist es wichtig zu überlegen, wie lang das Gespräch jeweils dauern soll (empfehlenswert ist ein zeitlicher Rahmen von 60 Minuten), sowie mögliche Inhalte des Elterngesprächs zu konkretisieren. Bezüglich der Gesprächsinhalte wäre es möglich, den Eltern eine Rückmeldung über den stationären Verlauf zu geben, um die Arbeit transparenter zu machen, Organisatorisches mit den Eltern zu besprechen oder in Erfahrung zu bringen, wie die Eltern ihr Kind während des stationären Aufenthaltes und im Verlauf wahrnehmen. Des Weiteren kann man auch pädagogische Strategien mit den Eltern erarbeiten.

Entscheidet sich ein Team für regelmäßig stattfindende **Bastelnachmittage** mit Eltern und Kindern, sollten mehrere Mitarbeiter des PED die Möglichkeit bekommen, diese gemeinsam vorzubereiten und durchzuführen, da allein verantwortliche Mitarbeiter in diesem Rahmen schnell an ihre Grenzen stoßen können.

Verbindliche Rahmenbedingungen und inhaltlich festgelegte Themen geben den Mitarbeitern Handlungssicherheit. Verlässliche Strukturen der Elternarbeit haben zur Folge, dass die Umsetzung reibungslos verlaufen wird. Daher ist es in dieser Phase wichtig, allen an der Umsetzung der Elternarbeit beteiligten Mitarbeitern die Möglichkeit zu geben, das Konzept mit auszuarbeiten, um ihre Bedürfnisse, Wünsche und Stärken einbringen zu können und sich im weiteren Verlauf für das erarbeitete Konzept auch verantwortlich zu fühlen.

Es gilt, wie oben erwähnt, die Stationsabläufe nicht zu beeinträchtigen und den Mitarbeitern ein „gutes Gefühl" zu geben. Somit können die Mitarbeiter auch hinter dem erarbeiteten Konzept stehen.
Teams, die sich bislang noch wenig bis gar nicht mit dem Thema Elternarbeit beschäftigt haben, können ein Konzept entwerfen, das sich auf niederschwellige Angebote für die Eltern konzentriert. Das könnte zum Beispiel das **Elterncafé** sein, das anfänglich auch nur

alle drei bis vier Wochen stattfinden kann. Wenn sich Sicherheit und Routine im Team einstellen, kann man die Frequenz nach Absprache jederzeit erhöhen. Hierbei ist es wichtig zu bedenken, dass die Mitarbeiter sicherer und routinierter werden, je häufiger die gewählte Form der Elternarbeit durchgeführt wird.

Weiterhin besteht die Möglichkeit, die Elternarbeit professionsübergreifend zu gestalten. Ärzte, Psychologen oder Funktionstherapeuten könnten beispielsweise an einem **themenspezifischen Elternabend** einen Beitrag leisten und so den Pflege- und Erziehungsdienst unterstützen. Gespräche mit den Eltern können auch gemeinsam mit den fallführenden Therapeuten stattfinden.

Im Lauf der Zeit kann man weitere Formen der Elternarbeit aufnehmen. Voraussetzung hierfür ist ein Teamkonsens, denn bei jeder Veränderung oder Erneuerung der Elternarbeit müssen die Rahmenbedingungen und Inhalte neu diskutiert, geklärt und festgelegt werden.

Es ist von Vorteil, wenn sich ein bis zwei Mitarbeiter bereit erklären, die **Verantwortung** für die stationäre Elternarbeit zu übernehmen. Sie achten darauf, dass die Abläufe und Rahmenbedingungen eingehalten werden. Bei Unklarheiten dienen sie als Ansprechpartner, sie haben eine koordinierende Aufgabe. Gemeinsam mit der Stationsleitung können sie regelmäßige Teambesprechungen zum Thema Elternarbeit planen. Bei der Auswahl des Verantwortlichen sollte sich das Team für jemanden entscheiden, der bereits Erfahrung mit Elternarbeit hat, sich im Umgang mit Eltern sicher fühlt und über entsprechende Kompetenzen der Gesprächsführung verfügt.

Ein qualitativ gutes Elternarbeitskonzept setzt eine intensive Vorbereitungsphase voraus, an deren Ende ein ausgearbeitetes und verschriftlichtes Konzept stehen sollte.

Die schriftliche Ausarbeitung dient den Mitarbeitern als Hilfestellung im Alltag. Die Mitarbeiter haben so die Möglichkeit, jederzeit darauf zurückzugreifen und sich das Konzept zu vergegenwärtigen.

Die Phase der Erarbeitung kann zwischen vier bis acht Wochen dauern und hängt von der gewählten Formen der Elternarbeit ab. Bei Bedarf ist auch eine längere Erarbeitungsphase möglich und notwendig. Zudem empfehlen sich mindestens zwei Besprechungen des Teams, in denen das Konzept erarbeitet wird. Bei vorhandenen Kapazitäten sind auch mehrere Teamsitzungen denkbar und empfehlenswert. Die Abstände zwischen den Teamsitzungen sollten, in individueller Abhängigkeit von zeitlichen Ressourcen der jeweiligen Stationen, vier Wochen nicht überschreiten.

Zusammenfassend ist bei der Stufe zwei festzuhalten: Das Elternarbeitskonzept sollte präzise ausgearbeitet werden, damit Klarheit für die Durchführung entsteht und Handlungsabläufe strukturiert werden.

Stufe der Umsetzung des Elternarbeitskonzeptes

Im Folgenden wird beschrieben, wie sich ein im Team erarbeitetes Elternarbeitskonzept umsetzen lässt.
Im Anschluss an die Erarbeitungsphase sind die Mitarbeiter aufgefordert, selbstständig die Elternarbeit durchzuführen, wobei gerade zu Beginn darauf zu achten ist, dass sich die beteiligten Mitarbeiter der Unterstützung des Teams gewiss sein können. An dieser Stelle wird die Bedeutsamkeit der Verantwortlichen für die Umsetzung des Konzeptes deutlich. Sie unterstützen die Kollegen auf unterschiedliche Art und Weise bei der Durchführung.

Zum einen besteht die Möglichkeit, die Kollegen bei der **Vorbereitung, Durchführung und Nachbereitung** zu **begleiten**. Zum anderen führen die Verantwortlichen selbst die Elternarbeit durch und lassen sich dabei von den Kollegen begleiten. Die letztgenannte Alternative bietet vor allem den noch unsicheren Kollegen die Möglichkeit, sich die Abläufe und Umsetzung des Konzeptes erst einmal anzuschauen und beim Zuschauen zu lernen.

Im konkreten Fall könnte das folgendermaßen aussehen: Wenn sich ein Team für Elterngespräche zwischen den Bezugsbetreuern und Eltern entschieden hat, so kann der Verantwortliche einen Mitarbeiter mit in ein solches Gespräch nehmen. Selbstverständlich sollte der entsprechende Mitarbeiter schon im Vorfeld auch in die Vorbereitung mit einbezogen werden. Die Eltern müssen ihr Einverständnis geben, dass dem Gespräch ein Kollege beisitzt, um das Vertrauen der Eltern zu behalten.

Zu Beginn der Erprobungsphase sollte man in kleinen Schritten vorgehen, um die eigene Sicherheit im Umgang mit den Eltern zu stärken und sich nicht zu überfordern. Im oben aufgeführten Beispiel würde man die Vorbereitung auf das Elterngespräch intensiv gestalten, sich ausreichend Zeit nehmen, um sich mit der Vorgeschichte und dem stationären Verlauf des Kindes vertraut zu machen.

Das Elterngespräch sollte dann in Begleitung des Verantwortlichen für Elternarbeit geschehen. Der zeitliche Rahmen für das erste Elterngespräch darf gekürzt werden (zum Beispiel auf 30 Minuten), inhaltlich beschränkt man sich auf ein unkompliziertes Thema, wie zum Beispiel eine kurze Rückmeldung über den Verlauf.

Zu berücksichtigen ist dabei, dass anfänglich vor allem die Rückmeldung positiver Aspekte des Verlaufs erfolgt. Man sollte davon berichten, was man an positiver Entwicklung oder an positiven Eigenschaften des Kindes beobachten konnte. Dies sollte im Hinblick auf das Elterngespräch schon in der Vorbereitung auf das Gespräch gut überlegt werden. Den Eltern fällt es leichter, sich auf das Gespräch einzulassen, wenn sie sich nicht in der Rolle des sich Rechtfertigenden oder Verteidigenden finden müssen. So kann die Elternarbeit von Beginn an ressourcenorientiert gestaltet werden.

Schwierige Themen sollten im Erstkontakt noch nicht angesprochen werden, da es vorrangig um den **Vertrauensaufbau** zwischen Eltern und Bezugsbetreuer geht und erste Gesprächsführungskompetenzen der Mitarbeiter geübt werden sollten.
In der Nachbereitung muss das Gespräch dokumentiert sowie weitere Ziele für die kommenden Gespräche mit den Eltern formuliert werden.

Es wäre denkbar, die Gespräche mit dem fallführenden Therapeuten zu führen. Das würde bedeuten, dass man zu Beginn des Gespräches eine kurze Rückmeldung über den stationären Verlauf gibt, Fragen der Eltern zu den stationären Abläufen beantwortet, Organisatorisches, wie z.B. die Taschengeldfrage, Fragen zur Wäsche und Hygiene der Kinder, klärt. Für die kurze Form der Rückmeldung, die Klärung der Fragen der Eltern, den Stationsalltag betreffend, benötigt man nur ca. 20-30 Minuten. Fragen der Eltern, die nicht in den Kompetenzbereich des Pflege- und Erziehungsdienstes fallen, können direkt an den fallführenden Arzt oder Psychologen gestellt werden.

Anschließend übernimmt der fallführende Therapeut das Gespräch und der Mitarbeiter des PED bleibt dabei, um im weiteren Verlauf des Gespräches aufkommende Fragen, den **stationären Alltag** betreffend, beantworten zu können. In der Nachbereitung sollte das Gespräch wieder dokumentiert werden, die Rücksprache mit dem fallführenden Therapeuten/Arzt gehört auch zur Nachbereitung.
Je sicherer die Mitarbeiter im Umgang mit Eltern werden, desto selbstständiger werden sie in der Umsetzung der Elternarbeit. Sie sehen sich zunehmend befähigt, Elterngespräche alleine vorzubereiten, durchzuführen und nachzubereiten.

Es sollte anfangs darauf geachtet werden, kooperative Eltern zu wählen. Dies mindert, vor allem bei unsicheren Mitarbeitern, die Angst, Fehler zu machen und fördert das Selbstvertrauen und die Sicherheit im Umgang mit den Eltern. Im Umkehrschluss soll es aber nicht bedeuten, dass man mit kritischen, schwierigen oder sehr anspruchsvollen Eltern keine Elternarbeit machen sollte. Zu Beginn ist es wichtig, die **Fertigkeiten der Mitarbeiter** zu stärken, um sich dann auch den etwas schwierigeren Eltern stellen zu können.

Bei der Auswahl der Eltern kann der Verantwortliche für die Elternarbeit behilflich sein.

In der Stufe der Umsetzung empfiehlt es sich konzeptgetreu zu arbeiten.

Die Mitarbeiter werden angehalten, die Rahmenbedingungen einzuhalten und inhaltlich nur das zu bearbeiten, was in der Stufe der Konzepterarbeitung verabredet wurde. Es dient den Mitarbeitern als Struktur, die ihnen, wie schon erwähnt, Handlungssicherheit gibt. Wenn alle Mitarbeiter nach dem gleichen Konzept arbeiten, ist es für das Team wesentlich leichter, sich gegenseitig zu unterstützen. Im konkreten Fall würde eine Mutter anrufen und Fragen zum Aufenthalt ihres Kindes auf Station stellen. So kann der Mitarbeiter, der das Telefonat entgegen nimmt, erste Antworten geben, aber auch die Mutter darauf hinweisen, dass im Gespräch mit ihrem Bezugsbetreuer all diese Fragen in Ruhe geklärt werden können. Dies kann er ihr nur versichern, wenn es im Elternarbeitskonzept so festgehalten wurde und alle Mitarbeiter sich danach richten.

Auch ein gemeinsam organisierter Elternabend ist leichter umzusetzen, wenn die Rahmenbedingungen und Inhalte im Konzept klar ausgearbeitet wurden. In der Phase der Umsetzung weiß jeder Mitarbeiter, was er zu tun hat und worauf er sich, gegebenenfalls auch in Zusammenarbeit mit den Kollegen, vorzubereiten hat. Somit entsteht Klarheit.

Zusammenfassend lässt sich festhalten, dass es am Anfang der Umsetzungsstufe für die Mitarbeiter wichtig ist, durch die **Verantwortlichen für Elternarbeit** engmaschig begleitet zu werden. Außerdem sollten sie unbedingt die Unterstützung im Team erfahren. Die regelmäßige Auseinandersetzung mit dem Elternarbeitskonzept, das Verinnerlichen der Inhalte des Konzepts, das konzeptgetreue Arbeiten, eine gute Vorbereitung auf die gewählte Form der Elternarbeit und die Nachbereitung erleichtern den Einstieg und die Umsetzung enorm.

Im weiteren Verlauf sollen die Mitarbeiter in ihrer **Autonomie** gestärkt und im selbstständigen Arbeiten gefördert werden. Dies gelingt durch regelmäßige Praxisanwendung und die daraus resultierende Handlungssicherheit im Umgang mit den Eltern sowie die folgerichtige Verbesserung der Gesprächsführungskompetenzen. Die Verantwortlichen für die Umsetzung der Elternarbeit haben die Aufgabe, die Mitarbeiter zu unterstützen und für Fragen ansprechbar zu sein, um gemeinsam mit ihnen konstruktive Lösungen zu erarbeiten. Auf diese Weise kann der Erfolg gewährleistet werden. Erfolgreiche Elternarbeit hat zufriedenere Eltern zur Folge, was wiederum ein positives Feedback für die Mitarbeiter bedeutet. Diese werden darin bestärkt und motiviert, die Elternarbeit fortzusetzen. Daher ist es auch notwendig, die Mitarbeiter anfangs nicht zu überfordern, damit sich der gewünschte Erfolg in der Elternarbeit einstellen kann.

Stufe der Reflexion

Die Stufe der Umsetzung des Elternarbeitskonzeptes geht fließend über in die Stufe der Reflexion.

Mit Hilfe der Reflexion wird die Umsetzung betrachtet und die Qualität der gewählten Form der Elternarbeit weiterentwickelt. Die Reflexion bietet den Mitarbeitern die Möglichkeit, sich über die Elternarbeit im Team oder individuell auszutauschen. Sie dient dazu, **Erfahrun-**

gen, Erfolge sowie Misserfolge, unterschiedliche Wahrnehmungen und **neue Ideen** gemeinsam zu besprechen.

Führt man Elternarbeit gemeinsam mit anderen Mitarbeitern durch, so bietet es sich an, die Elternarbeit direkt im Anschluss an das Gespräch oder nach einem gemeinsamen Bastelnachmittag mit den Eltern zu reflektieren. In einem ungestörten Gesprächsklima können die subjektiven Sichtweisen auf die stattgefundene Elternarbeit ausgetauscht werden. Es wird gemeinsam geprüft, an welchen Stellen es Verbesserungsmöglichkeiten gibt und was von den Eltern gut oder weniger gut angenommen wurde.

Der Austausch über erste Erfolge in der Elternarbeit stärkt zudem die Motivation der Mitarbeiter. Der Vorteil der direkt im Anschluss an die Elternarbeit durchgeführten Reflexion liegt in der zeitlich unmittelbaren Präsenz des Austausches. Einzelheiten, die zu einem späteren Zeitpunkt möglicherweise schon in Vergessenheit geraten sein könnten, behalten so ihre Aktualität.

Weiterhin besteht die Möglichkeit, die Elternarbeit gemeinsam mit dem Verantwortlichen, der in diesem Fall nicht bei der Durchführung dabei war, im Einzelgespräch zu reflektieren. Der Vorteil liegt darin, dass dann eine neutrale Person zum Austausch zur Verfügung steht. Der Mitarbeiter hat die Möglichkeit, seine Erfahrungen vorzustellen und Verbesserungsvorschläge zu erhalten.

Zu Beginn sollte die Reflexion mit dem gesamten Team stattfinden. Es muss ein gemeinsamer Termin für die **Teamreflexion** gefunden werden, an dem zumindest die Mitarbeiter teilnehmen, die Elternarbeit anbieten und durchführen. Im Team kann geprüft werden, ob das Konzept in der Umsetzung funktioniert. Optimierungsmöglichkeiten können diskutiert, der Entwurf kann bei Bedarf vom gesamten Team modifiziert werden. Dies stärkt im Team die Verantwortung für das Konzept und dessen Durchführung. Eine Idee, die von allen Mitarbeitern umgesetzt und getragen werden soll, muss auch im Einverständnis aller gestaltet werden.

Den Mitarbeitern sollte im Rahmen der Durchführung die Möglichkeit eingeräumt werden, ihre Erfahrungen auszutauschen - unabhängig davon, welche Form der Reflexion gewählt wird.

Die **Reflexionsform**, die ein Team wählt, hängt von den Möglichkeiten des jeweiligen Teams ab. Es muss abgewogen werden, in welchem Rahmen die Reflexion realisierbar ist. Die Form der Reflexion sollte bereits in der Stufe der Konzeptentwicklung festgelegt werden, auch wenn hier die Höhe des Bedarfs noch nicht bekannt ist. Während der Umsetzungsstufe wird deutlich, welcher Reflexionsbedarf bei den Mitarbeitern besteht. Dieser wird ergebnisorientiert angepasst.

Die vorgestellten Formen der Reflexion können ebenso miteinander kombiniert werden, wenn es für die Teams zeitlich umsetzbar ist. Der systematische Einsatz des Mittels Reflexion ist der tatsächliche Garant für den Erfolg der Konzeptumsetzung! Die Reflexion im Team sollte zeitnah zu Beginn der Umsetzung des Elternarbeitskonzeptes geschehen. Hier würde sich das Zeitfenster von ca. drei Wochen nach Abschluss der Stufe drei anbieten. Die Reflexion mit einzelnen Mitarbeitern könnte im Abstand von zwei Wochen stattfinden.

Die Verantwortlichen für die Elternarbeit sind verpflichtet, die Reflexion stattfinden zu lassen und gemeinsam mit der Stationsleitung können die Termine für die Reflexion geplant und festgelegt werden. Besteht bereits eine **Teamsupervision** liegt es nahe, die Elternarbeit in diesem Rahmen zu thematisieren. Hier wird den Mitarbeitern die Möglichkeit gegeben, ihre eigenen Gefühle im Umgang mit den Eltern zu beleuchten, sie besser zu verstehen und zu sortieren. Der Wunsch, die Elternarbeit im Rahmen der Supervision zu thematisieren, sollte im Team mehrheitlich getragen werden. Die Anregung zu diesem Schritt sollte von der Stationsleitung bzw. vom Bereichsverantwortlichen erfolgen.

Diese Art der Reflexion ist deswegen so bedeutsam, da ohne sie die **Qualität** der Elternarbeit nicht überprüft, gesichert oder verbessert werden kann. Mit ihrer Hilfe erhalten die Mitarbeiter die zusätzliche Möglichkeit, auftauchende Probleme zu erkennen, anzusprechen und im Austausch mit anderen Kollegen neue Perspektiven zu erörtern. Ebenso können sie positive Erfahrungen weitergeben sowie Tipps austauschen. Besonders die Reflexion positiver Erfahrungen motiviert die Mitarbeiter Elternarbeit weiterzuführen sowie zweifelnde und unsichere Kollegen bei Bedarf zu überzeugen und zu unterstützen.

Problemfelder und Lösungsansätze

Auf allen Ebenen des Stufenmodells können Probleme auftauchen. Diese sind abhängig von der unterschiedlichen Bereitschaft der Teams, Elternarbeit im stationären Setting zu integrieren. Weiterhin spielen organisatorische Faktoren eine Rolle, ebenso wie die Unterstützung durch die Stationsleitung.

Einige mögliche Schwierigkeiten wurden bereits in den verschiedenen Phasen des Stufenmodels beschrieben, individuelle Präventions- und Lösungsansätze wurden diskutiert. Im Folgenden wird ausführlich auf denkbare Probleme, die in den verschiedenen Stufen auftreten können, eingegangen. Anschließend kommen Präventions- und Lösungsmöglichkeiten zur Diskussion.

Ein häufig auftauchendes Problem ist die **zeitliche Organisation** der unterschiedlichen Teambesprechungen. Dies gestaltet sich in allen Phasen schwierig, da die Mitarbeiter der Stationen nie zeitgleich im Dienst sind. Folglich müssten einige Mitarbeiter die Bereitschaft aufbringen, außerhalb ihrer Dienstzeit Termine wahrzunehmen. Um den

Aufwand so gering wie möglich zu halten, empfiehlt es sich die Teamsitzungen im Anschluss an die Übergabe zu legen. Hier scheint das Besprechungsprotokoll ein geeignetes Mittel der **Dokumentation.** Es kann ein „Elternarbeitsordner" angelegt werden, in dem unter anderem das ausgearbeitete Konzept hinterlegt wird.

Um den Teilnehmerkreis denkbar groß zu halten, sollten die Kinder und Jugendlichen während der Teamsitzung von Kollegen anderer Stationen oder den Funktionstherapeuten betreut werden. Es ist die Aufgabe der Stationsleitung dies im Vorfeld zu organisieren.

Auch die **Terminfindung** für die Durchführung der Elternarbeit kann von Hindernissen begleitet werden. Aufgrund des Schichtdienstes kann es vorkommen, dass regelmäßig stattfindende Termine mit den Eltern nicht gewährleistet werden können und flexibel gehandhabt werden müssen. Es tut der guten Beziehung keinen Abbruch, wenn in Ausnahmefällen in einer Woche kein Elterngespräch stattfindet. Wichtig aber ist, dass dies im Vorfeld mit den Eltern besprochen und weitere Termine geplant werden. Sollte ein Mitarbeiter einen längeren Urlaub oder eine Fortbildungsmaßnahme planen, so ist im Vorfeld darauf zu achten, keine neuen Bezugskinder zu übernehmen.

Auch wenn zwei oder mehrere Mitarbeiter gemeinsam die Umsetzung der Elternarbeit planen, sollten sie auf organisatorische Realisierbarkeit achten. Die Stationsleitung und die Verantwortlichen für Elternarbeit müssen dies bei der Erarbeitung des Elternarbeitskonzeptes im Auge behalten. Eine gemeinsame **Vorbereitungszeit** ist die Voraussetzung dafür, dass die gemeinsame Durchführung professionell und ohne große Schwierigkeiten erfolgen kann.
Zu Gesprächen mit Eltern, die von den Mitarbeitern als „schwierig" eingeschätzt werden, sollte man sich grundsätzlich die Unterstützung der fallführenden Psychologen oder Ärzte zusichern, um Eskalationen zu vermeiden.

Damit die Regelmäßigkeit der Durchführung und der Reflexion mit der Zeit nicht abnimmt, sind die Verantwortlichen für die Elternarbeit/Stationsleitung gefordert, das Konzept gut zu begleiten und die Mitarbeiter immer wieder zu motivieren und zu ermutigen, gegebenenfalls das Konzept zu prüfen sowie gemeinsam Verbesserungen zu formulieren.

Aufgrund des heterogenen Charakters eines Teams kommt es gelegentlich vor, dass einzelne Mitarbeiter trotz einer intensiven Teamsensibilisierung und eines gemeinsam erarbeiteten Elternarbeitskonzepts nicht überzeugt werden und sich nicht mit einer bestimmten Form der Elternarbeit einverstanden erklären. In diesem Fall sollte niemand gezwungen werden, das Konzept mit zu tragen. Jedoch ist es hier nicht sinnvoll, die Phase der Teamsensibilisierung endlos auszudehnen. Eventuell kann diesen Mitarbeitern der „Beobachterstatus" eingeräumt werden, damit sie aus den Erfahrungen der beteiligten Kollegen lernen und profitieren. Auch wenn sie nicht die Elternarbeit leiten, so sollten sie bei allen Besprechungen anwesend sein und über den Verlauf der Elternarbeit informiert werden.

Ausblick

Die Integration stationärer Elternarbeit im Team ist ein Prozess, den jedes Team nach seinen Möglichkeiten gestaltet. Deshalb erscheint es unmöglich ein universelles Konzept zu beschreiben, das auf allen Stationen kinder- und jugendpsychiatrischer Einrichtungen anwendbar ist.

Dieser Artikel soll einen Leitfaden darstellen, mit dessen Hilfe den Mitarbeitern der Stationen die Möglichkeit aufgezeigt wird, wie sie das Thema Elternarbeit, unter Berücksichtigung der individuellen Gegebenheiten und Möglichkeiten, strukturiert im Stationsalltag integrieren können.

Da die Elternarbeit im Klinikalltag inzwischen eine zentrale Rolle spielt und viele Mitarbeiter dies bereits erkannt haben, soll dieser Beitrag sie dazu ermutigen, die Herausforderung Elternarbeit professionell anzugehen. Auch einzelne Mitarbeiter sollten sich nicht davor scheuen, trotz erheblicher Widerstände im Team, das Thema anzusprechen und ihre Kollegen dafür zu sensibilisieren.

Eine produktive Zusammenarbeit mit den Eltern fördert ein angenehmes Klima auf der Station sowie die Beziehung zwischen den Eltern und ihren Kindern - die familiäre Situation des Kindes stabilisiert sich.

Literatur

Deutsches Jugendinstitut München/Arbeitsgruppe Elternarbeit (Hg.) (1983):
   Besondere Methoden und Ansätze in der Elternarbeit, München

Eppel, H. (Hg.) (2001):
   Mit Eltern partnerschaftlich arbeiten. Eltern neu betrachten,
   Herder Verlag, 4. Auflage, Freiburg i. Breisgau

Textor, M.(2006):
   Erziehungs- und Bildungspartnerschaft mit Eltern:
   Gemeinsam Verantwortung übernehmen, Herder Verlag, Freiburg i. Breisgau

Autorinnen und Autoren

Sylva Battré
Diplom-Psychologin, Psychologische Psychotherapeutin
Therapeutische Leitung der Tagesklinik in der LVR-Fachklinik für
Psychiatrie, Psychosomatik und Psychotherapie des Kindes- und
Jugendalters in Viersen.

Achim Beutling
Diplom-Pädagoge
Klinikpflegeleiter in der Klinik für Kinder- und Jugendpsychiatrie und
Psychotherapie am Klinikum Bremen-Ost.
Leiter des Instituts für Qualifizierung und Qualitätssicherung in der
Kinder- und Jugendpsychiatrie (QuQuK) am Klinikum Bremen-Ost.

Patrick Dellermann
Erzieher, Fachkraft für Kinder- und Jugendpsychiatrie
Tätig in der Kinder- und Jugendabteilung für seelische Gesundheit
am Universitätsklinikum Erlangen.

Andrea Eggemann
Gesundheits- und Kinderkrankenpflegerin,
Fachkraft für Kinder- und Jugendpsychiatrie
Tätig in der Fachklinik für Kinder- und Jugendpsychiatrie,
Psychotherapie und Psychosomatik am Kinderhospital Osnabrück.

Franziska Gschwendtner
Diplom-Sozialpädagogin, Familienpädagogin
Tätig bei der Caritas Erziehungshilfe gGmbH in Bremen.
Leiterin einer Gruppe für Kinder psychisch kranker Eltern im Bremer
Westen. Freiberuflich tätig in eigener Praxis für systemische
Therapie, Beratung und Supervision.

Enno Hermans

Diplom-Psychologe

Systemischer Kinder- und Jugendlichentherapeut,

Systemischer Supervisor und Organisationsentwickler,

Notfallpsychologe/ Traumacoach, EMDR-Traumatherapeut

Weiterbildungen in Systemischer Familientherapie und

systemisch-hypnotherapeutischer Gruppentherapie.

Leiter der Tagesklinik und Institutsambulanz in der Klinik für Kinder- und Jugendpsychiatrie, Psychotherapie und Psychosomatik der Elisabeth-Klinik Dortmund.

Leiter und Geschäftsführer eines Trägerverbundes der Jugend-, Familien- und Gefährdetenhilfe in Essen sowie systemischer Supervisor und Therapeut in eigener Praxis.

Martha Kaeppel

Gesundheits- und Kinderkrankenpflegerin, Fachkraft für Psychiatrie

Stellvertretende Stationsleitung in der Tagesklinik der Klinik für Psychiatrie, Psychosomatik und Psychotherapie im Kindes- und Jugendalter am Klinikum Nürnberg.

Markus Klinger

Gesundheits- und Krankenpfleger

Stellvertretende Stationsleitung in der Klinik für Psychiatrie, Psychosomatik und Psychotherapie im Kindes- und Jugendalter am Klinikum Nürnberg.

Leiter AK Schriftenreihe im BAG PED Weiterbildungsausschuss.

Birgit Kramer

Fachberaterin für die Sozialpädagogische Familienhilfe in der Hans-Wendt-Stiftung. Einer ihrer Schwerpunkte liegt auf dem Kinderschutz und der Sicherung der Versorgung Kinder psychisch kranker Eltern.

Brigitte Kreiner

Diplom-Psychologin

Tätig als Familienpädagogin in den Ambulanten Hilfen zur Erziehung der Caritas-Erziehungshilfe gGmbH überwiegend mit psychisch kranken Müttern in Bremen.

Koordinatorin für KOKON, einem Wohnangebot für Menschen mit psychischer Erkrankung und ihren Kindern in Bremen.

Oliver Kucklinski

Erzieher, Fachkraft für Kinder- und Jugendpsychiatrie

Stationsleiter in der Klinik für Kinder- und Jugendpsychiatrie, Psychotherapie und Psychosomatik der Elisabeth-Klinik Dortmund.

Systemischer Berater mit Lehrauftrag an der FH Dortmund.

Moritz Küssner

Gesundheits- und Krankenpfleger,

Fachkraft für Kinder- und Jugendpsychiatrie

Fachliche Leitung der Stationen und Ambulanzen in der Klinik für Kinder- und Jugendpsychiatrie und Psychotherapie am Bezirkskrankenhaus Bayreuth.

Verantwortlich für das pflegefachliche Qualitätsmanagement.

Ulrike Leschik

Gesundheits- und Krankenpflegerin,

Fachkraft für Erziehung und Pflege

Tätig in der Fachklinik für Kinder- und Jugendpsychiatrie und Psychosomatik in der Vitos Klinik Rehberg in Herborn.

Andreas L. und Sabine L.

Beide sind Diplom Finanzwirte und Eltern von zwei Jungen: Philipp (16 Jahre) und Markus (14 Jahre)

Monika Meyer
Diplom-Sozialpädagogin
Ressourcen- und lösungsorientierte Sozialtherapeutin und tätig im
Stadtteilbüro Osterholz der St. Petri Kinder- und Jugendhilfe in
Bremen.

Andreas Nickolaus
Erzieher
Tätig in der SOS-Kinderwohngruppe Habenhausen in Bremen.

Karl Pscheidt
Gesundheits- und Krankenpfleger, Fachkraft für Psychiatrie
Tätig in der Klinik für Psychiatrie, Psychosomatik und
Psychotherapie im Kindes- und Jugendalter am Klinikum Nürnberg.

Manfred Rose
Gesundheits- und Krankenpfleger
Pflegedienstleitung in der Klinik für Psychiatrie, Psychosomatik und
Psychotherapie im Kindes- und Jugendalter am Klinikum Nürnberg.
Geschäftsführer der BAG PED.
Mitglied AK Schriftenreihe im BAG PED Weiterbildungsausschuss.

Christiane Schellong
Diplom-Sozialarbeiterin
Systemische Supervision und Organisationsberatung (SG)
Leiterin des Instituts für Qualifizierung und Qualitätssicherung in der
Kinder- und Jugendpsychiatrie (QuQuK) am Klinikum Bremen-Ost.
Freiberuflich tätig in eigener Praxis im Bereich systemische Beratung
und Supervision.
Mitglied im BAG PED Weiterbildungsausschuss.

Klaus Schlenk
Gesundheits- und Krankenpfleger, Fachkraft für Psychiatrie
Tätig in der Klinik für Psychiatrie, Psychosomatik und
Psychotherapie im Kindes- und Jugendalter am Klinikum Nürnberg.

Oliver Schmitz
Erzieher
Tätig als pädagogisch-pflegerische Stationsleitung in der Tagesklinik
der LVR-Fachklinik für Psychiatrie, Psychosomatik und
Psychotherapie des Kindes- und Jugendalters in Viersen.
Video-Hometrainer und Ausbilder für Video-Hometraining und Video-
Interaktionsbegleitung, zertifiziert 1993 CAT Communication, Advice
& Training, NL-Oischot sowie 1995 VIDERE, D-Erkelenz.

Helge Treiber
Erzieher, Betriebswirt (VWA)
Tätig als Geschäftsführer in der Klinik für Kinder- und
Jugendpsychiatrie Wichernstift gGmbH in Ganderkesee.

Tamara Tyblewski
Diplom-Pädagogin
Tätig in der Klinik für Kinder- und Jugendpsychiatrie, Psychosomatik
und Psychotherapie am Sankt Joseph Krankenhaus in Berlin.

Ute Wagener
Gesundheits- und Krankenpflegerin, Fachkraft für Psychiatrie
Stellvertretende Stationsleitung in der Fachklinik für Kinder- und
Jugendpsychiatrie und Psychosomatik in der Vitos Klinik Rehberg in
Herborn.

Fachliche Begleitung und Gestaltung:

Christine Goligowski
Gesundheits- und Krankenpflegerin, Dipl. Pflegewirtin
Abteilungsleitung PED der Heckscher-Klinikum gGmbH für
Kinder- und Jugendpsychiatrie, Psychosomatik und Psychotherapie
München, Abteilung Rottmannshöhe in Starnberg.
Mitglied AK Schriftenreihe im BAG PED Weiterbildungsausschuss.

Enrique Gulin-Conde
Gesundheits- und Krankenpfleger
Tätig in der Klinik für Psychiatrie, Psychosomatik und
Psychotherapie im Kindes- und Jugendalter am Klinikum Nürnberg.
Nebenberuflich ist er auf selbständiger Basis geschäftsführender
Inhaber des **De Soluna – DesignStudios** (www.de-soluna.com).

Andreas Kuchenbecker
Diplom-Sozialwissenschaftler
Psychotherapeut (HPG) und Organisationsberater
Leiter der LVR-Akademie für seelische Gesundheit in Solingen.
Er hat Lehraufträge zu kinder- und jugendpsychiatrischen
Fragestellungen an verschiedenen Hochschulen.
Mitglied im BAG PED Weiterbildungsausschuss.

Der Weiterbildungsausschuss der BundesArbeitsGemeinschaft
hat sich die Einrichtung und Förderung einer gezielten, fachspezifi-
schen und gemeinsamen Weiterbildung des Pflege- und Erziehungsdienstes in den KJP-Kliniken zum Ziel gesetzt. Viele Mitglieder des
WBA sind selbst in den verschiedenen Weiterbildungsstätten tätig
und er hat auch die zertifizierende BAG-Rahmenrichtlinie zur Weiterbildung „Fachkraft für Kinder- und Jugendpsychiatrie" entwickelt. Der
Weiterbildungsausschuss begleitet die Entwicklung der BAG-Schriftenreihe und das vorliegende Buch in seinen gemeinsamen Sitzungen.

Impressum

Copyright © 2012

BundesArbeitsGemeinschaft Leitender Mitarbeiter/-innen des Pflege- und Erziehungsdienstes Kinder- und jugendpsychiatrischer Kliniken und Abteilungen e.V. - Sitz: Amtsgericht Hildesheim (Vereinsregister)

Internet: www.bag-kjp.de

Email: webmaster@bag-kjp.de

Konzept u. Idee: Weiterbildungsausschuss der BAG

Redaktion u. Lektorat: Markus Klinger (Nürnberg)

Layout, Gestaltung u. Marketing: Manfred Rose (Nürnberg)

Wissenschaftliche Begleitung: Andreas Kuchenbecker (Solingen)

Fachliche Begleitung: Christine Goligowski (München)

Anne Rabeneck (Marsberg)

Gestaltung Einband u. Grafische Beratung: Enrique Gulin-Conde (Nürnberg)

Verlag: Books on Demand GmbH

In de Tarpen 42

D-22848 Norderstedt

Telefon: +49 (0) 40 / 53 43 35-0

Fax +49 (0) 40 / 53 43 35-84

Internet: www.bod.de

Email: info(@)bod.de

Auflage: 2. Auflage 11/2012

Preis: 24.95 Euro

ISBN: 978-3-8391-5757-2

Die Schriftenreihe der BundesArbeitsGemeinschaft

Pädagogisch-pflegerische Praxis in der Kinder- und Jugendpsychiatrie

Hrsg.: Bundesarbeitsgemeinschaft
Andreas Kuchenbecker
Verlag: Books on Demand GmbH 2011
ISBN: 978-3-8423-8170-4
Seiten: 384
Preis: 29,95 €

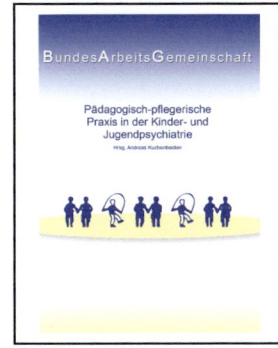

Blickpunkt Pflege- u. Erziehungsdienst

Pädagogisch-pflegerisches Berufsprofil und Rollenverständnis in der Kinder- und Jugendpsychiatrie
Hrsg.: Bundesarbeitsgemeinschaft
Verlag: Books on Demand GmbH 2011
ISBN: 978-3-8423-5972-7
Seiten: 346
Preis: 24,95 €

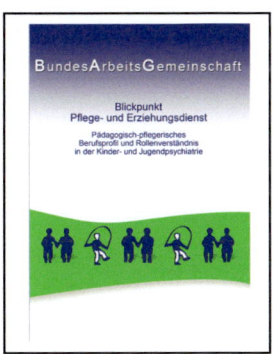

Blickpunkt Deeskalation u. Freiheitsentzug

Deeskalierende und freiheitsentziehende Maßnahmen in Kinder- und Jugendpsychiatrie und Jugendhilfe
Hrsg.: Bundesarbeitsgemeinschaft
Verlag: Books on Demand GmbH 2012
ISBN: 978-3-8482-1125-8
Seiten: 432
Preis: 34,95 €

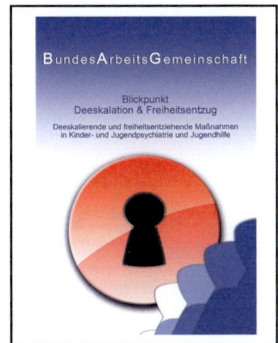

Geplante Veröffentlichungen der BAG-Schriftenreihe

Der Weiterbildungsausschuss der BundesArbeitsGemeinschaft plant auch für die Zukunft jährlich ein weiteres Buch im Rahmen der BAG-Schriftenreihe zu veröffentlichen.

Folgende Themenschwerpunkte sind hier vorgesehen:

- Führen und Leiten in der Kinder- und Jugendpsychiatrie
- Projekte des PED zu ausgewählten Störungsbildern
- Spezielle Gruppenangebote des PED im stationären Kontext
- Umgang mit Patienten mit (sexuellem) Missbrauch
- Neue Aufgabenfelder des PED in der KJP
- Problemfeld - Umgang Kinder und Jugendliche mit neuen Medien